# 僕が写した
# 愛しい水俣

塩田武史

岩波書店

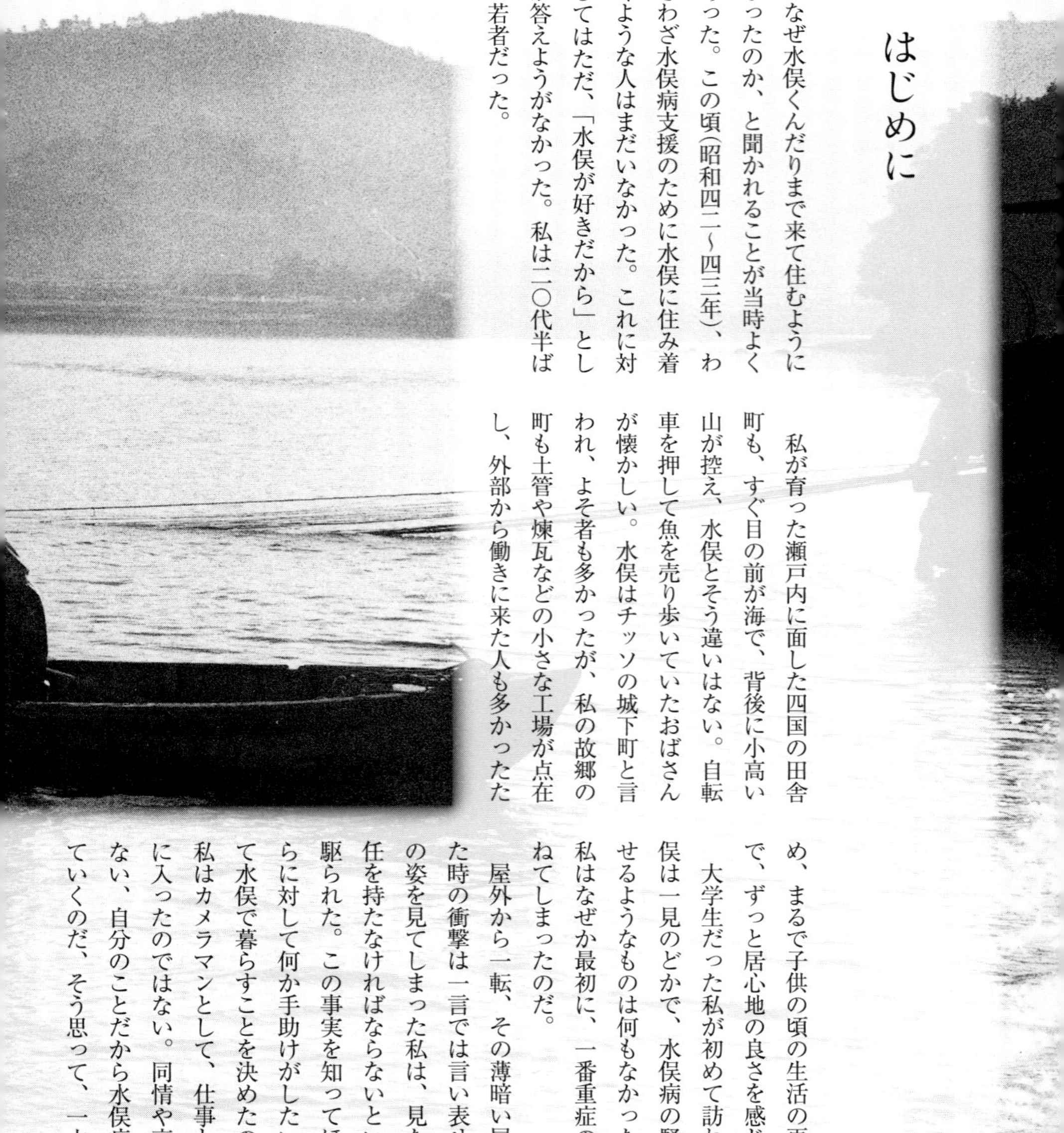

# はじめに

なぜ水俣くんだりまで来て住むようになったのか、と聞かれることが当時よくあった。この頃(昭和四二〜四三年)、わざわざ水俣病支援のために水俣に住み着くような人はまだいなかった。これに対してはただ、「水俣が好きだから」としか答えようがなかった。私は二〇代半ばの若者だった。

私が育った瀬戸内に面した四国の田舎町も、すぐ目の前が海で、背後に小高い山が控え、水俣とそう違いはない。自転車を押して魚を売り歩いていたおばさんが懐かしい。水俣はチッソの城下町と言われ、よそ者も多かったが、私の故郷の町も土管や煉瓦などの小さな工場が点在し、外部から働きに来た人も多かったため、まるで子供の頃の生活の再現のようで、ずっと居心地の良さを感じていた。

大学生だった私が初めて訪ねた頃の水俣は一見のどかで、水俣病の騒ぎを思わせるようなものは何もなかった。そして私はなぜか最初に、一番重症の患者を訪ねてしまったのだ。

屋外から一転、その薄暗い屋内に入った時の衝撃は一言では言い表せない。彼の姿を見てしまった私は、見たことに責任を持たなければならないという思いに駆られた。この事実を知ってほしい、彼らに対して何か手助けがしたいと、やがて水俣で暮らすことを決めたのだった。私はカメラマンとして、仕事として水俣に入ったのではない。同情や哀れみではない、自分のことだから水俣病に関わっていくのだ、そう思って、一六年をかの

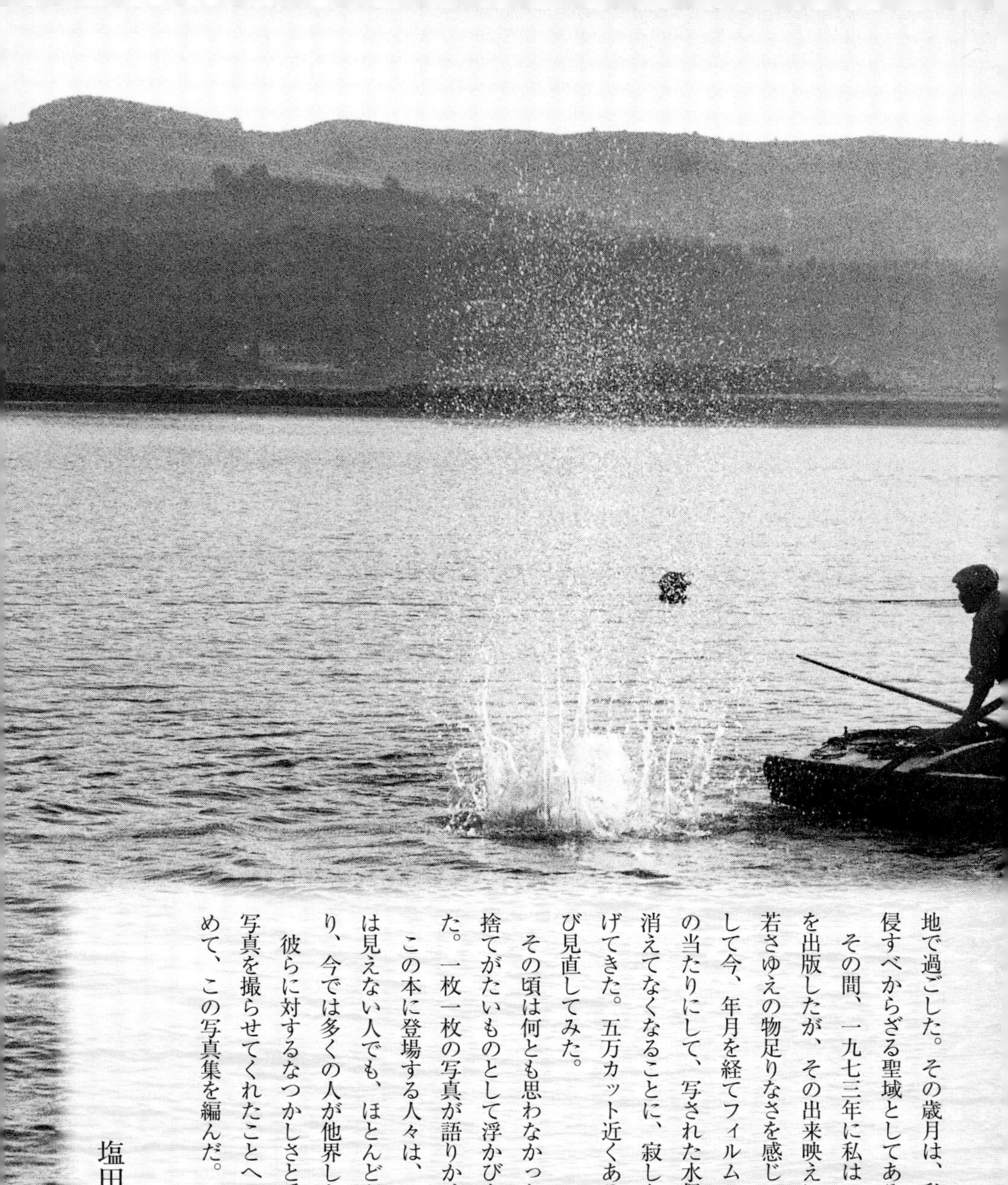

地で過ごした。その歳月は、私にとって侵すべからざる聖域としてある。

その間、一九七三年に私は一度写真集を出版したが、その出来映えにはずっと若さゆえの物足りなさを感じていた。そして今、年月を経てフィルムの劣化を目の当たりにして、写された水俣の人々が消えてなくなることに、寂しさがこみ上げてきた。五万カット近くあるネガを再び見直してみた。

その頃は何とも思わなかったカットが、捨てがたいものとして浮かび上がってきた。一枚一枚の写真が語りかけてくる。

この本に登場する人々は、一見そうとは見えない人でも、ほとんどが患者であり、今では多くの人が他界した。

彼らに対するなつかしさと愛しさと、写真を撮らせてくれたことへの感謝を込めて、この写真集を編んだ。

塩田武史

湯堂湾　カタクチイワシ(イリコ漁)の追い込み　1970年8月3日

# 目次



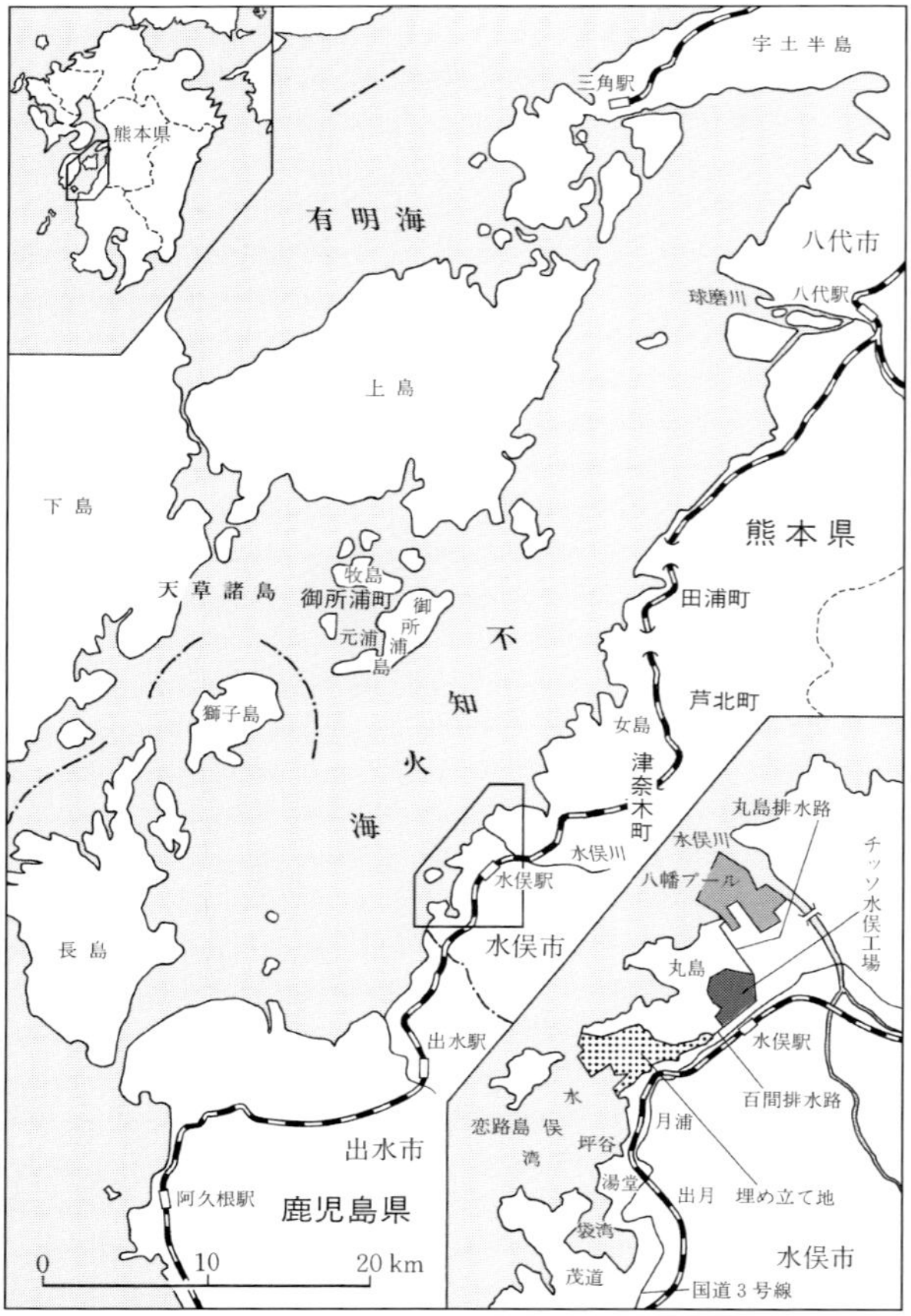

著者が暮らしていた当時の不知火海沿岸図と水俣市概要図

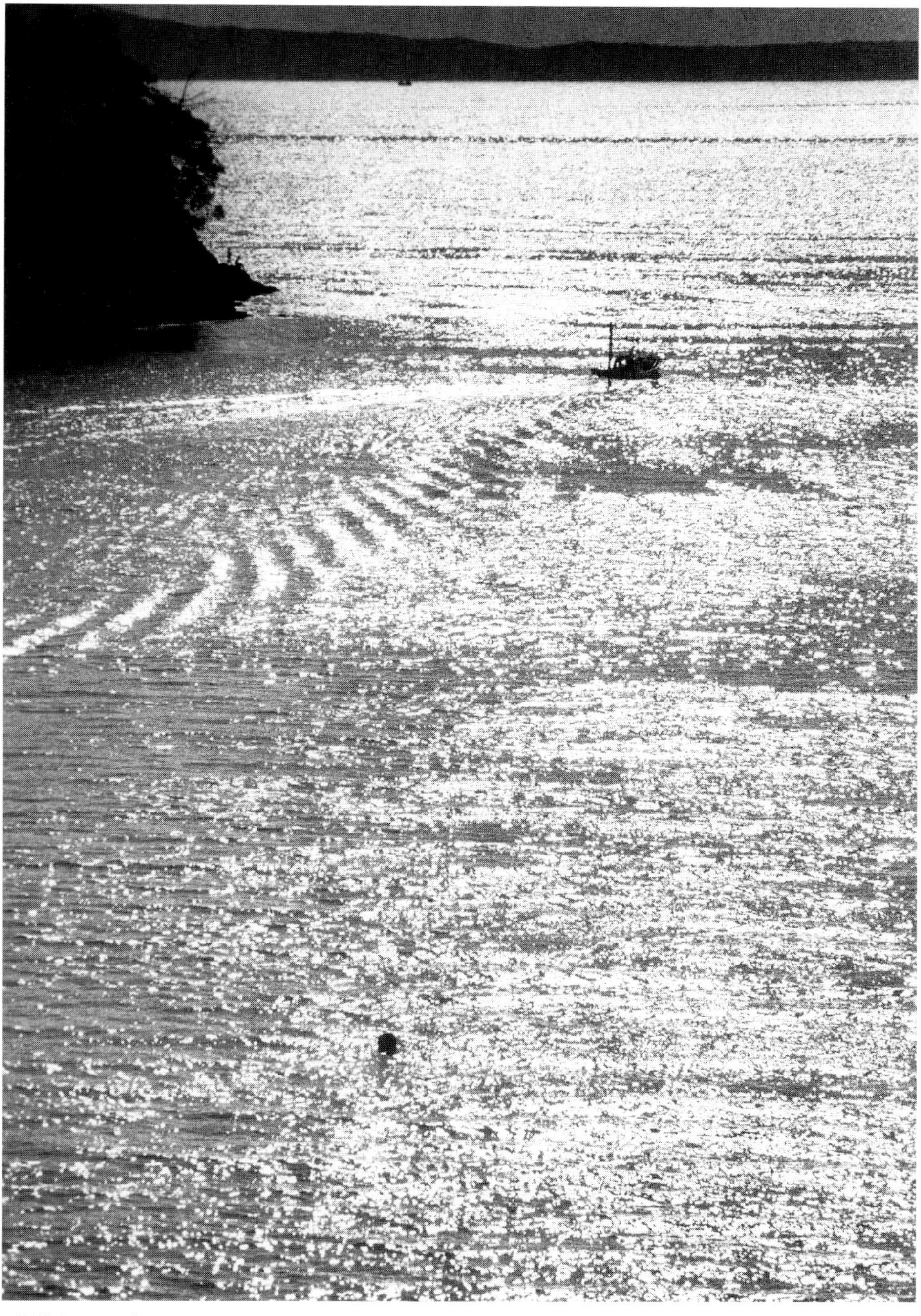

茂道沖　1971 年 10 月 14 日

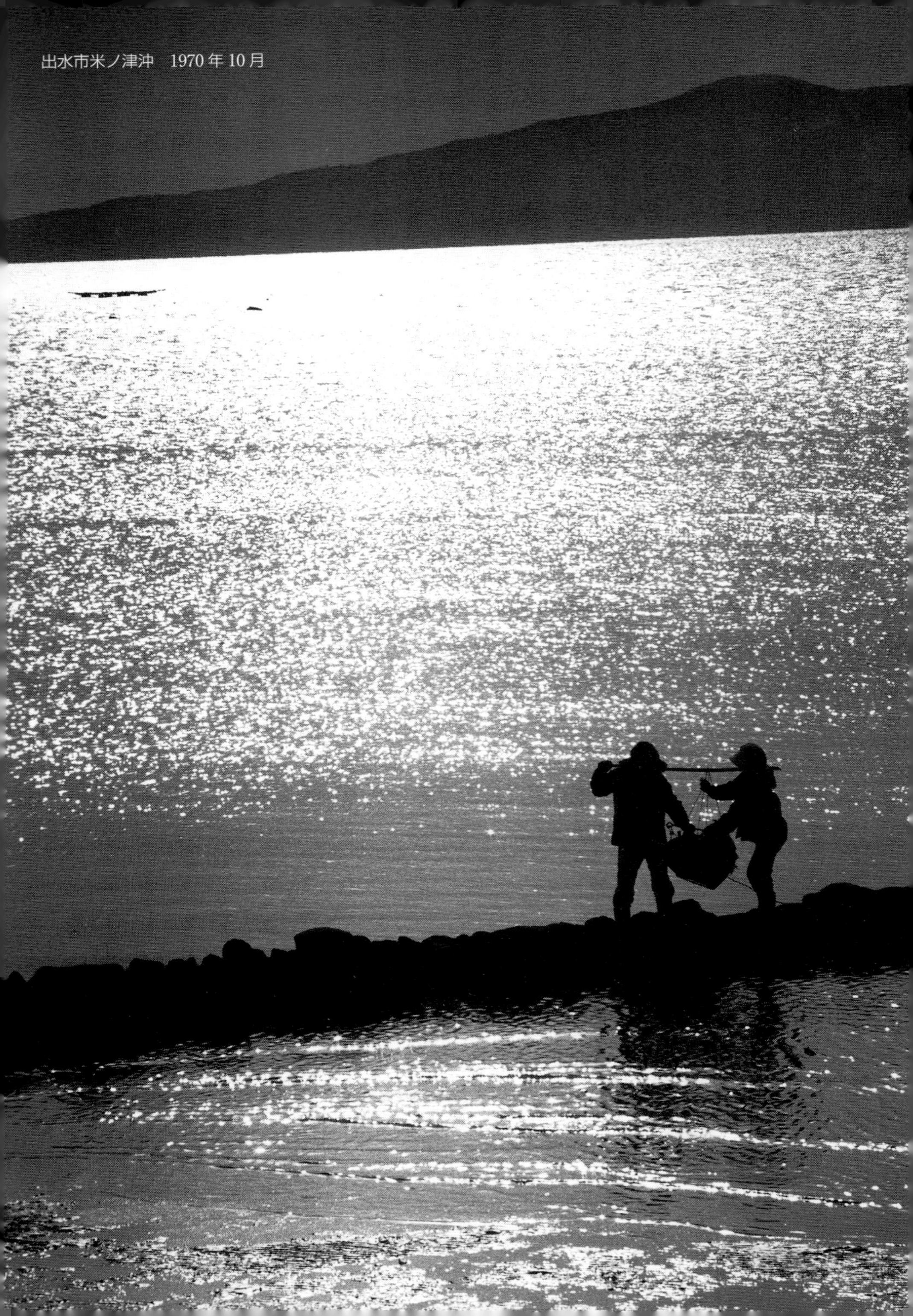
出水市米ノ津沖　1970 年 10 月

ある日海岸線を走っていると、夫婦で働いている姿が逆光の中に浮かんできた。聞いてみると養殖用のタイの稚魚採りだという。一センチぐらいの稚魚が一匹四、五〇円で売れていた。

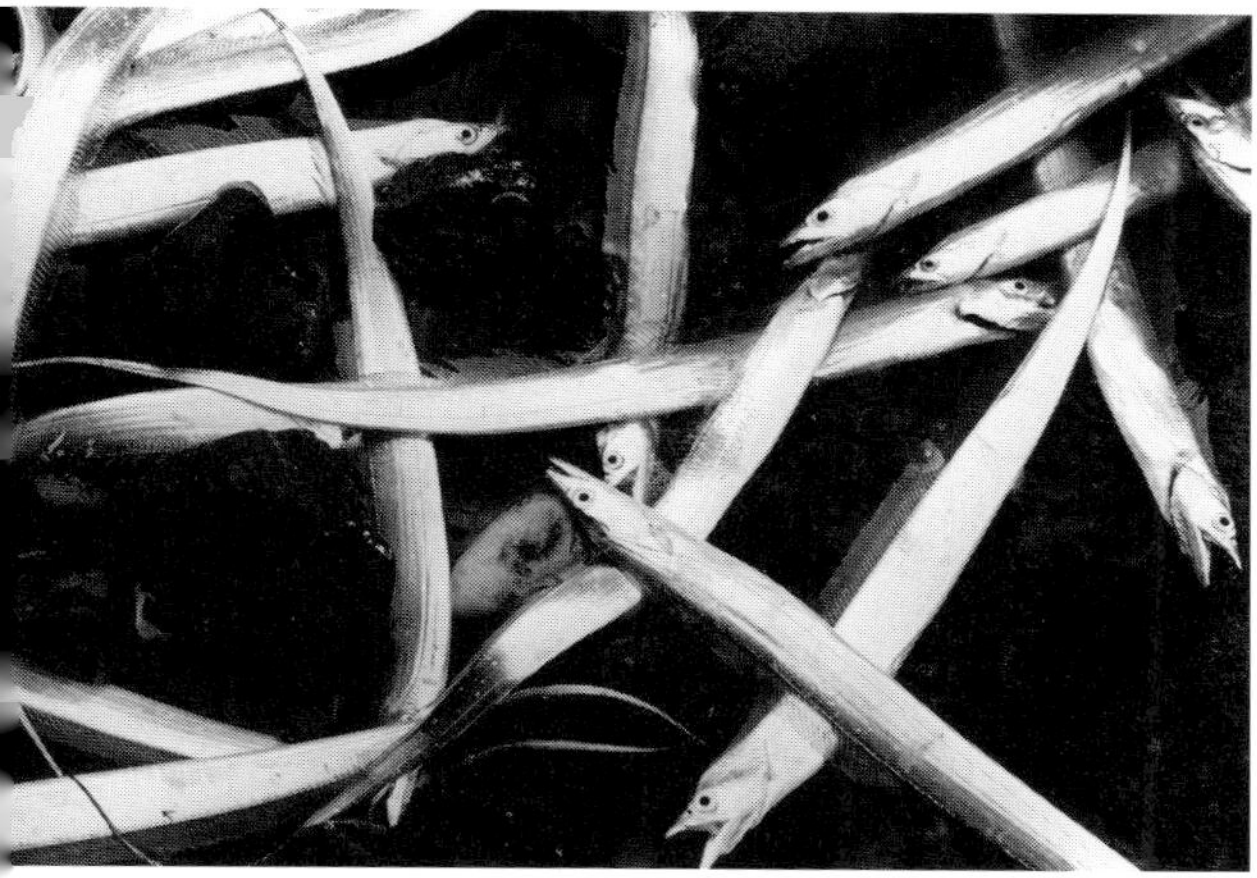

タチウオ。不知火海では網でも一本釣りでもよく採れる。刺身はあっさりして美味で、塩焼きもおいしい。

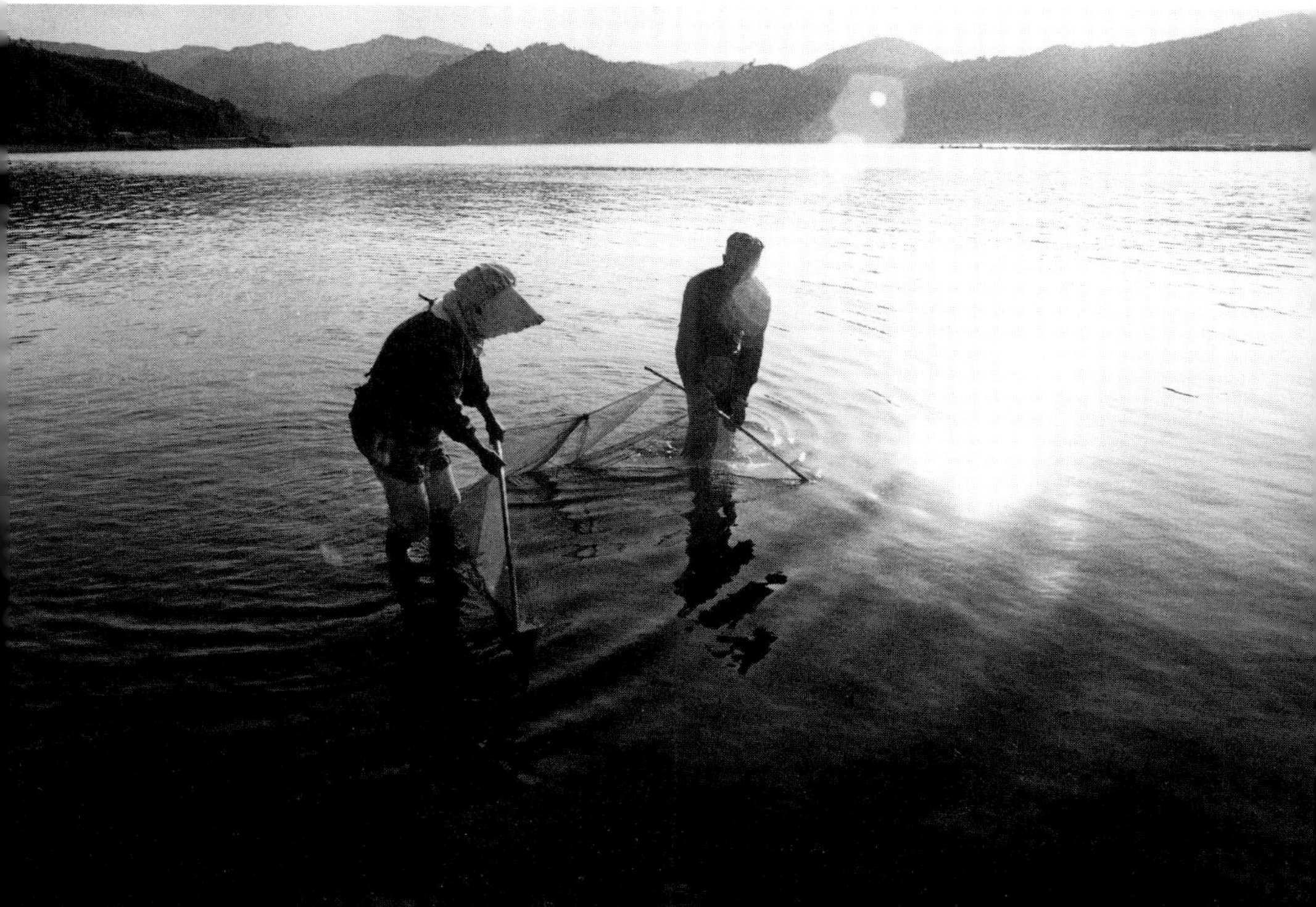

芦北・福浦海岸　1970年9月

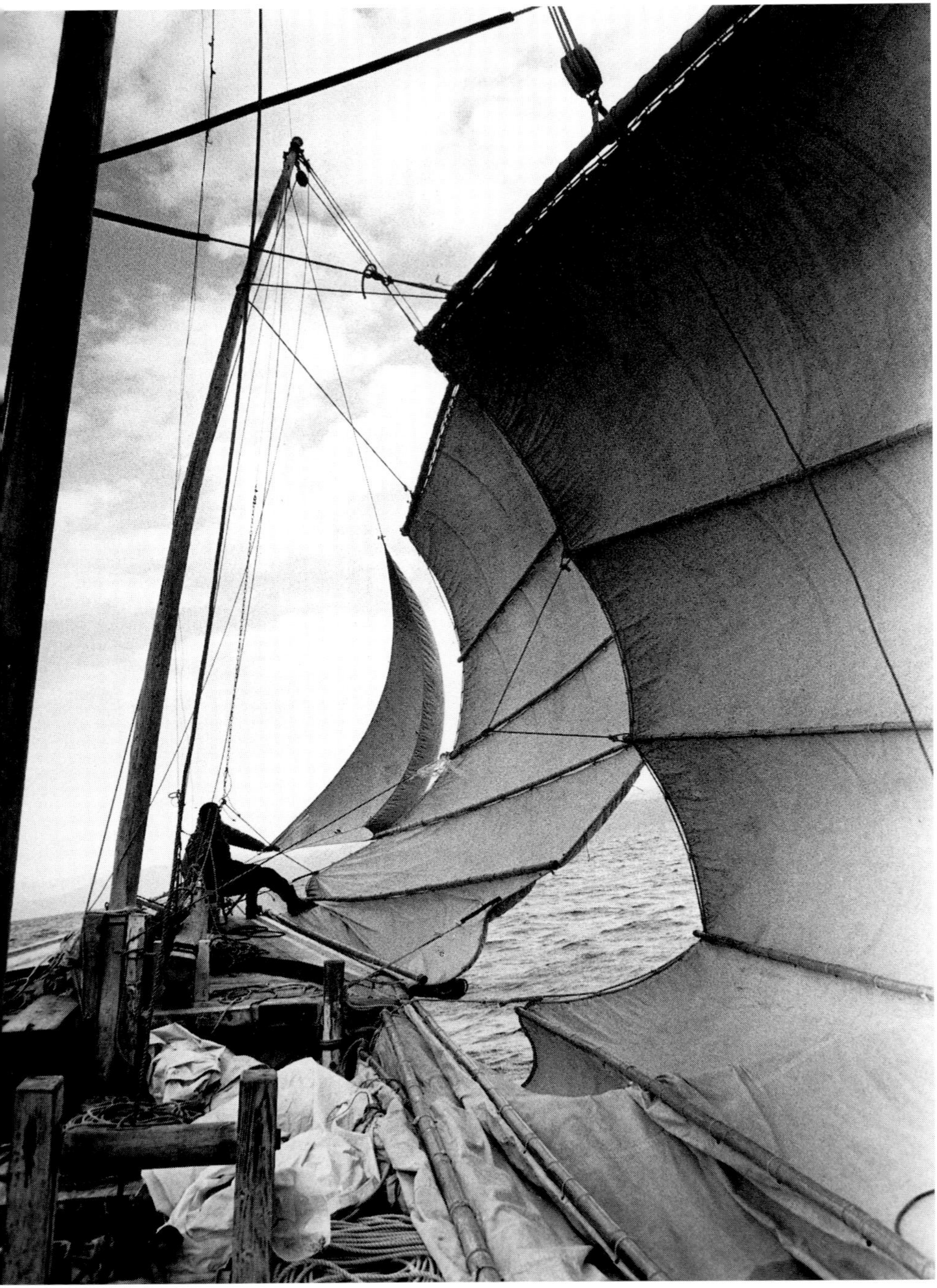

1969年9月6日

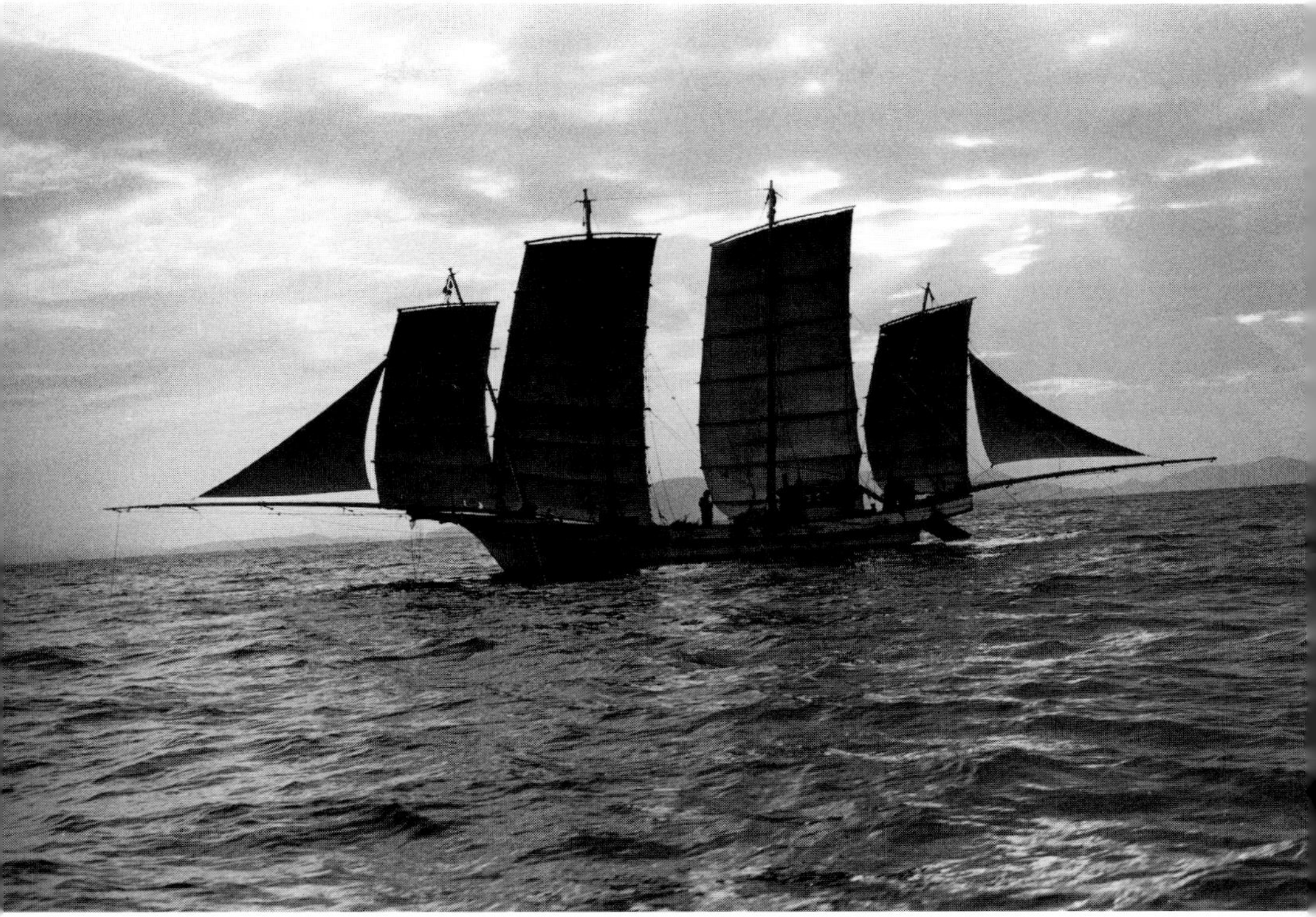

芦北沖　1969年9月6日

不知火海はきわめて出口の少ない、まるで湖のような海である。北から三角《みすみ》の瀬戸、柳の瀬戸、本渡《ほんど》の瀬戸、長島海峡、そして黒の瀬戸。リアス式の入江に恵まれて、多くの稚魚が住みつき、古来、魚の宝庫と言われてきた。

青い海に真っ白い帆をいっぱいに張った打瀬《うたせ》船の船団はみごとである。この漁を芦北町計石《はかりいし》では「流れ」と呼び、最漁期は夏である。エンジンをとめ、風によって帆を調節し、底曳き網で潟を引く。主にエビを捕るので、数ある漁法のなかでも採算は良い。凪の時などは帆を海面につける「潮打瀬」にすることもある。

打瀬船はおよそ四〇〇年前に瀬戸内海に始まり、この計石に伝わったのは明治の初期と言われている。

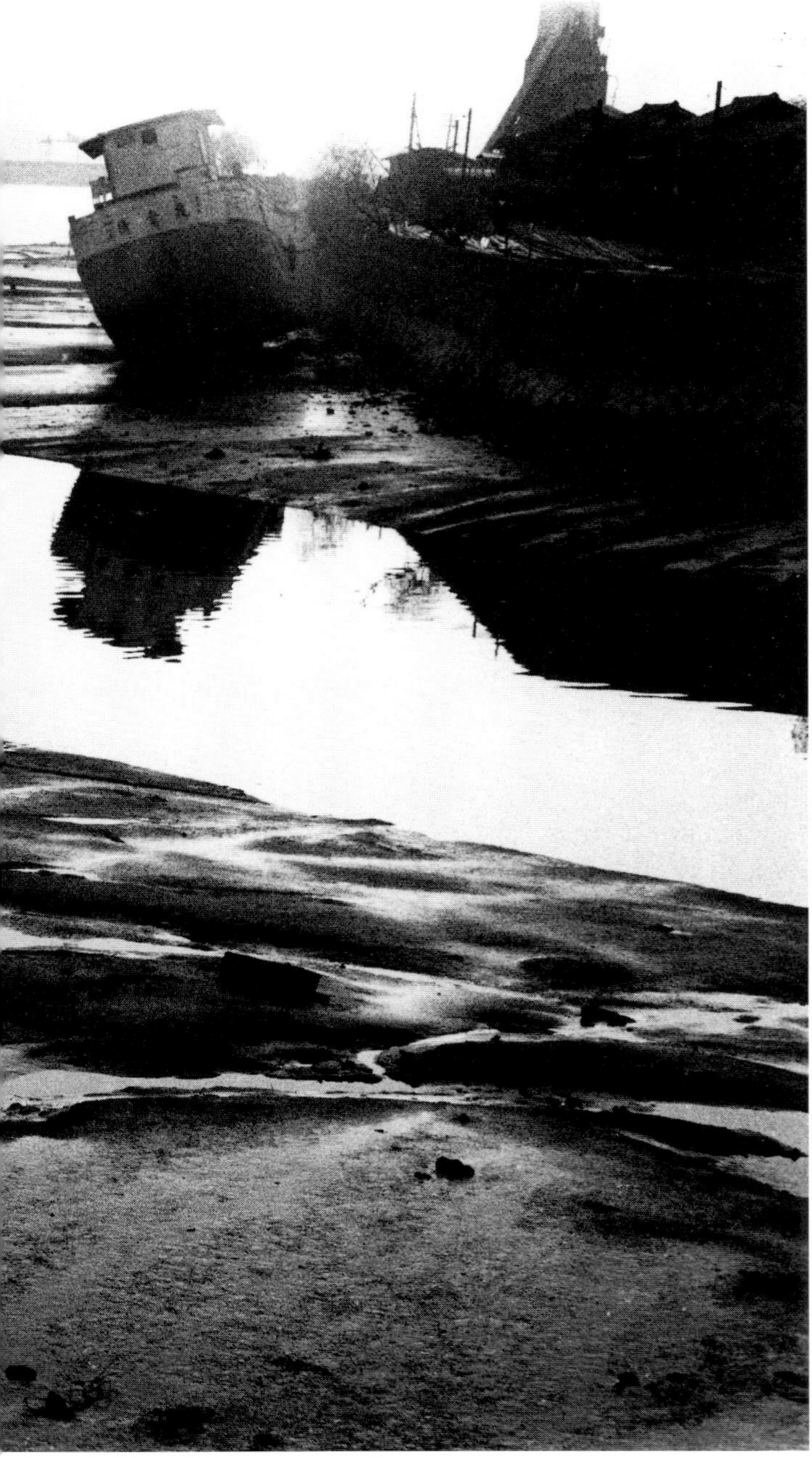

# すべてはここから始まった

創業以来六〇年間、チッソは各種の危険排水を無処理のまま流し続けた。百間《ひゃっけん》港、ここに排水口がある。

この場所に舟をつないでおけば、船底についたカキがよく落ちたので、漁師たちは遠く天草からもわざわざ舟をつなぎに来たという。やがて海の色は変色し、鼻をつく悪臭が漂った。水銀を含む汚泥《ドベ》の深さは、四メートルにも達した。

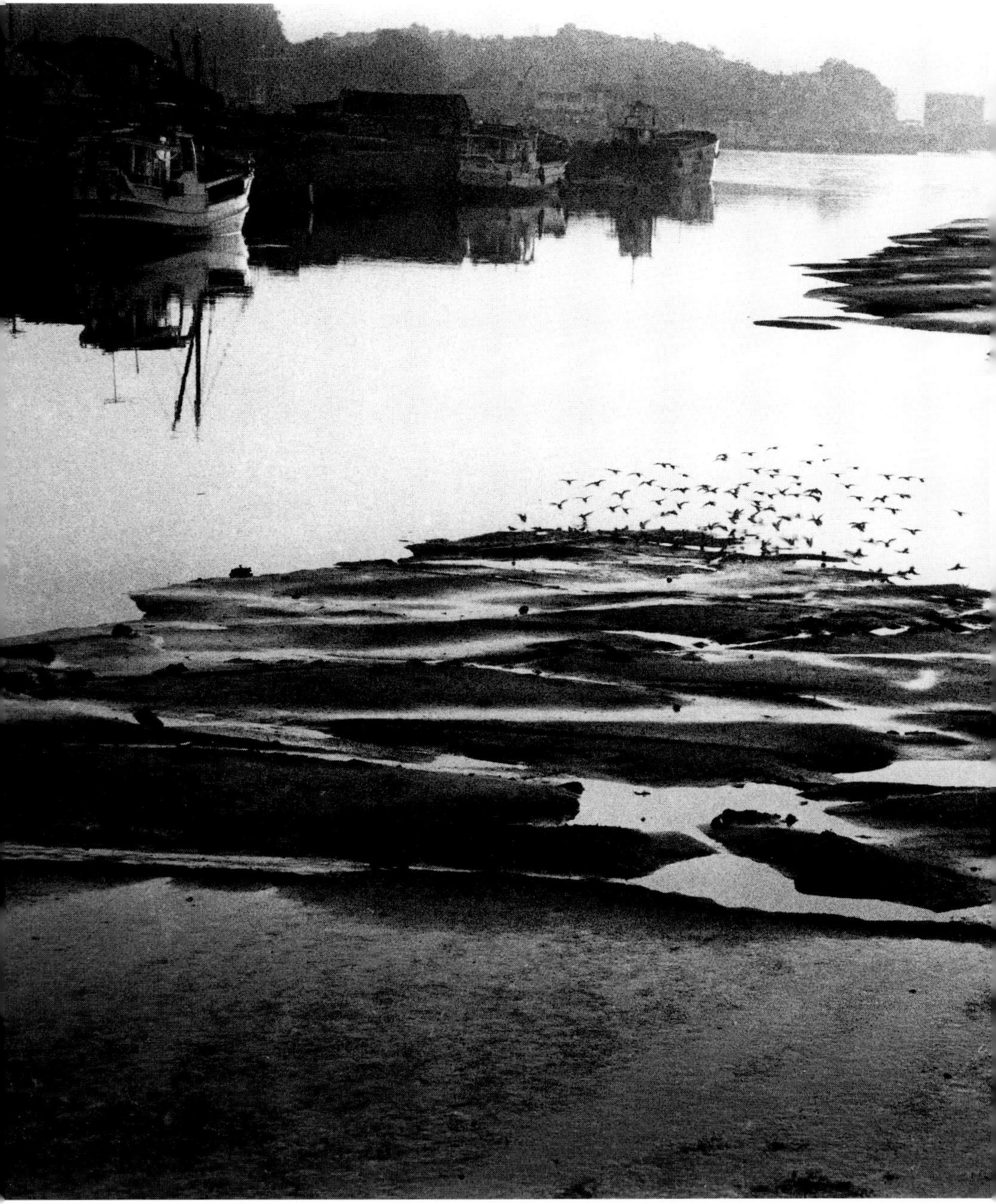

百間港　右足下方面に排水口。しかしこの風景も埋め立てられ、
今見ることはできない。1971 年 6 月

一〇軒ばかりのこの小さな集落で猫がクルクル廻って海に落ちたり、空から鳥がバタバタ落ちてきたり、ボラが腹を見せて浮いていた。それはやがて人間にも襲いかかった。松本ふさえさんは二二歳になったが、ひどい視野狭窄《きょうさく》のため、行動範囲はこの坪谷《つぼだん》の波止場までの二〇〇メートルだけだ。

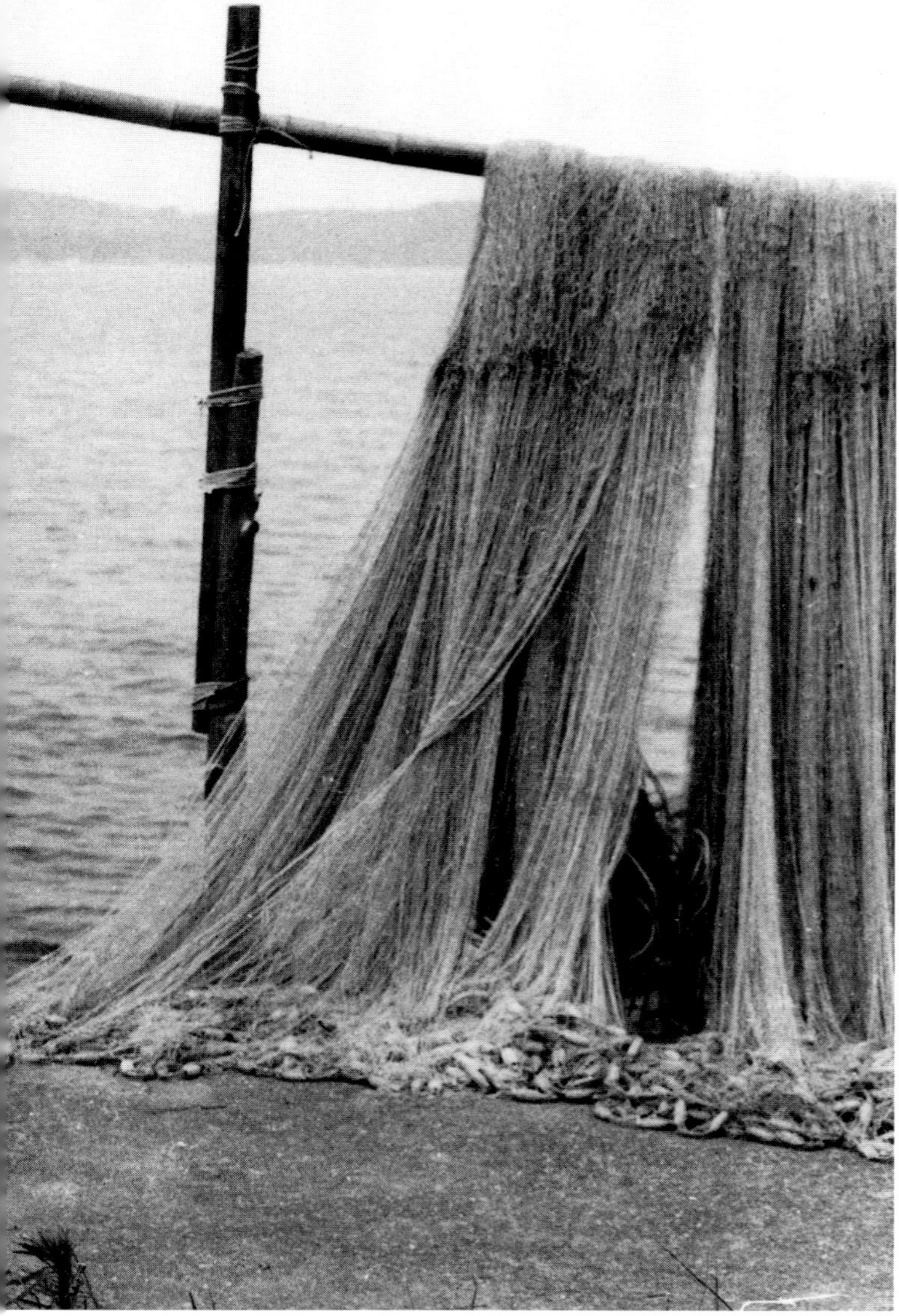
坪谷の波止にて　1970 年 8 月 1 日

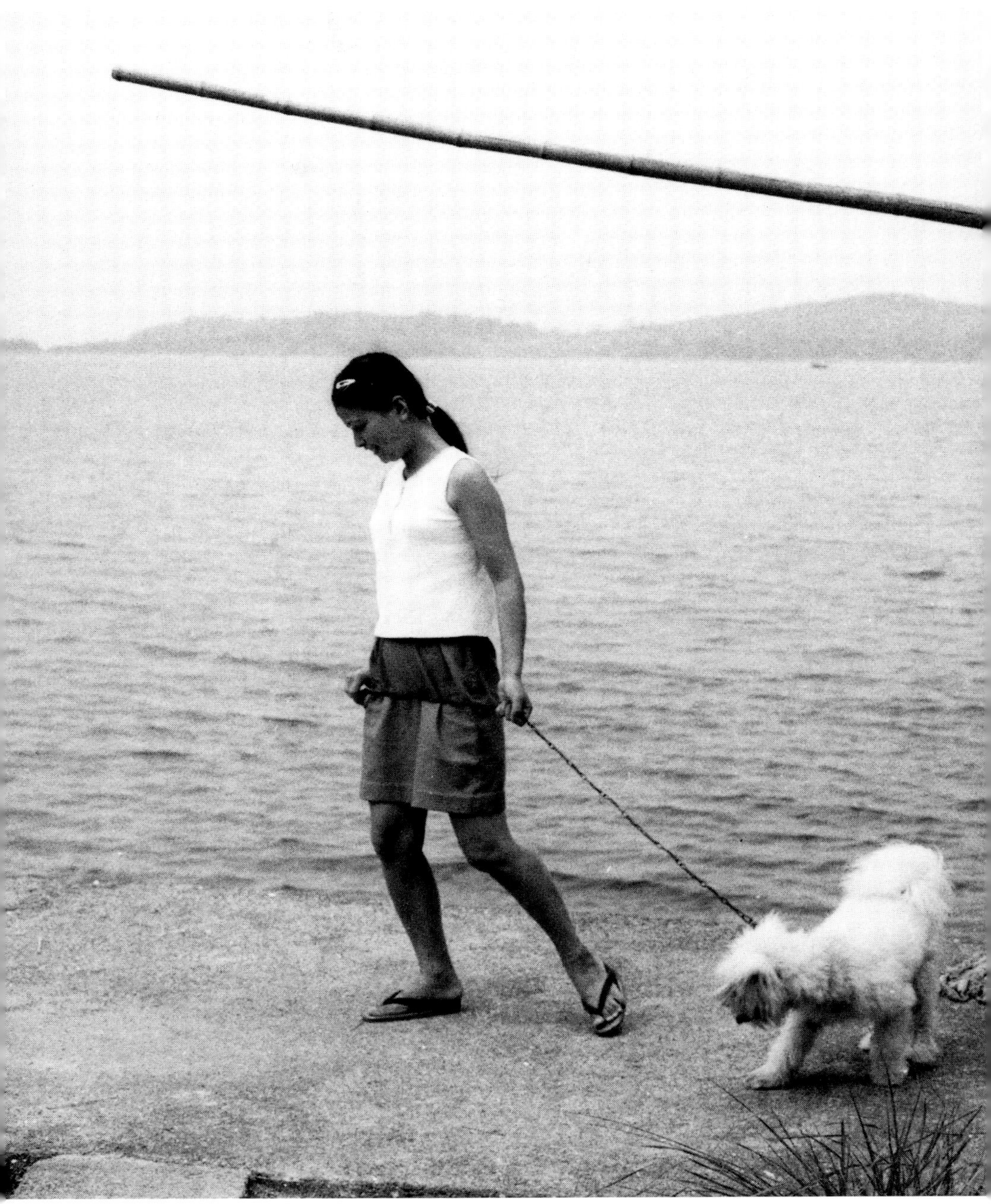

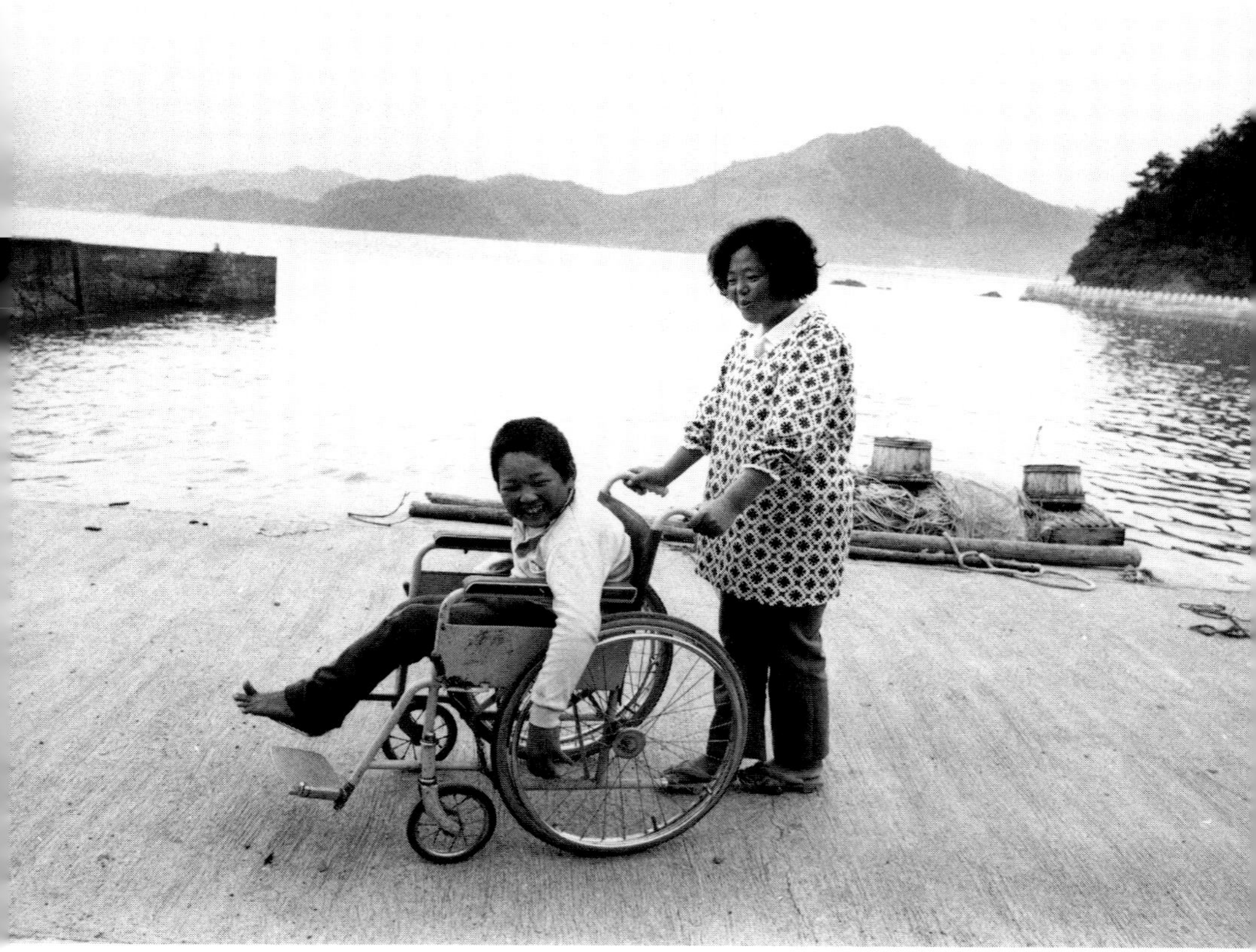

女島の波止にて　1972年10月

小崎達純《こさきたつずみ》君、一三歳。彼には二人の「母親」がいる。実の母親と、父親の姉である木下レイ子さん（写真）。私たち外の者は、彼にいつも付き添っているレイ子さんを実の母親だと思い込んでいた。現在も世話は二人がかりで取り組んでいる。患者が患者を介護するという、厳しい状況になっている。

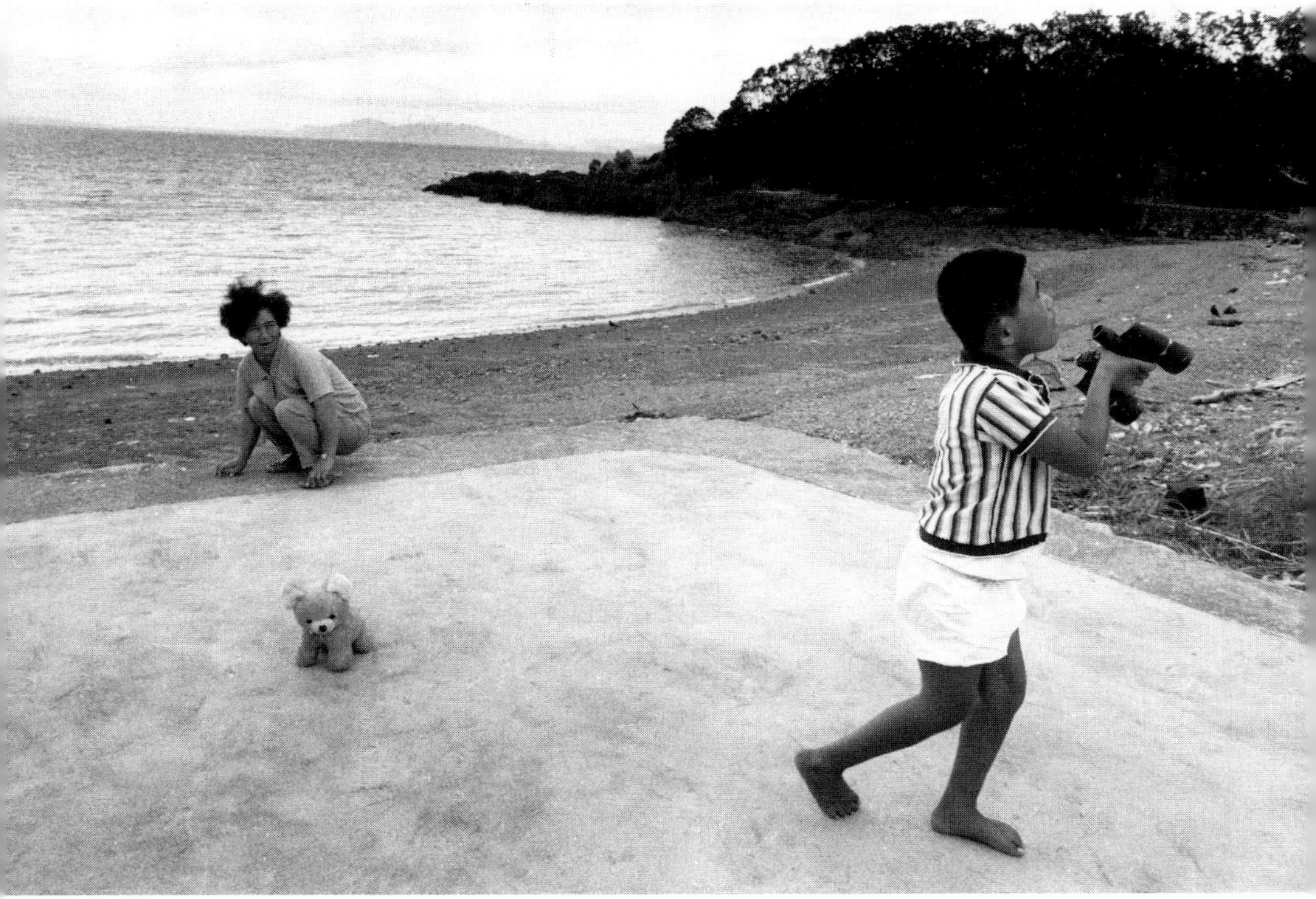

芦北・福浦にて　1972年8月30日

浜田良次君、一三歳。父親似の屈強な体に育った。網元の漁を手伝えるはずの年頃だが、真っ黒になって浜で遊ぶだけの毎日。写真を撮っていて辛かったのは、彼とは一度も意思の疎通ができないことだった。

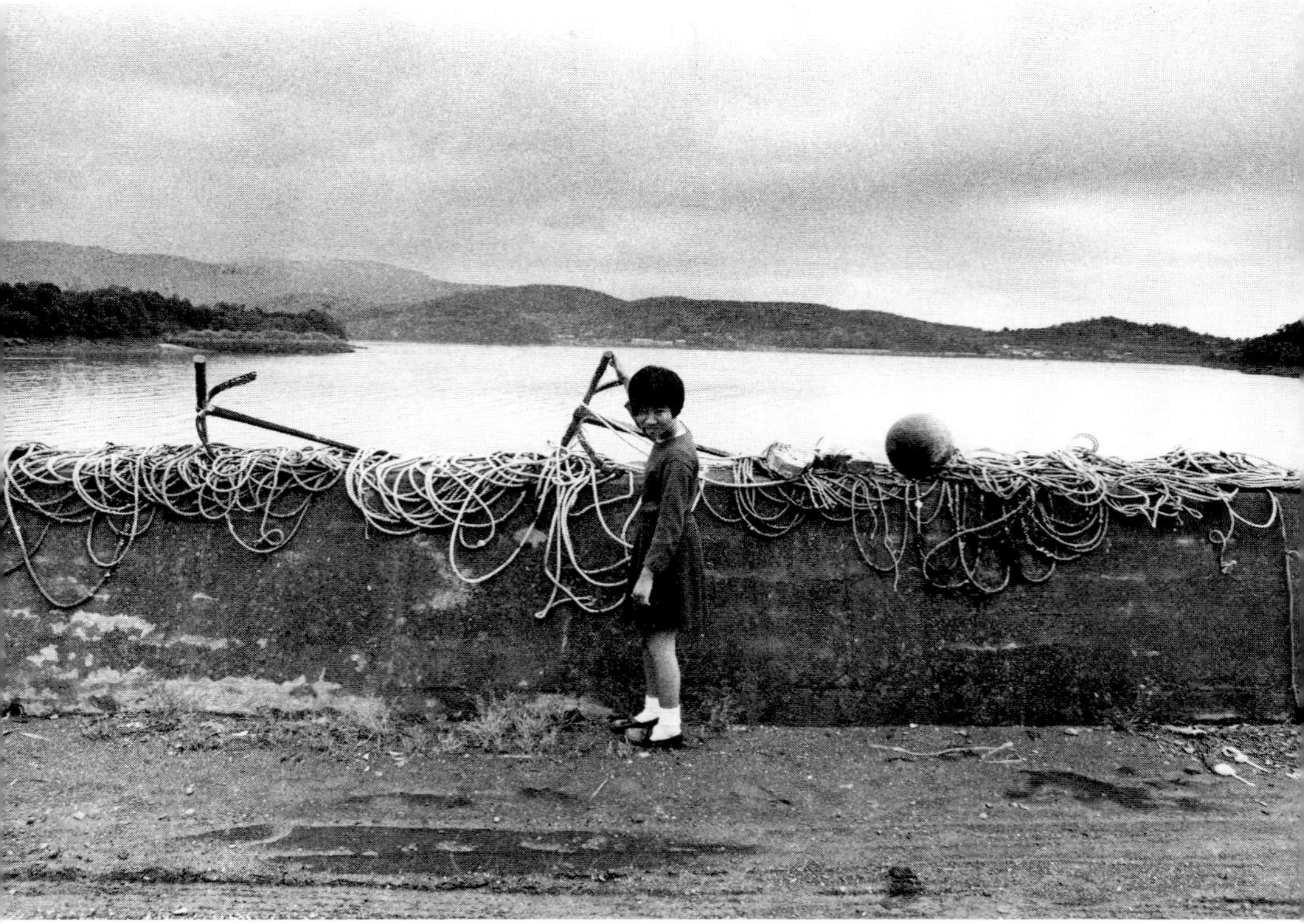

湯堂の波止にて　1972年5月29日

坂本しのぶさん、一五歳。この年頃の娘にはほとほと困ってしまう。この頃はまだ彼女の言葉がよく理解できないということもあったが、何を話してよいのやら、いつも見つめ合って、ニコニコ笑い合うだけだった。

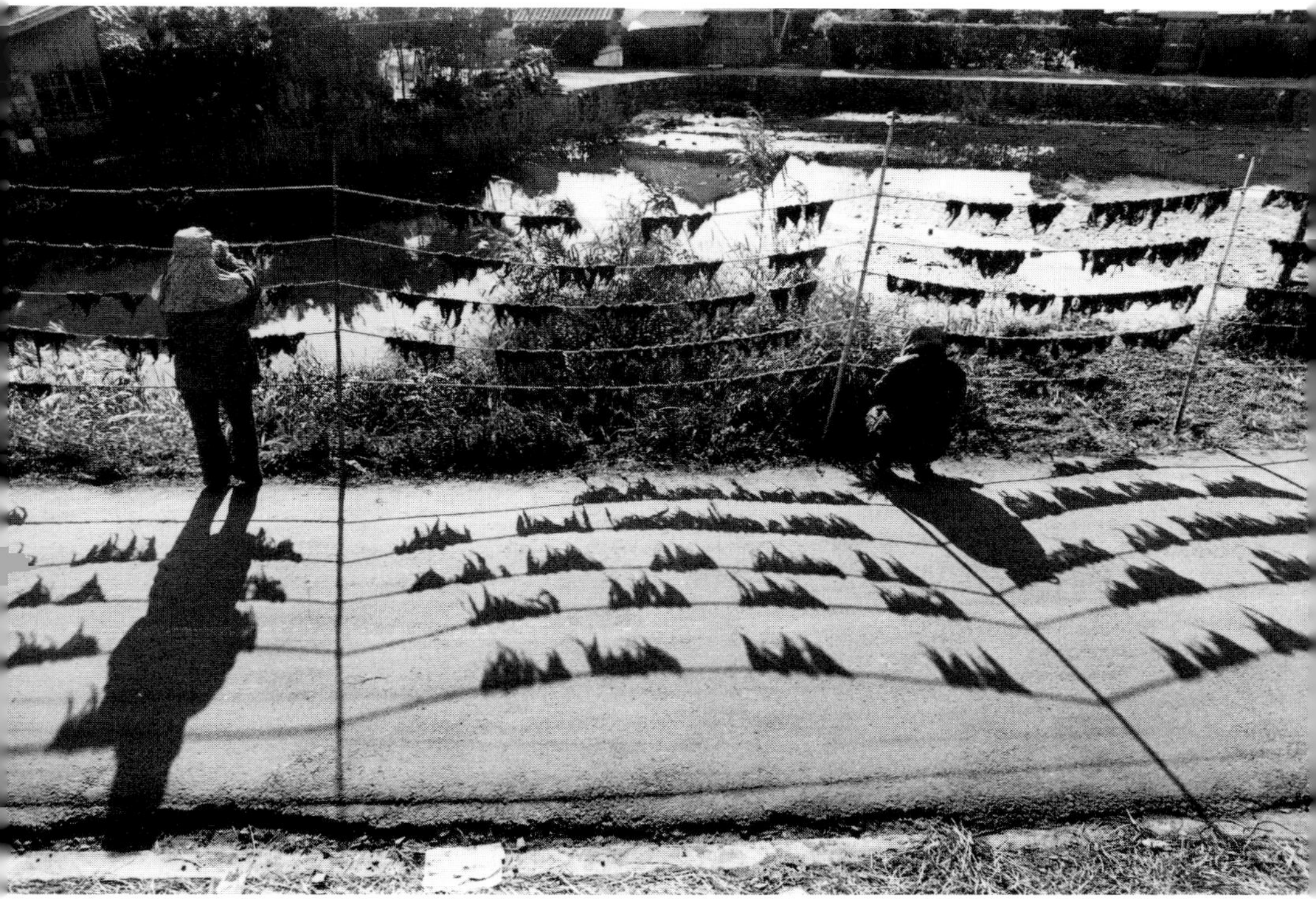

水俣川河口にて　1970年2月

南国水俣にも寒さが増してくる頃、アオサ獲りが始まる。水俣川河口のアオサ干しは水俣の早春の風物詩だった。

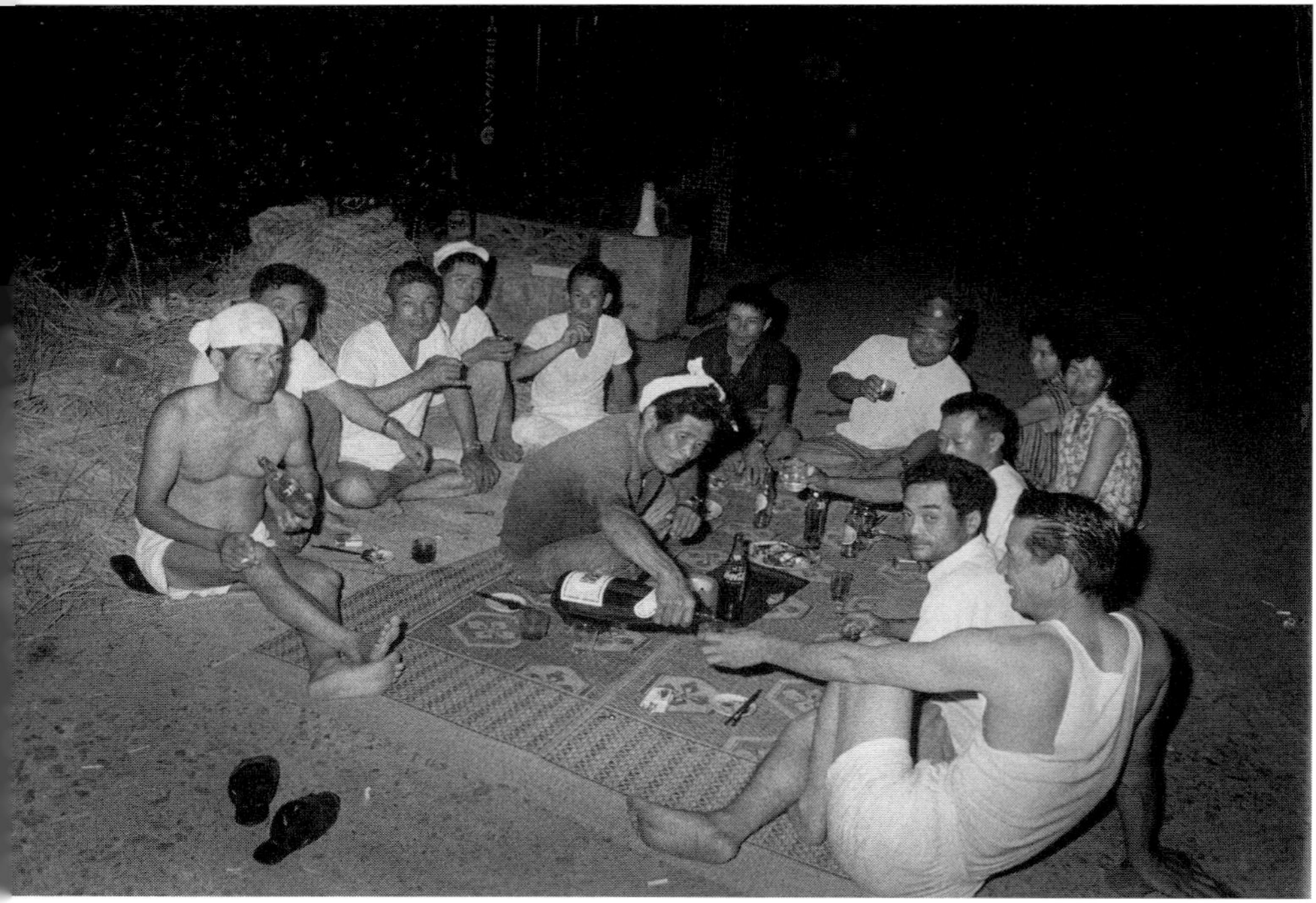

湯堂にて　1974年8月15日

十五夜祭りの後の湯堂部落の打ち上げ風景。水俣病がこういう場の話題になることはなかった。

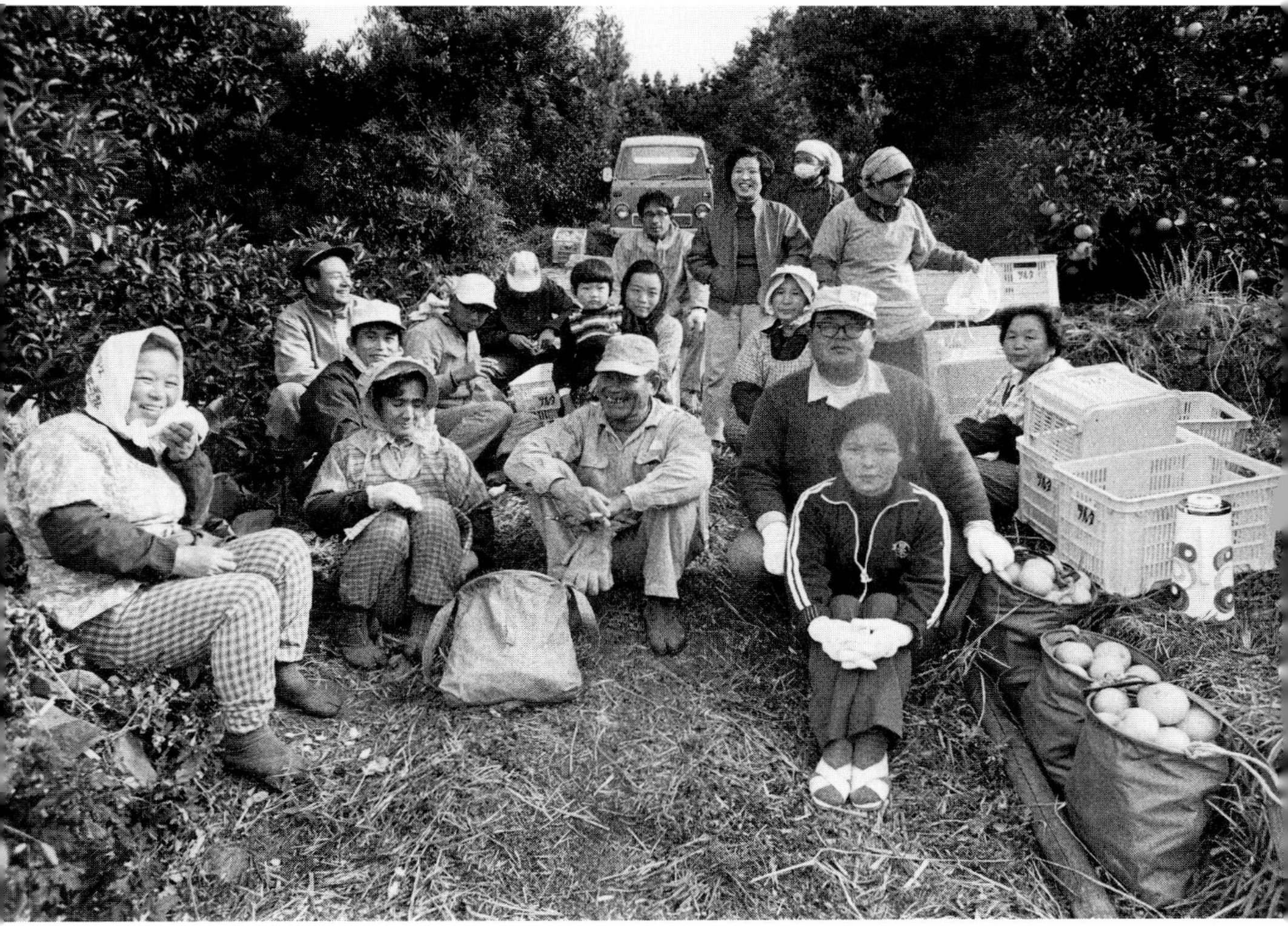

県境・神の川にて　左手前は浜元フミヨさん　1974年12月

毎年、年末から翌年二月頃まで、甘夏ミカン農家に雇われて働いた。患者やその家族、地元の支援者などとしばしの小休止。きつい労働だが、皆それぞれ冗談を言い合うのが楽しかった。私はここで水俣弁を習い、焼酎の味を覚えた。

## 【解説 1】 水俣と不知火海

熊本県の南端にあって鹿児島県に隣接する町、水俣の西端は不知火海に面している。晴れた日の海に沈む夕日は、四季折々、息をのむほど神々しい。この豊かで身近な内海の恩恵にあずかりながら、海辺の人々は有史以前から己が暮らしを紡いできた。

入り組んだ海岸線にうっそうと茂る魚付林、三メートルを超える干満の差は、幼児でも半時ほど浜に遊べば一家の夕餉《ゆうげ》に一盛加えることができたし、波音のしない穏やかな水面は、風雨の中の網上げや、娘手に櫓を操っての夜這いさえ許した。海際まで迫り出した九州山地によって狭窄となった田畑と併せて、自然の条件はこの海辺の人々の主食を山盛りの魚介類、副食をイモ・ムギ・野菜とし、米の常食をわずかな網元に限った。軒下の海こそ、いわば米びつだったのである。

明治の世に至っても、産品は塩と材木を数える程度であったし、村の中心といってもささやかなたたずまいで、芦北地方の郡都は長らく先隣の佐敷町(現芦北町)に置かれていた。そんな中、東隣の鹿児島県伊佐郡羽月村(現大口市)曽木で水力発電所を建設、運転し、その電力をもって化学工場を興さんと欲していた野口遵《したがう》に働きかけた村の青年地主たちによって誘致されたのが水俣工場である。一九〇八(明治四一)年、日本窒素肥料株式会社(後のチッソ)が、この小さな村で産声を上げた。

以来この工場は葦原を、水田を、河原を、旧塩田を侵蝕して拡大に拡大をつづけ、水俣に急速な近代化をもたらす。明治四二年には電気を、大正一五年には鉄道を、昭和六年には「現人神《あらひとがみ》」だった天皇までもこの地に連れて来た。村は町に、町は市に。人々は工場から立ち上る煤煙にさえ誇りを感じ「日窒あっての水俣」。そんな意識が町に蔓延したころ、中心部の地権や水利権、市長や市議のポストも「会社」に占められていった。

一九五六(昭和三一)年、国際貿易港に指定され、人口五万人を数えてピークを迎えたこの年、水俣病は発見される。以来三〇数年もの長きにわたって、この地方で水俣病はタブーとなった。住民の郷土に対する、すなわち「会社」に対する愛情ゆえ。

だから水俣病事件に惹かれてこの地で起居するようになった若者たちは「チッソ城下町」などという物言いも控え、患者支援の隊列に加わらない地元民に対して警戒のまなざしで応じた。そんな者たちもすでに一〇〇人を超えて久しいが、髪が白くなった彼らでさえ口々に言う。「水俣が好きだ」と。

人類史に刻まれる環境汚染の地として世界に知られる水俣は、一方でそれほど懐かしく温かい人々が住むところなのである。

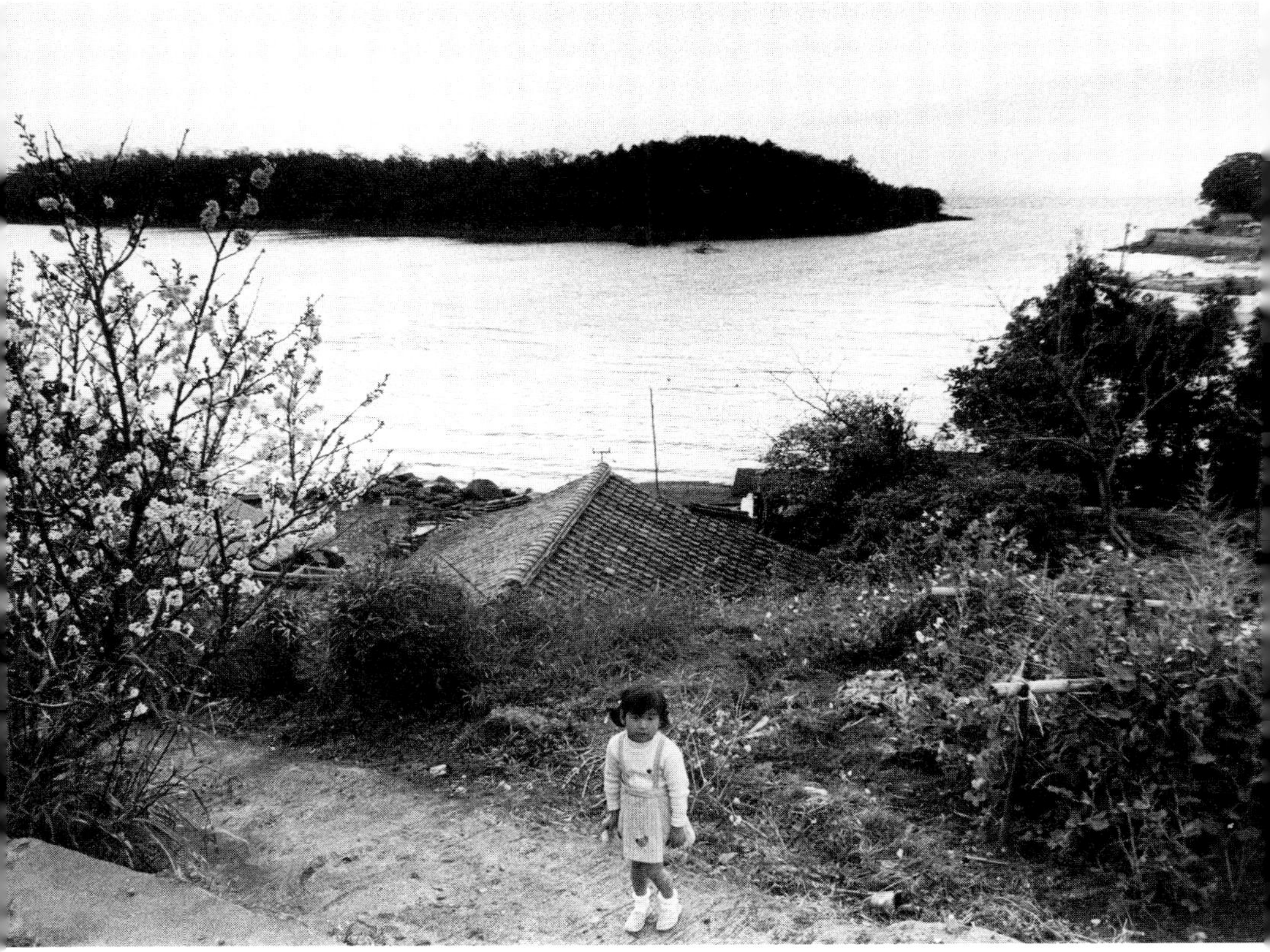

早春の湯堂　1970 年 3 月

# 海辺に生まれて

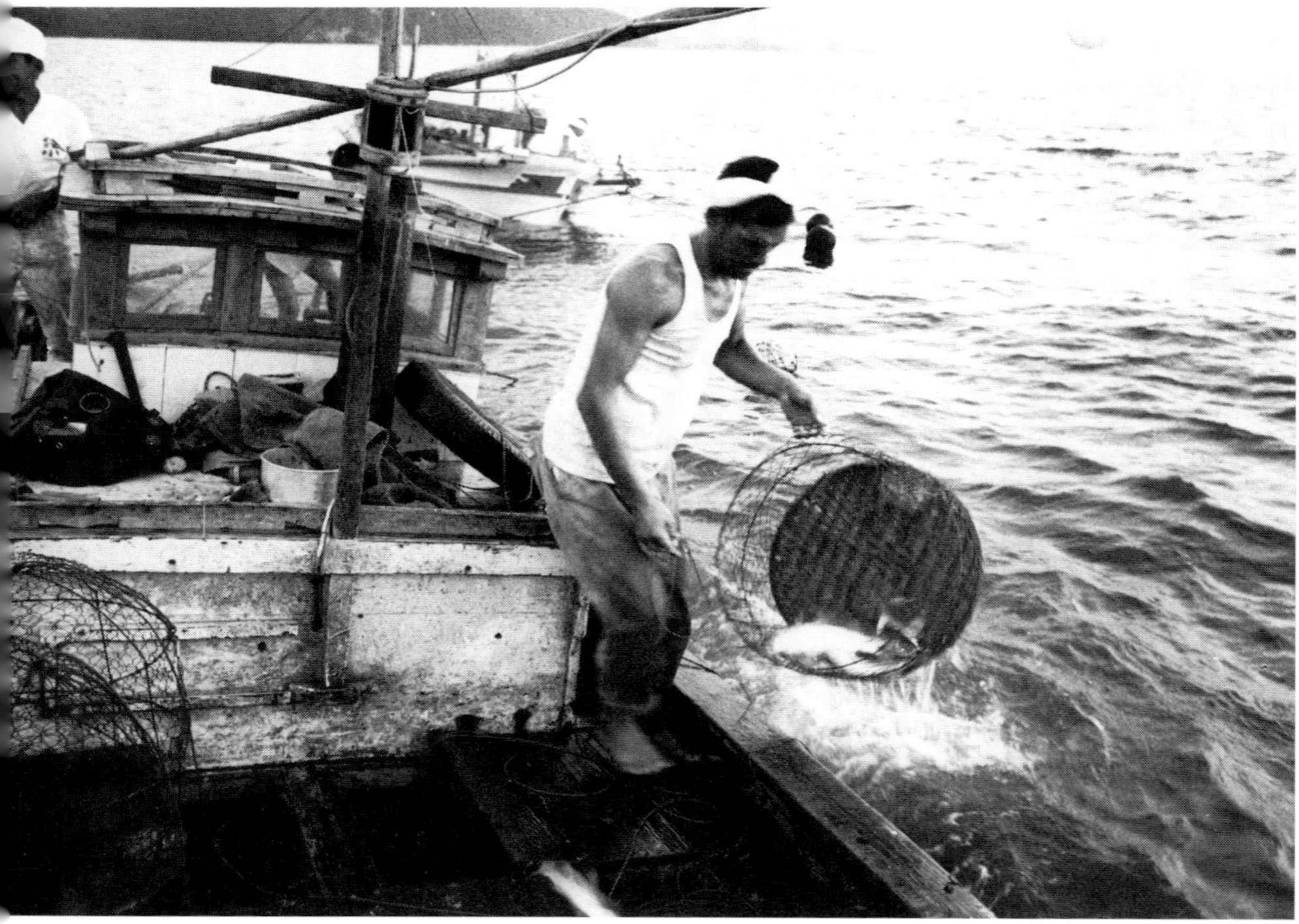

水俣湾　1969 年 9 月

金子直義さんは「ボラ名人」と呼ばれていた。漁場が良いのか作るエサ(団子《ダゴ》)が良いのか、私が乗船した時にはいつも大漁だった。しかし、四五歳の若さで亡くなってしまった。

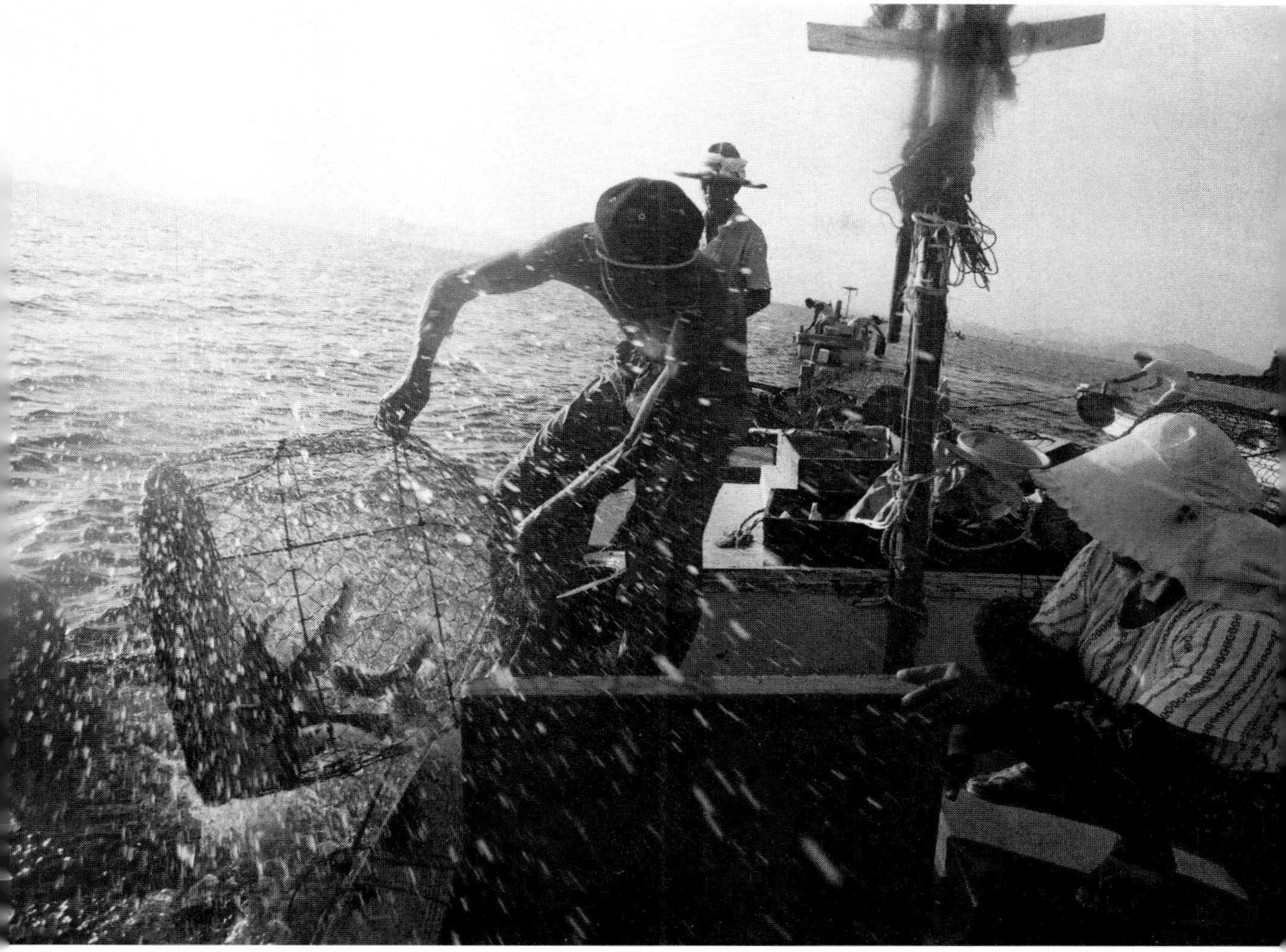

水俣湾　1972年8月

七月から一〇月にかけて不知火海はボラ漁でにぎわう。かつては竹で編んだカゴを使ったが、この頃になると丈夫な針金で作られ、その中に漁師たちはそれぞれの団子を入れて海に投げ込む。おおむね米ヌカの中にサナギとかバター、豚の脂等々、何を入れるかはそれぞれ秘密にしている。隣の舟ではバシャバシャとボラが跳ねているのに、自分のカゴの中は一匹も入っていないということもある。この日、私の乗った湯堂の石田勝さんのカゴは、大漁だった。

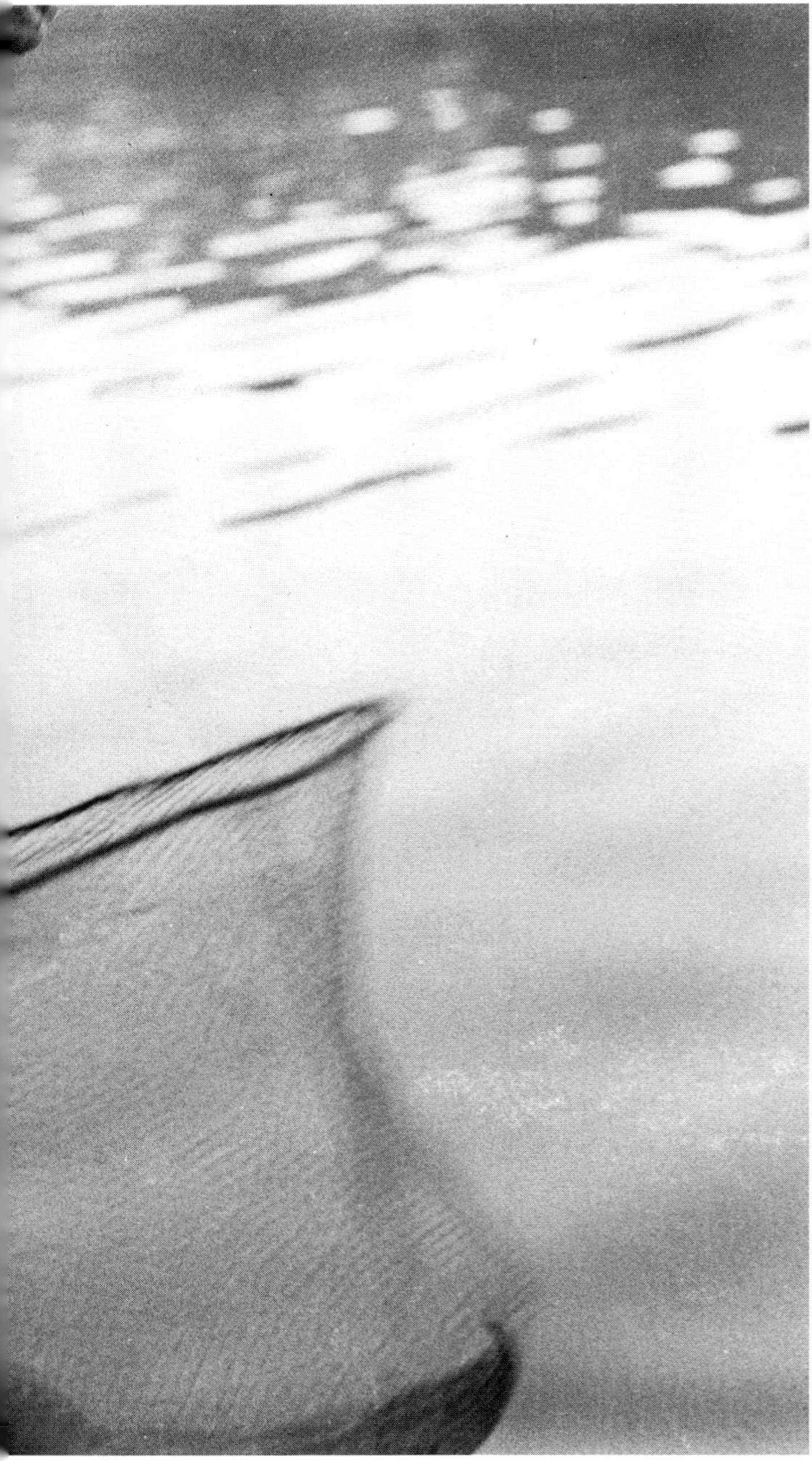

穴子の延縄漁　水俣湾にて　1970年12月

漁師は自分の真の姿というのをめったに他人に見せない。会話の中では己を深く沈めて隠しても、ひとたび海に出て魚と接するとき、解き放たれた彼自身がそこにいる。

私は水俣を撮った写真の中で、この写真が一番好きだ。獲物を捕らえた猫の顔である。ベテランの漁師、坂本実さんに猫顔とは失礼な話であるが、いい顔には違いない。

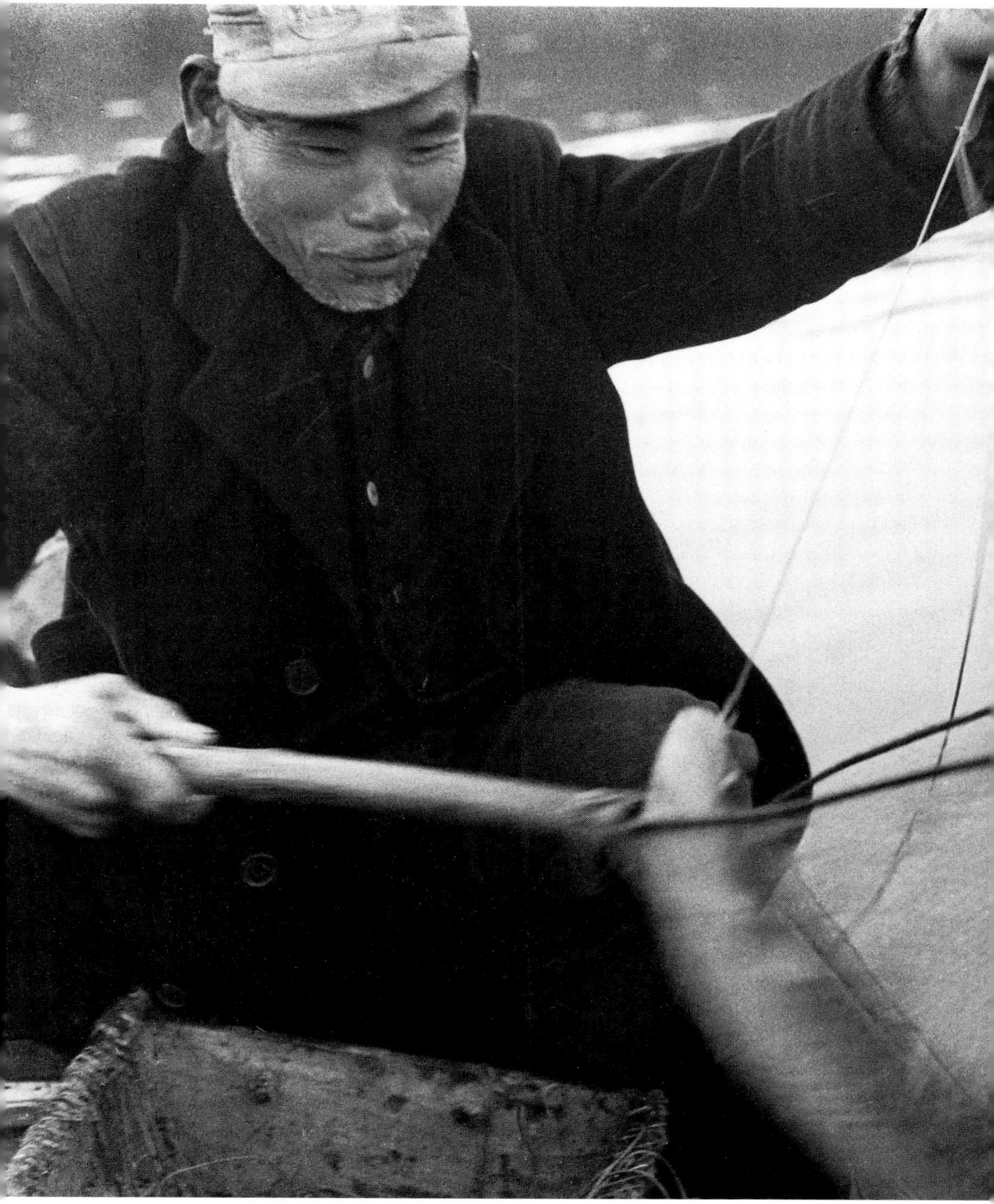

尾上時義《おのうえときよし》さんといえば、タコ捕りと相場は決まっている。いつの頃からか「タコ捕り名人」と呼ばれる。「子どもの頃からやっとります。あのタコを捕った時の手ごたえはたまりません。丸島ん前から恋路《こいじ》島へかけてタコのおる場所はようわかっとります」。訪ねて行くたびにタコの刺身と焼酎が必ず出てくる。が、なぜか本人は刺身は食べない。もっぱら脳味噌が好みだという。脳は一番危険な部位だと、当時聞いたことがある。

妻ナツエさんはこの写真を撮る一一年前に、激症の水俣病で亡くなっていた。発症からわずか四カ月だった。

明神沖にて　1969 年 8 月

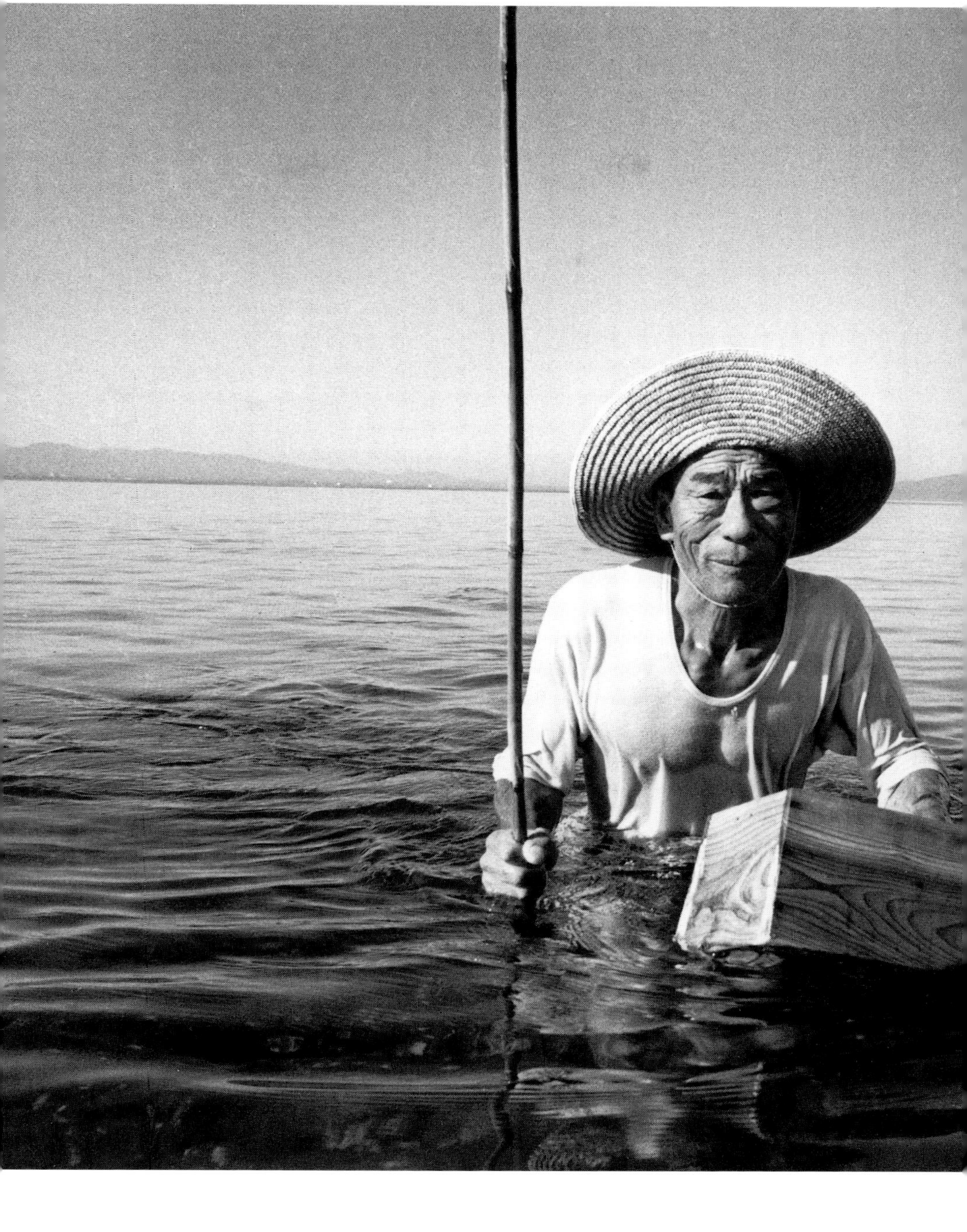

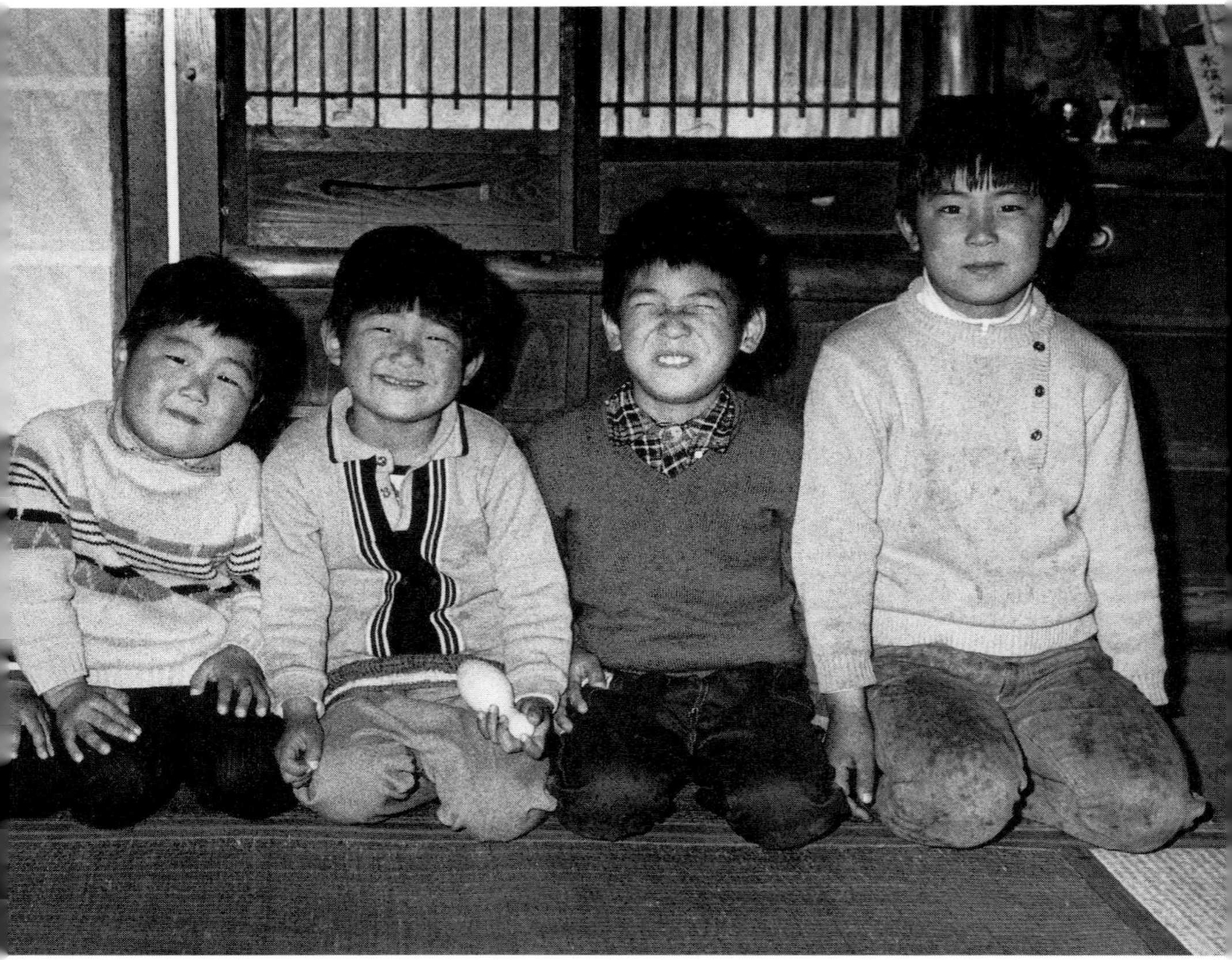

祖父の仏壇の前で　1971年9月

杉本家の子供たち。右から肇《はじめ》、優《まさる》、清、実、大《ひろし》。

上の二人、肇と優は小学生であるが、すでに漁師として様になっているのは写真からもわかる。網元だった祖父は他界しており、発病した祖母と両親を助け、名前に恥じない成長を遂げていた。

私は小学生の頃の肇から、「漁師になるぞ!」というのを何度か聞かされた。しかし肇は高校卒業後、水俣病の苦悩から逃げるようにして東京に出たが、両親の「もう一度一緒に海に行かないか」という呼びかけに、一四年ぶりに妻子をともない帰郷する。それからは一家でイワシ漁に励んでいる。

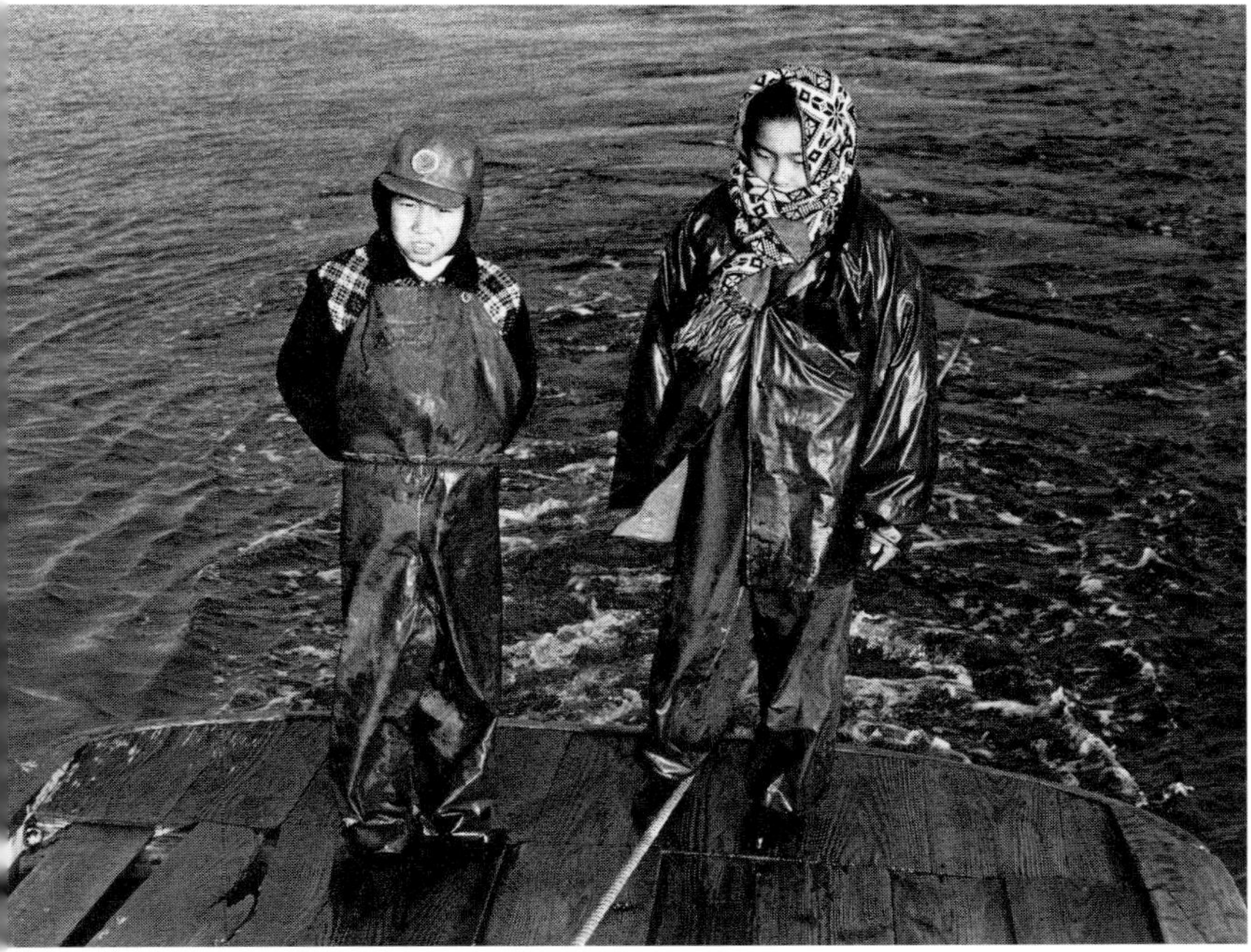

右足でロープをコントロールし、船を操る肇(右側)　1974年9月

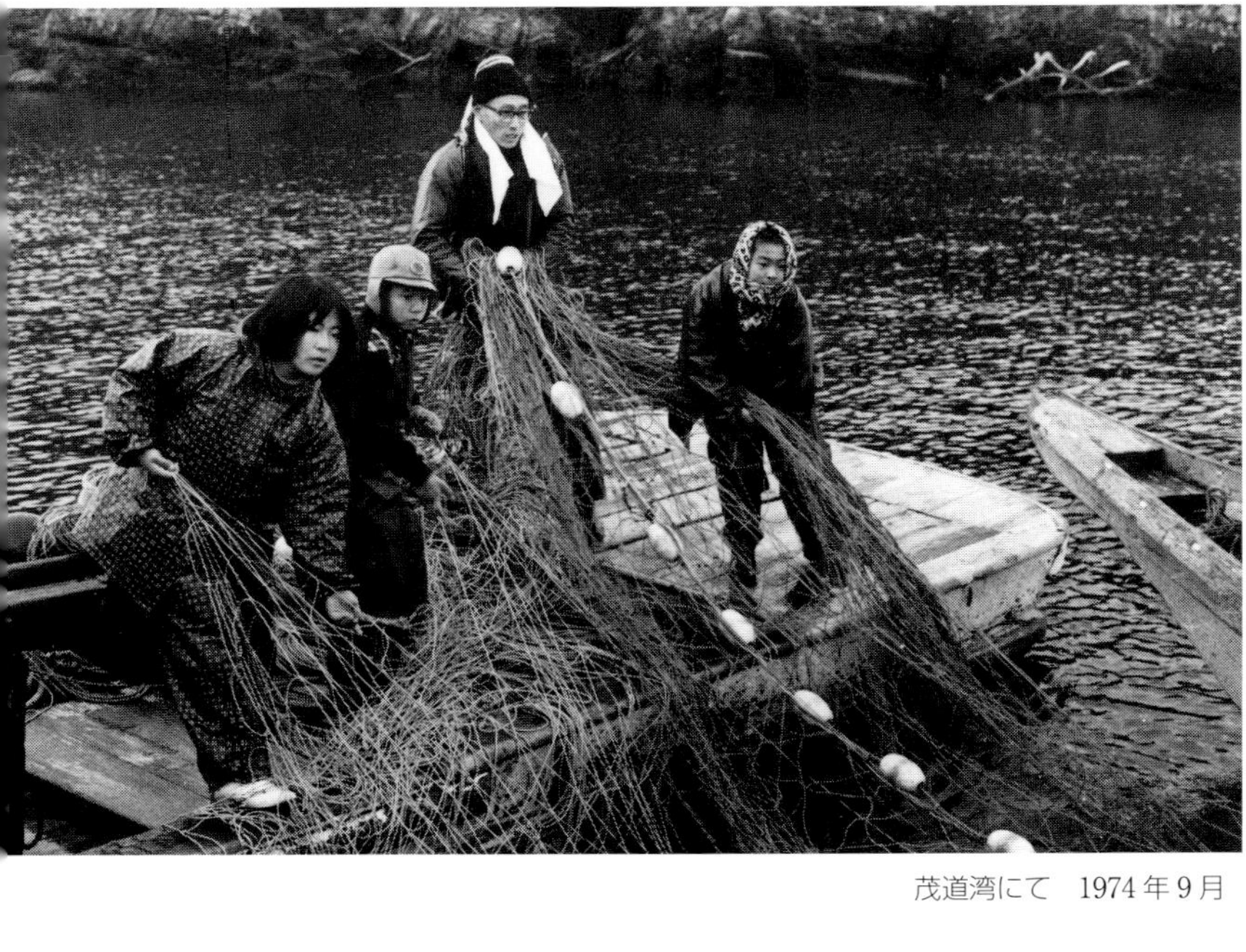

茂道湾にて　1974年9月

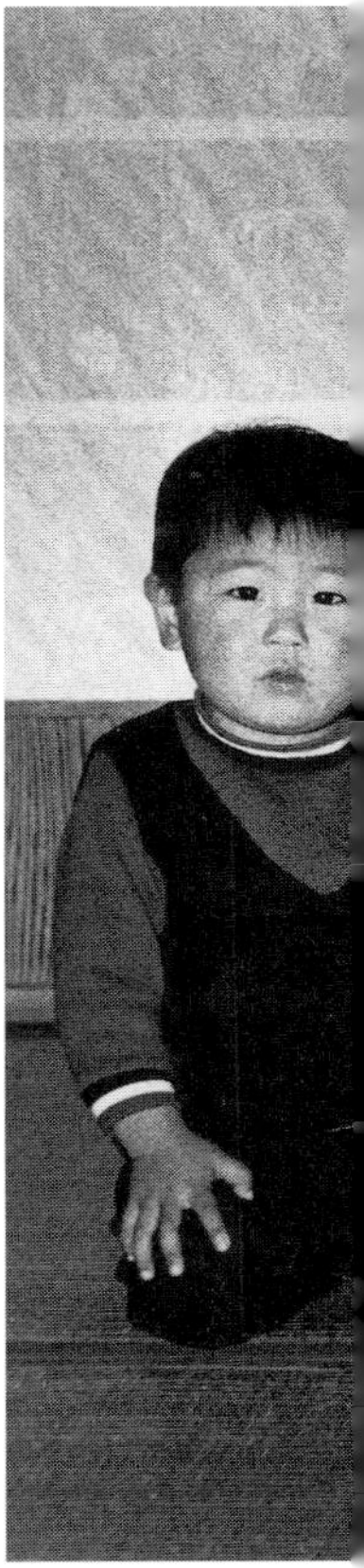

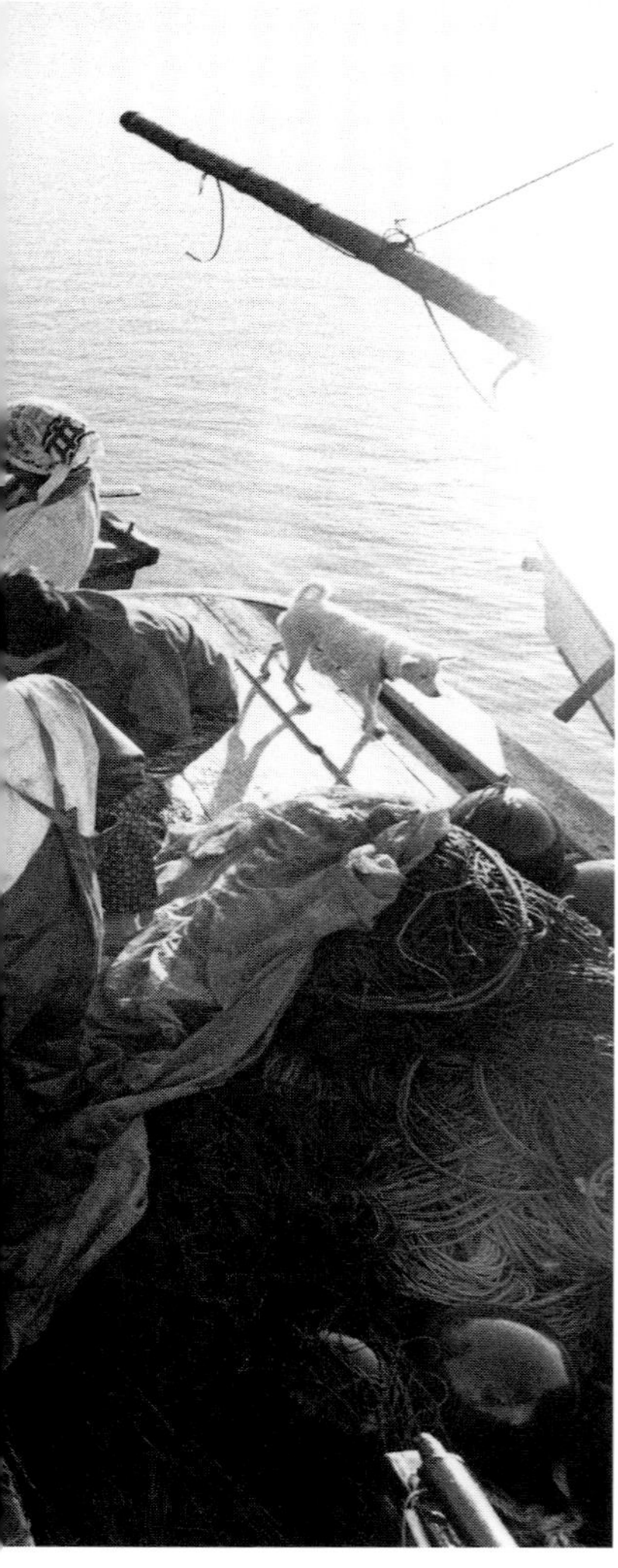

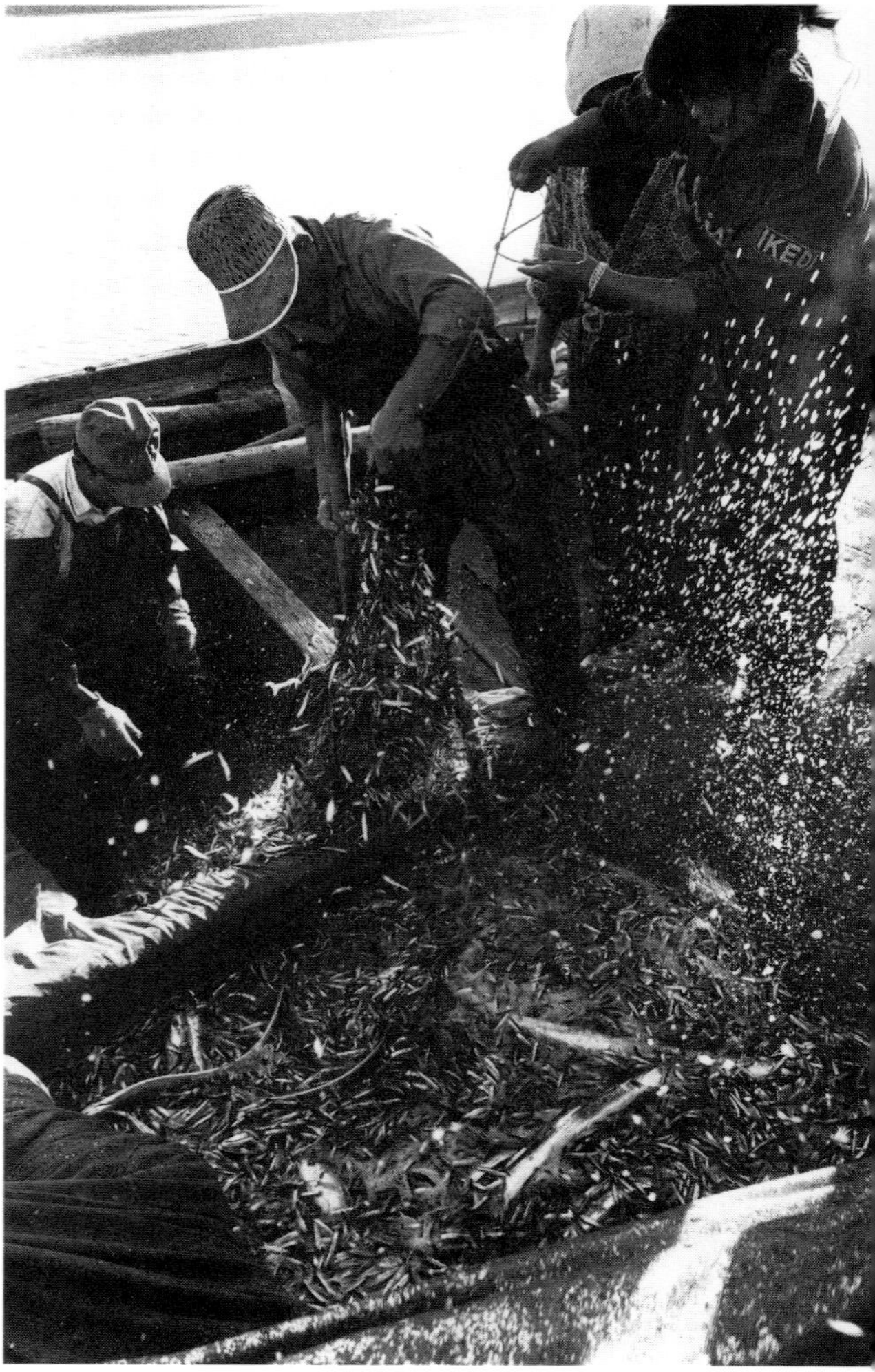

1971 年 9 月 11 日

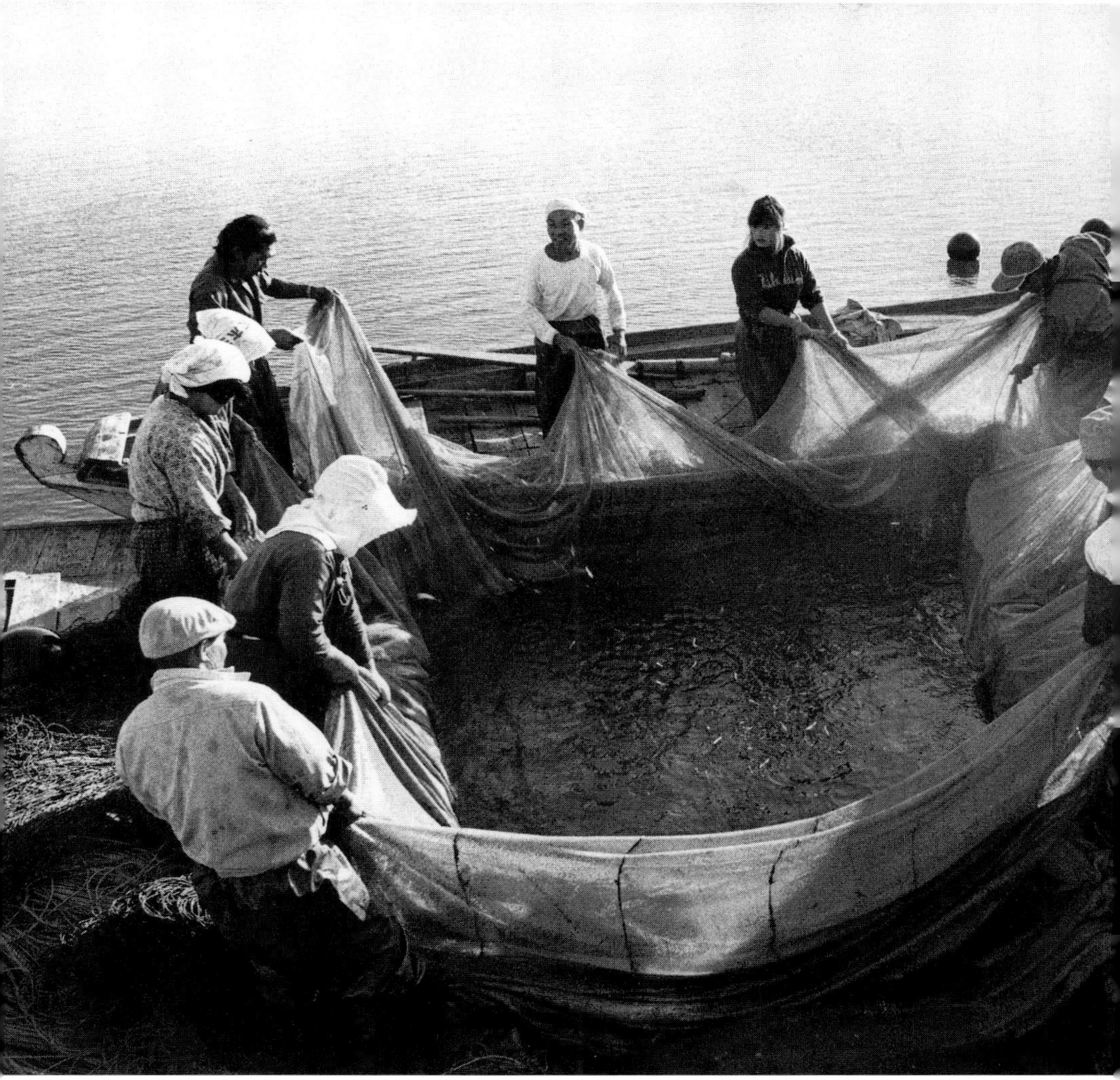

杉本家のイリコ漁は、この日は大漁だった。その予感に思わず笑みがこぼれる。
一時は水俣病を恐れて離散した網子たちが戻ってきた。

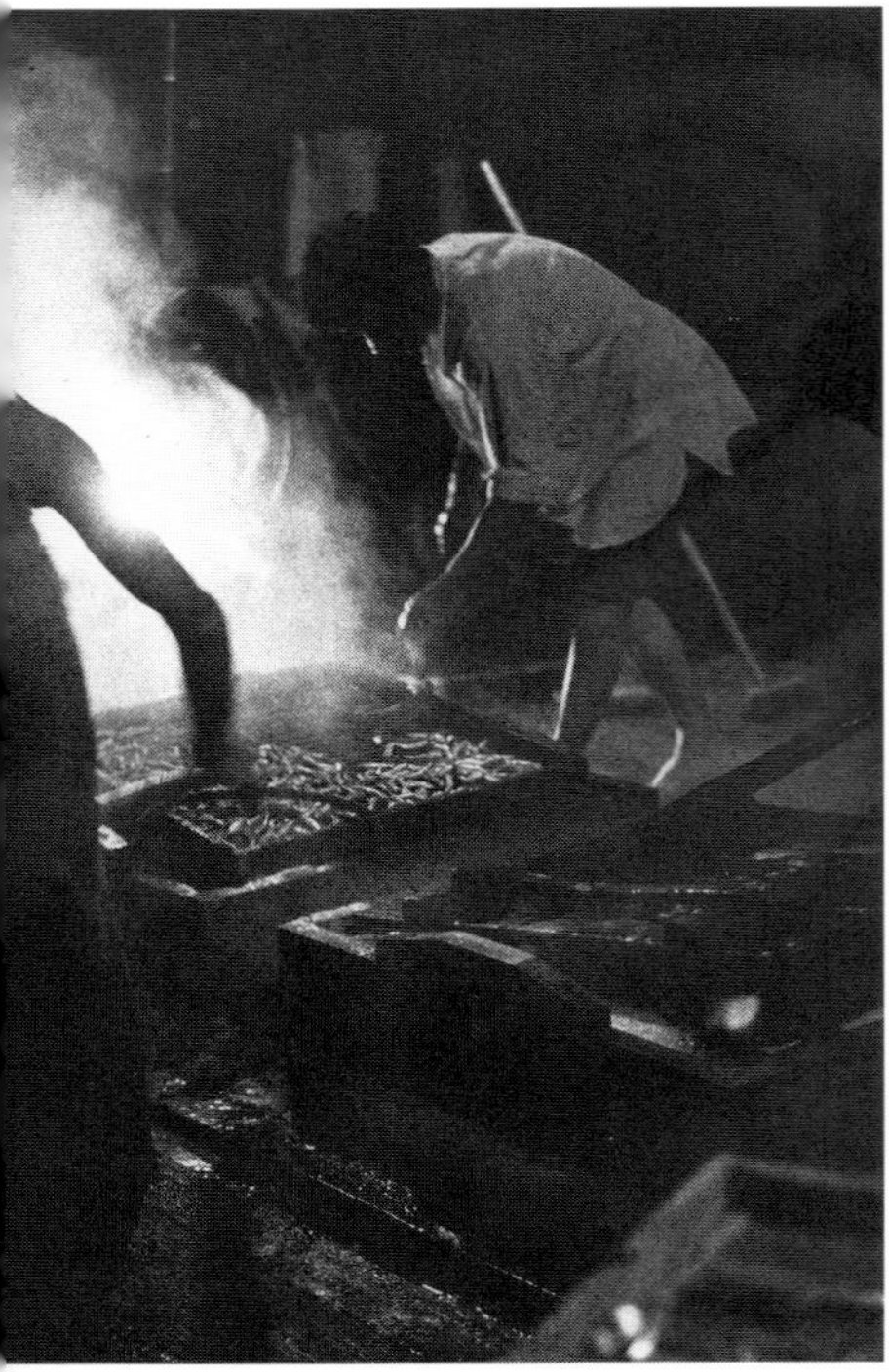
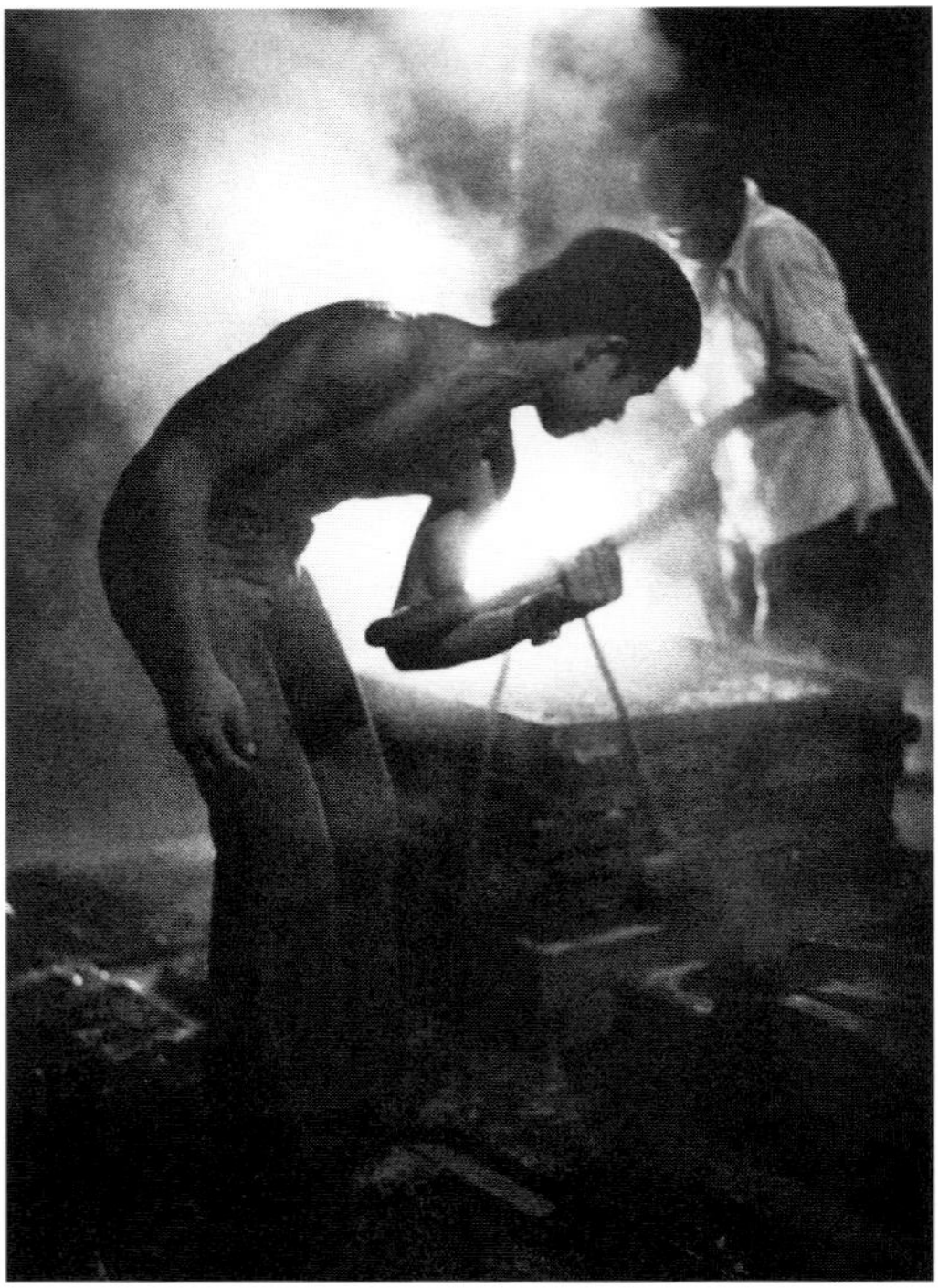

御所浦にて　カタクチイワシを獲ってきたら、夜間でもすぐにゆであげてイリコにする。1971 年 8 月

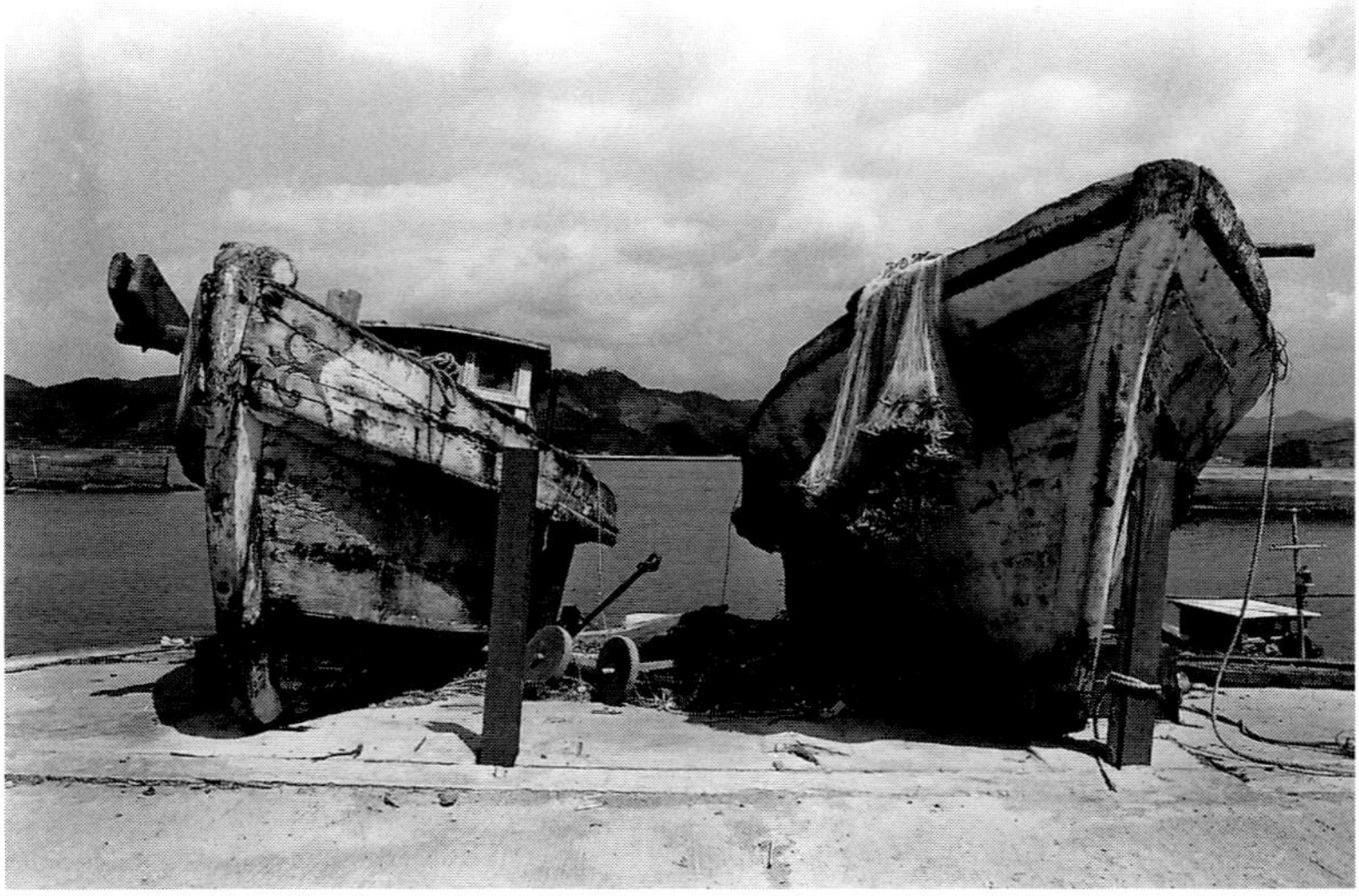

女島　1972 年 10 月

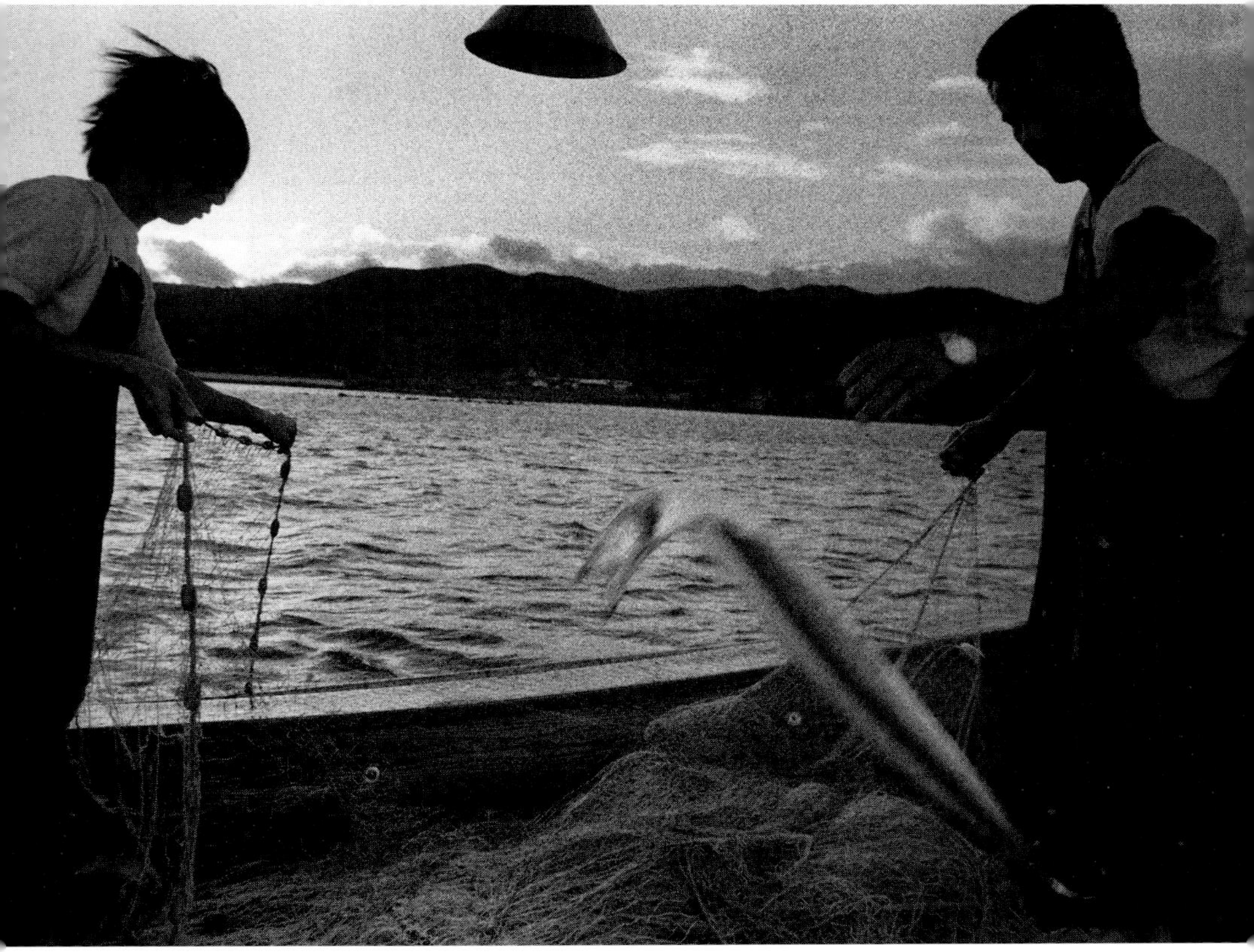

出水市米ノ津沖　1970年7月20日

水俣市の隣の鹿児島県出水市米ノ津の釜時良さんは、二二歳の時、網元の父親を亡くした。「まだまだ漁のことを学びたかった」。発症（入院）から死亡まで一年三カ月。五七歳だった。

# 湯堂部落

「湯堂《ゆどう》で暮らしえんば、どこ行ったっちゃ暮らしえんで」。

これは部落の人から時々聞く言葉だ。たいていの人が半農半漁で、「会社行き」も少しいたが、一昔前まで「チッソ行くのが一番貧乏人」といわれて、みな漁に打ち込んでいた。

坂本武義さん宅は水田もある。湯堂で二軒だけだ。ミカンづくりも早かった。野菜、からいも、麦、金を払って買うものは何もなかったわけだ。

漁の話をするのはやはり楽しい。

茂道《もどう》ほどではないにしても、かつて湯堂は漁を中心に一日が動いていた。

あのホラ貝が部落中にひびき渡っていた頃のことを、人々はなつかしむ。湯堂の網元は二軒だけで、坂本タカエちゃんの元家にあたる坂本十吉どん。すでに亡くなった岩坂キクエさんのご主人の万平どん。ホラ貝の鳴る音色をそれぞれ聞きわけ、やりかけの仕事を放り出し、網子となって港に集まる。他の部落の人々も「シャー(おかず)どんもらいに行こう。精進な(魚なしでは)きつかで」といいながら、三三五五集まってくる。イワシ網にかかった雑魚をもらうためだ。当然、大漁でなければならない。

湯堂の湾内は魚も種類も多かった。すべてこの湾内で間に合った。大きく緑の濃いあの茂道松が魚を寄せていた。魚付林だと人々はいう。イワシ網は今の船引きとは違って、現在の合板工場のある浜に引き上げる地引き網であった。

一本釣りの漁師たちも、「湯平《ゆんひら》」という海の中に泉のわく場所を、絶好の釣り場にしていた。そこで喰わないと、湾の入り口の「瀬戸口」「裸瀬」恋路島の端っこの「中瀬」と移動していく。岩本栄作どんは「かもめ」と呼ばれ、湯堂の一本釣りの名人として、一家を支えてきた。

「こっぱ大工」荒木磯松老人は、部落で一軒だけの船大工。昔、部落内で恋路島を櫓でこいで一周する競争があったそうで、磯松じいさんの作った舟は「早かったナァ」(武義さん)そうで、おるいばあさんはこれだけは鼻が高いそうな。

部落に共同井戸が二つあった。一番浜に近い井戸は、イワシの洗場でもあった。

「夜も夜中もイワシばぶりぶり担《にの》うて、提灯もって、雨が降ろうが、雪でべちゃべちゃしようが、まぁ、一丁《いっちょ》担うていくらのもうけ、楽しみに仕事しとったもん。何ともいえんじゃった」とおるいばあさん。「今の娑婆ぁ首切って下がらんば」と弱ってしまった。

おるいばあさんに限らず、多くの部落の人は働きもので、話好きであった。

私はゆっくりと老人たちの話に耳を傾けながら、湯堂にくるといつも、あるひとつの幻影にとりつかれる。田中敏昌君（胎児性水俣病）が、あの暗いタタミの上で呻吟している姿だ。

敏昌君はもういない。享年一三歳、一九六九年一一月一一日が命日だ。水俣病の何たるかもわからず、いとも簡単に家の中に飛びこんでいった私は彼の前に座り、何を語り何をしたのか、何も思い浮かばない。だが、コソコソと逃げるように外に出たとき、先程までのんびりと坂道を歩いてきた湯堂の風景が一変していたのを憶えている。時間が止まったように物、人間みな息をひそめ、じっと堪えているようだった。さっきまでは確かに動いていたのに。

あの日から六年、湯堂はさらに静かである。主のいない舟は首をそろえて苦しそうに浮かんでいるだけだ。

なるほどチッソはすべてを奪ってしまった。

（一九七三年一〇月二七日）

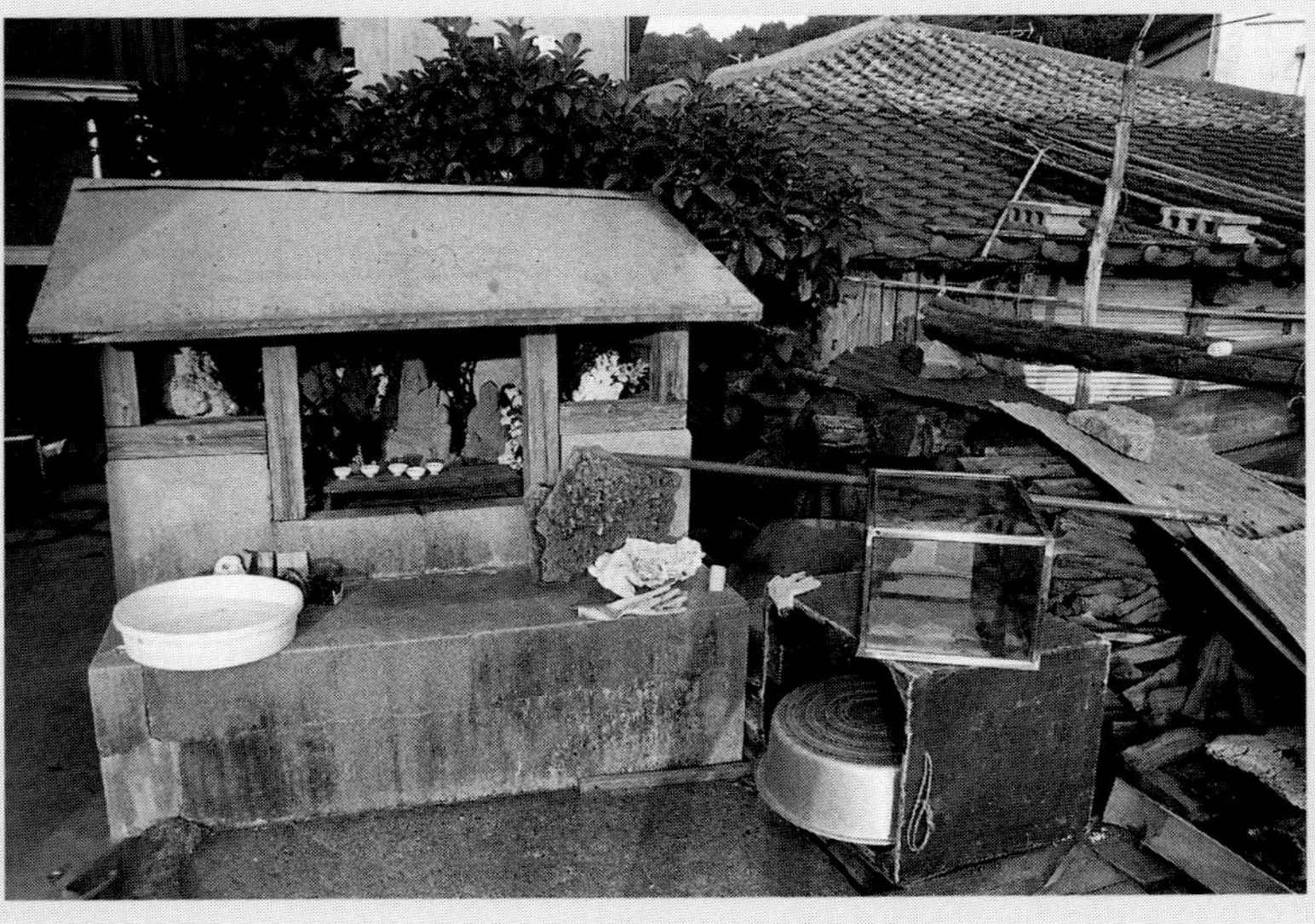

1971年8月

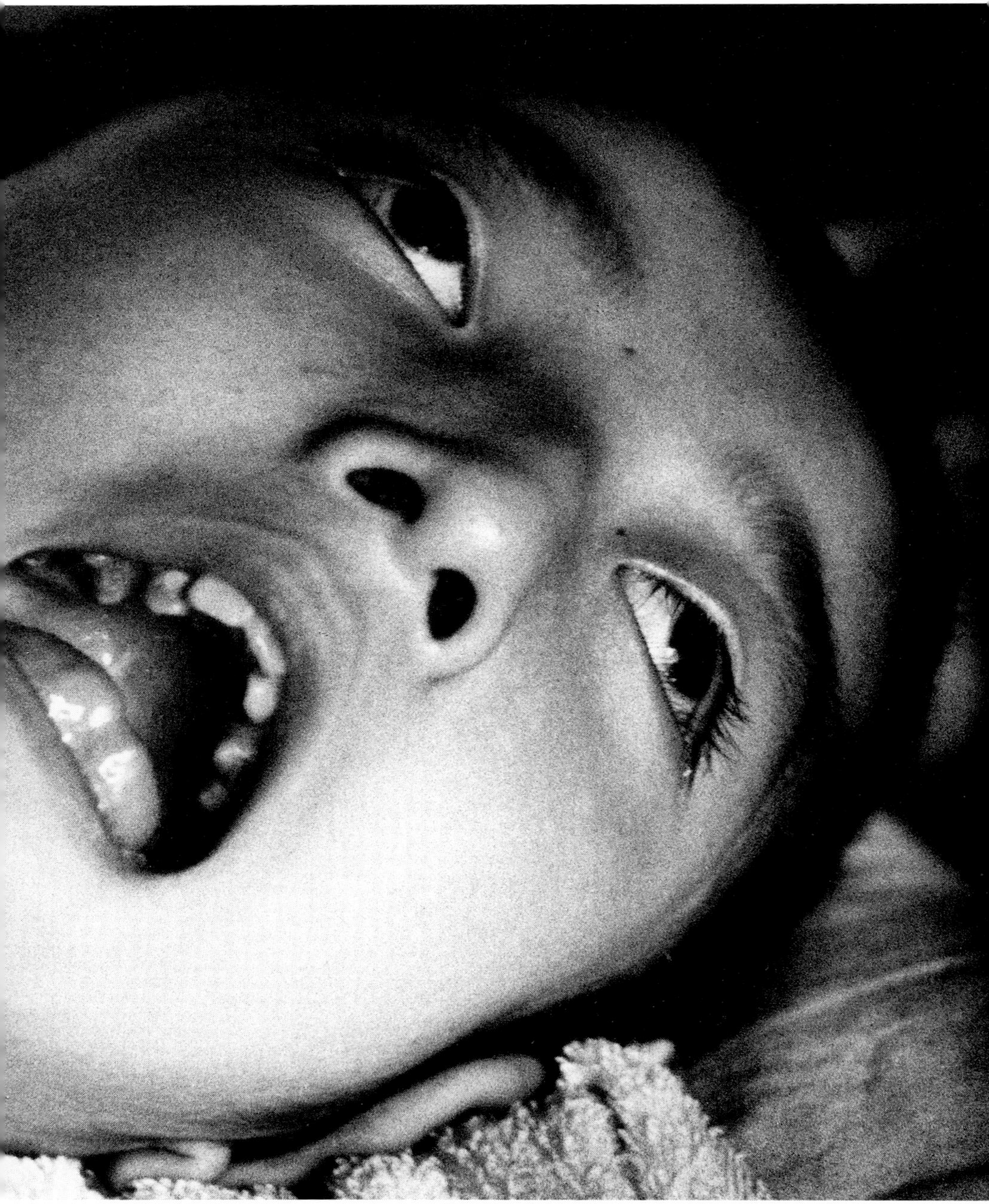

# 初めて出会った患者

私を水俣に誘ったのが田中敏昌君だった。東京にいたころ、新聞の小さな切り抜きを大切にしていた。その記事は「胎児性患者危篤」と報じていた。原爆についての報道で「胎内被爆児」というのは知っていた。だが、胎児性の水俣病とは何のことか。

当時九州の南の水俣市は果てしなく遠く思えた。しかしいつかは行ってみたいと考えていた。沖縄へ行く機会をつかんだ私は帰りに水俣で途中下車し、記事にあった「湯堂」を目指した。駅前にはチッソがドンと居座っていたはずだが憶えていない。目指す家は湯堂の、海が見える高台にあった。

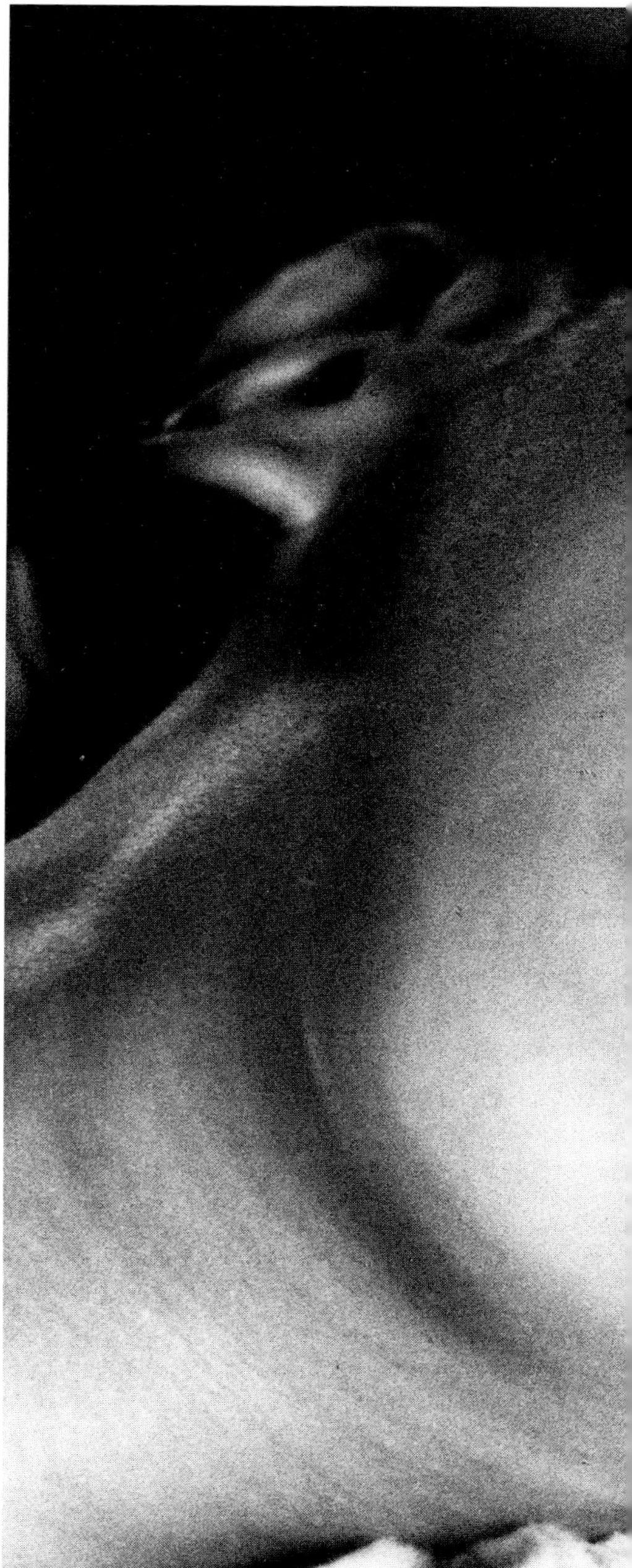

1968年8月

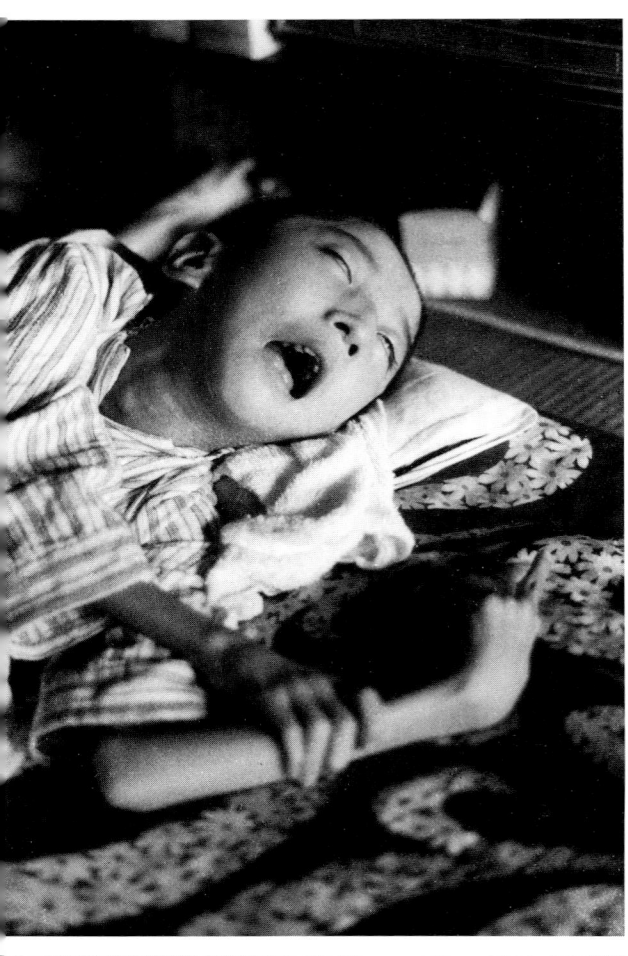

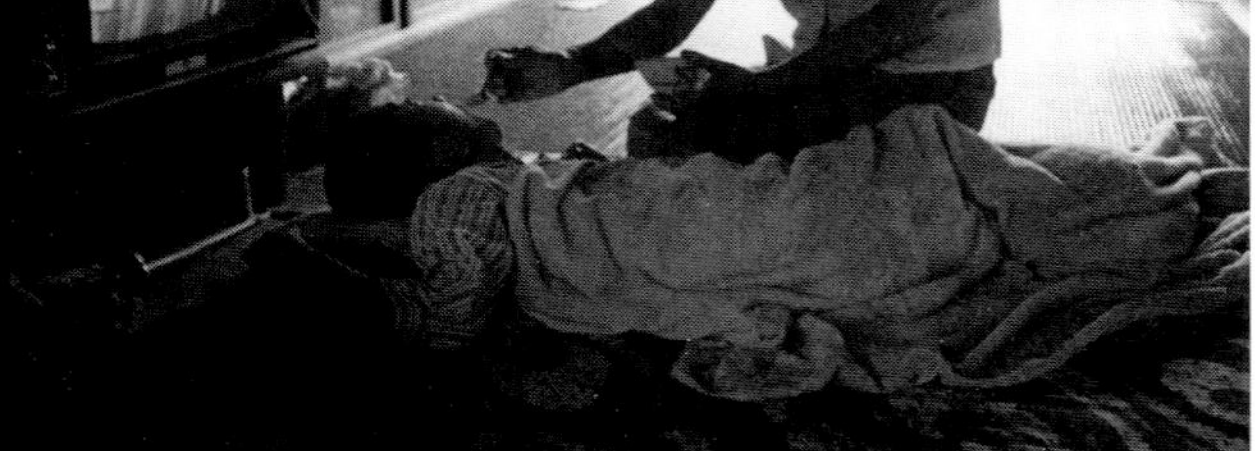

田中敏昌君は一二歳で体重は一三キロ。絶えず痰が絡んだ状態で、「グェー、グォー」と喉を詰まらせていた。胎児性患者の中でも重い患者で、私が初めて撮影した数カ月後、この大きな目を伏せることなく、短い生涯を閉じた。死亡認定患者としては四五人目、胎児性としては三人目の死であった。

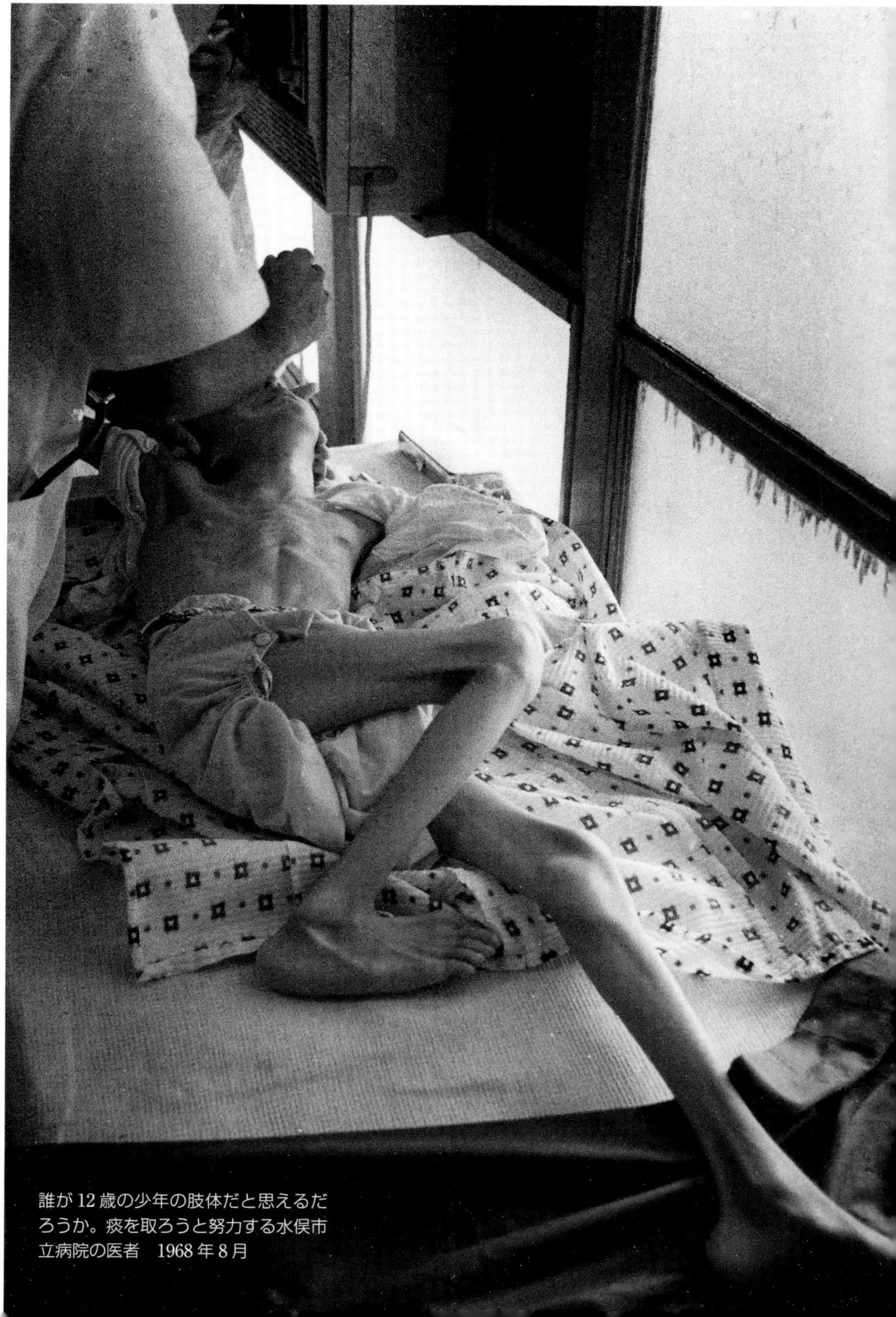

誰が 12 歳の少年の肢体だと思えるだろうか。痰を取ろうと努力する水俣市立病院の医者　1968 年 8 月

水俣病は、一九五六年五月一日、水俣保健所に初めて報告された疾病であり、海外でもminamata diseaseと呼ばれる。魚介類を媒介にしたメチル水銀による中毒であるから、当然、感染しないし遺伝するはずもないが、一定量以上摂取すれば誰でも発病する。

発病は毒物の作用によるので、短期間に多量摂取すれば様々な症状が急激に現れるし、長期間少しずつ摂取すれば病状は緩慢に進行するのが中毒だ。水俣病では前者を急性激症型、後者を慢性型という。

水俣病発見の当初は、急性激症型の重症者が多く、その有り様は、まったく悲惨としか言いようのないものだった。手足の先から始まったしびれと麻痺(感覚障害)は全身に拡がり、自らの意思で体を動かせなくなり(運動失調)、手足をバタつかせ(企図振戦)、次第に目が見えなくなり(視野狭窄)、耳も聞こえなくなり(難聴)、口もきけなくなって(構音障害)、最期は意識も失ったまま奇声を発し、体だけが勝手に動いて息絶えた。「狂い死に」。看取った者たちは無念と恐怖に震えながら、そんな言葉を漏らした。

ちょうどその頃、患者が多発していた漁村では、流産・死産の続出とともに、脳性小児麻痺のような子どもの出産が相次いだ。幼くして発病した者たちとよく似た症状だったが、医学者たちは当初「水俣病ではない。毒物は胎盤を通らない」と断言した。確かに、母体が細菌や毒物によって蝕まれても生まれてくる子には及ばない。「胎盤には胎児を守る機能がある」。それが医学の常識だった。しかし、有機水銀は胎盤を通過して胎児の脳を侵していたことが判明する。これが胎児性水俣病である。

生命は誕生以来、自らの体と子孫を守るため、長い長い時間をかけてその体内に様々な仕組みを作ってきた。しかし有機水銀は、この五〇年、一〇〇年の間に人間が作ったものだ。それまでヒトの環境にこんな濃度で存在したことはなかった。よって、胎児を守るための仕組みは働かなかったのである。

患者は重症者ばかりではなかったが、医学者がそれに気付いたのは七〇年代に入ってからのことだった。長い間、本人も行政も地域社会も、重症者だけを水俣病患者と考えてきた。しかし、急性激症型の父を看取った娘や、胎児性患者を介護してきた兄弟も、水俣病特有の症状、すなわち手足の先から始まるしびれと麻痺に悩まされていたのである。

一見病人には見えない彼らでも、病苦はこれにとどまらない。日夜止まることを知らない頭痛、頻発する痙攣、ふらつく体と五感の低下による怪我、トラブルも絶えない。老齢でもないのに糖尿病、高血圧の症状を持つ者も異常に多く、患者当人にしてみれば、水俣病は全身病である。その数は行政手続きした者だけで三万人。総数不明のままである。

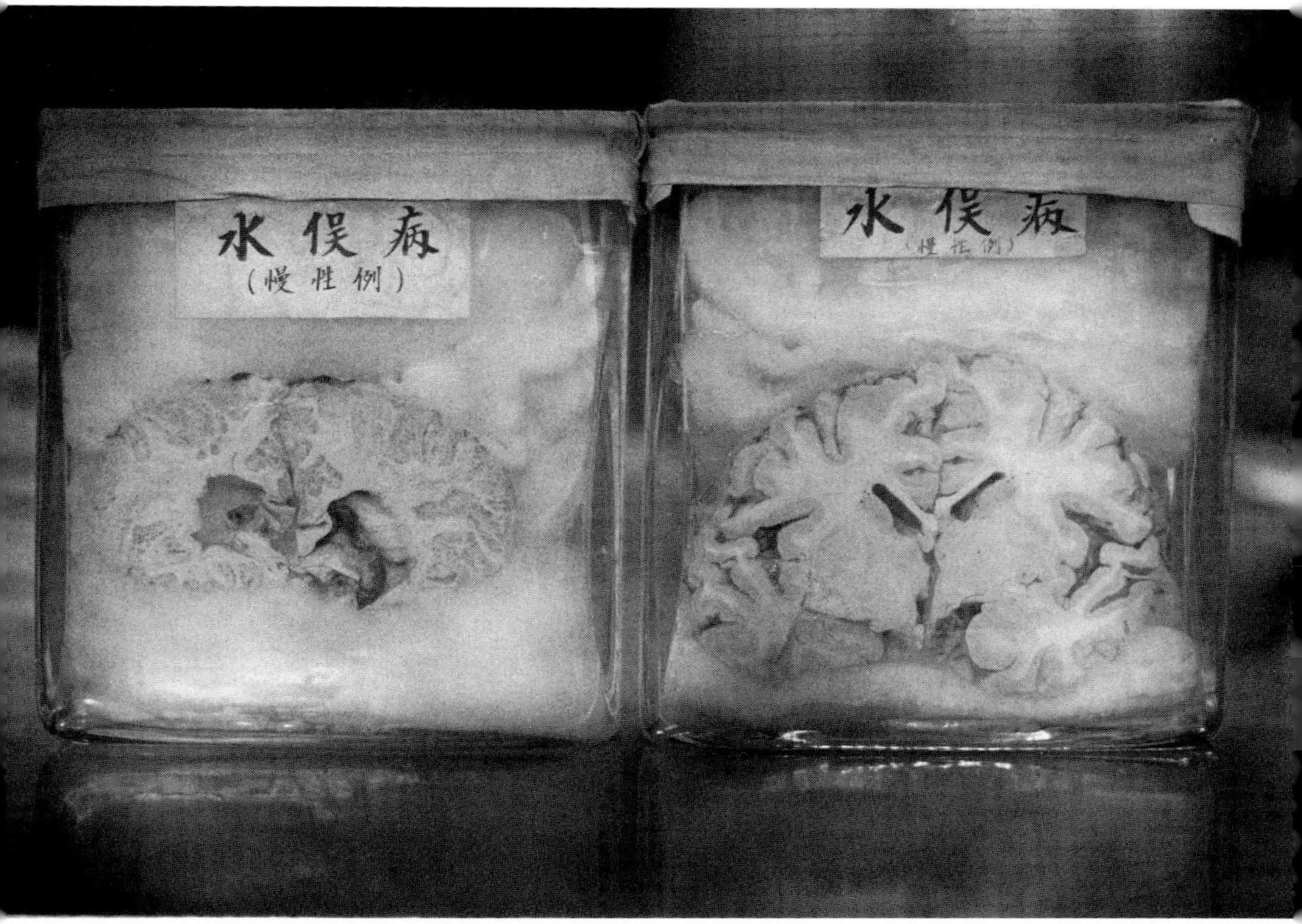

熊本大学医学部・水俣病患者の脳　1969 年 6 月

「いっぺいおっとばい」。湯堂の田中スワノおばあさんから、他にも胎児性の子どもたちがいることを教えられ、次に訪ねたのが淵上一二枝ちゃんだった。一一歳。いくつかの海岸べりを曲がり、茂道湾が見渡せる高台の家に着いた。淡々と子どもに食事させる母親の姿は何かに怒っているようでもあり、日々の世話に疲れ果てているようでもあった。

淵上一二枝ちゃんは一九八七年二月、肺炎で死亡(享年二九歳)。脳の重量は一歳児程度だった。母マサエさんは一九七二年一月に亡くなった。

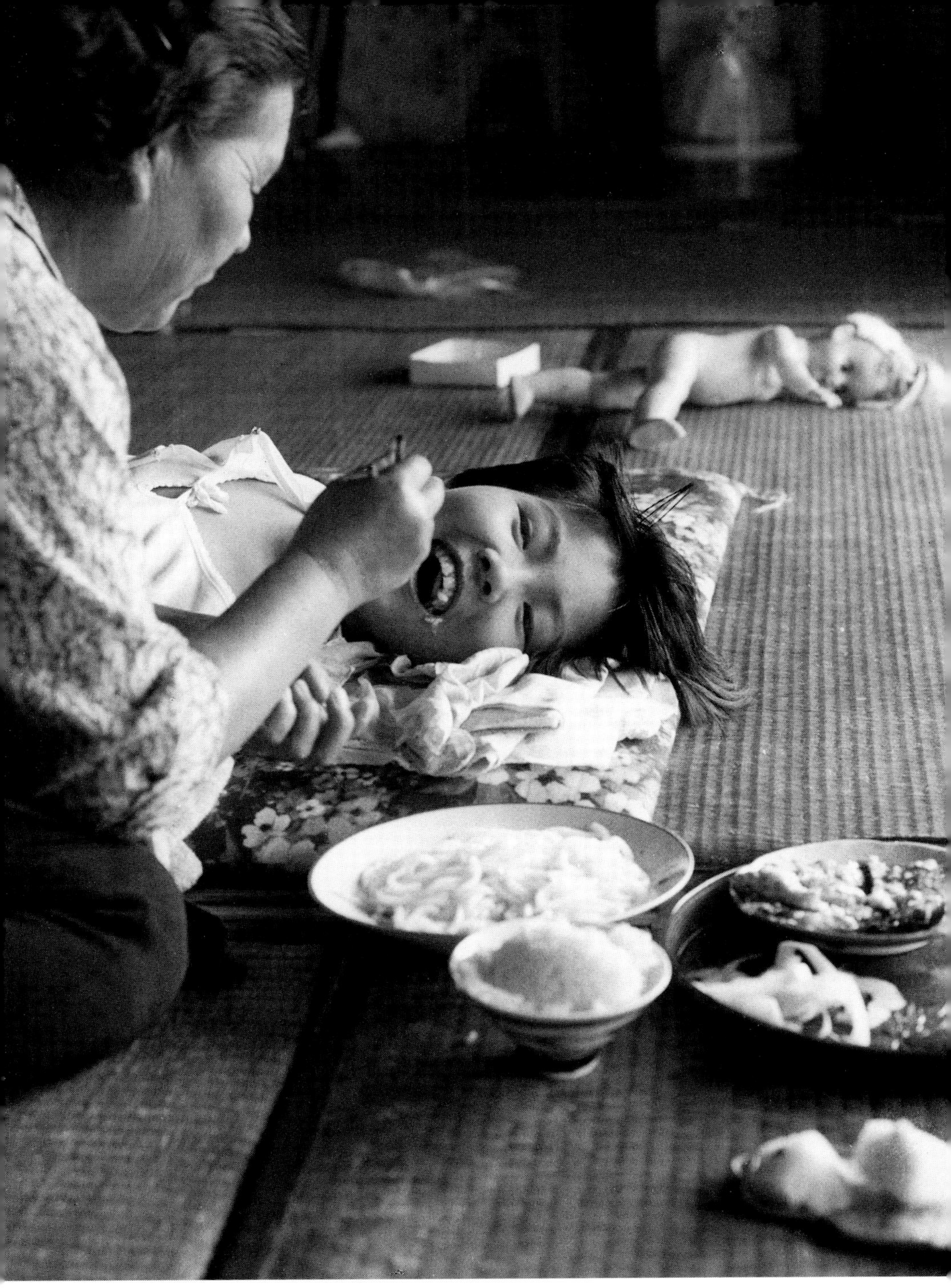

茂道にて　1968 年 8 月

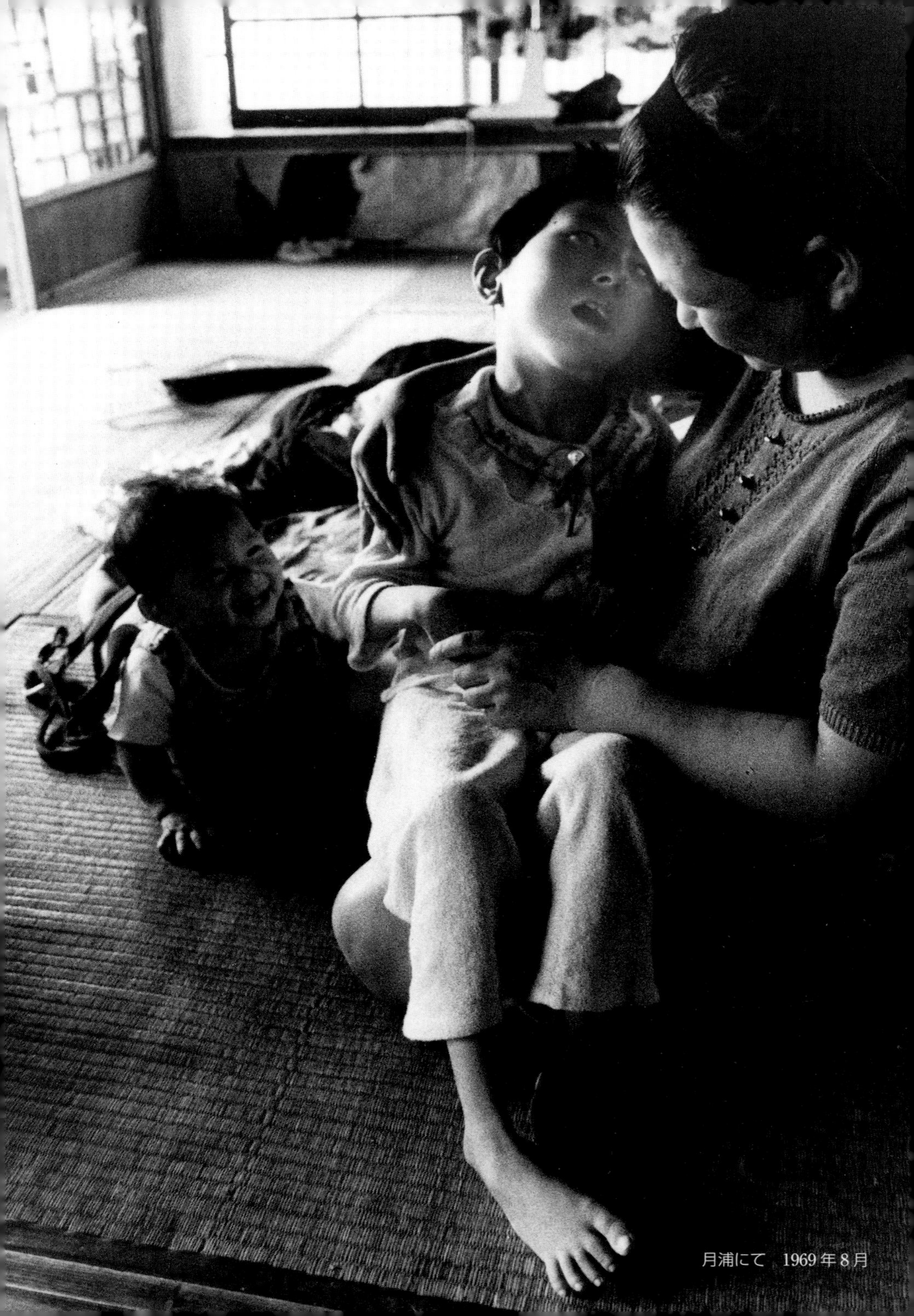

月浦にて　1969 年 8 月

# 宝子

「下の子は抱いたことがない」と母親の上村良子さんは言った。

良子さんは、膝の上に抱きかかえた智子ちゃんに向かって話し続ける。「……ね、智子」と最後はいつも、少し抑揚をつける。智子ちゃんの顔にいっぱいの笑みが浮かび、「あー」と声があがる。言葉は伝わらなくても、心はわかるのだろう。母親はよく知っている。わずかな表情の中に、喜怒哀楽があることを。医学者は思い込みだと言うが、母は娘に話しかけることをやめない。

大きなタコに喜ぶ上村家の子どもたち　1970年11月

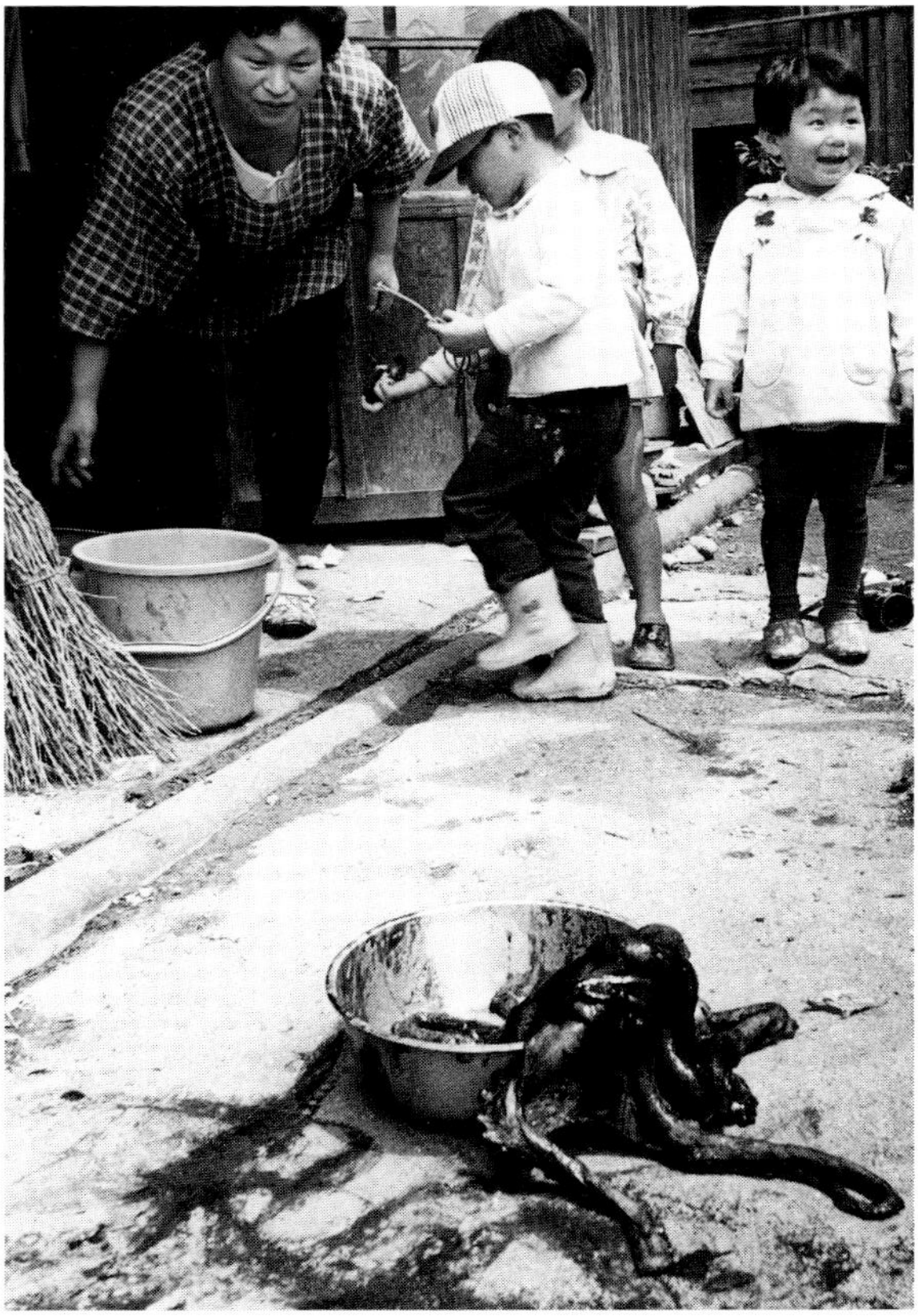

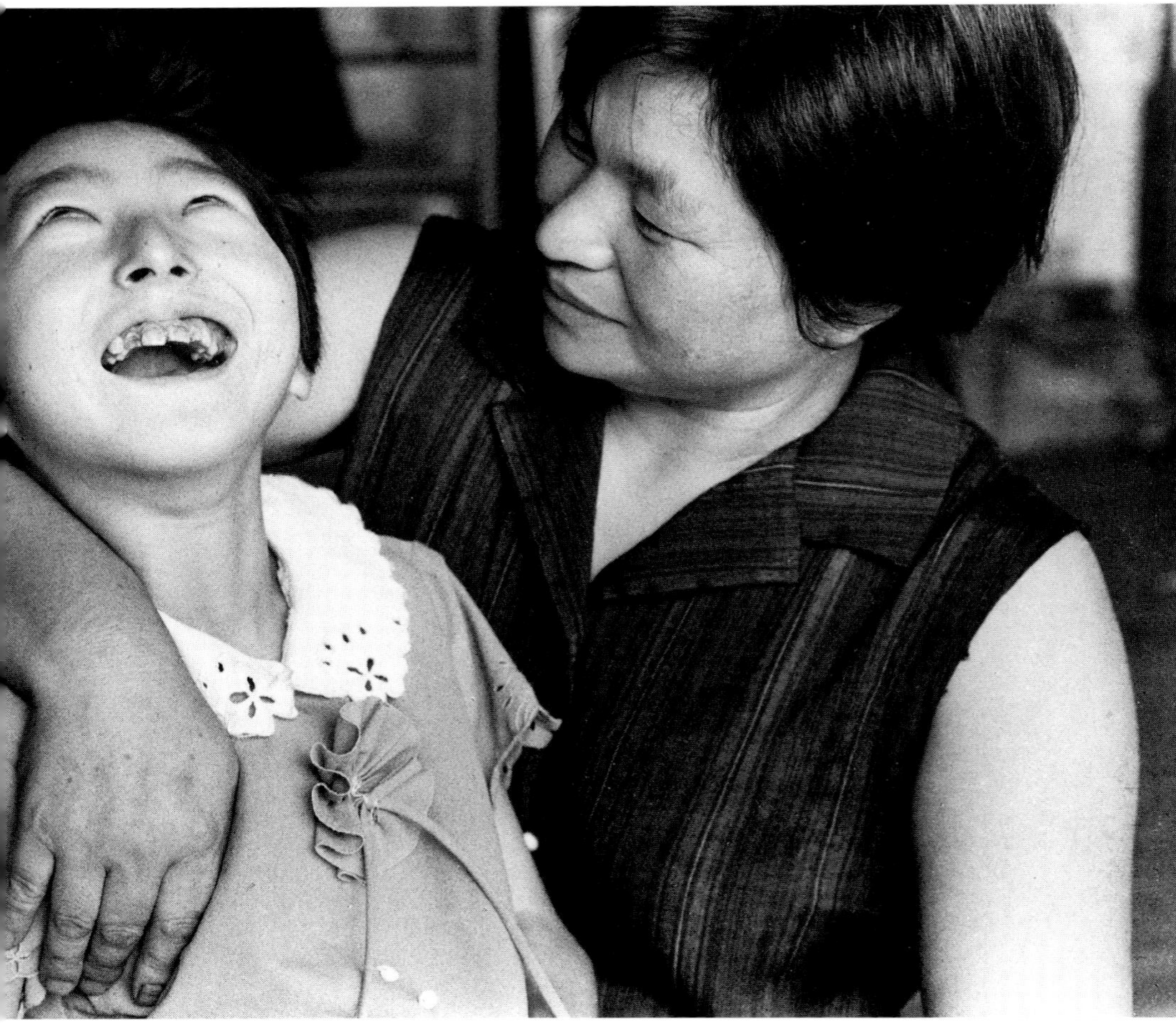

1971年7月

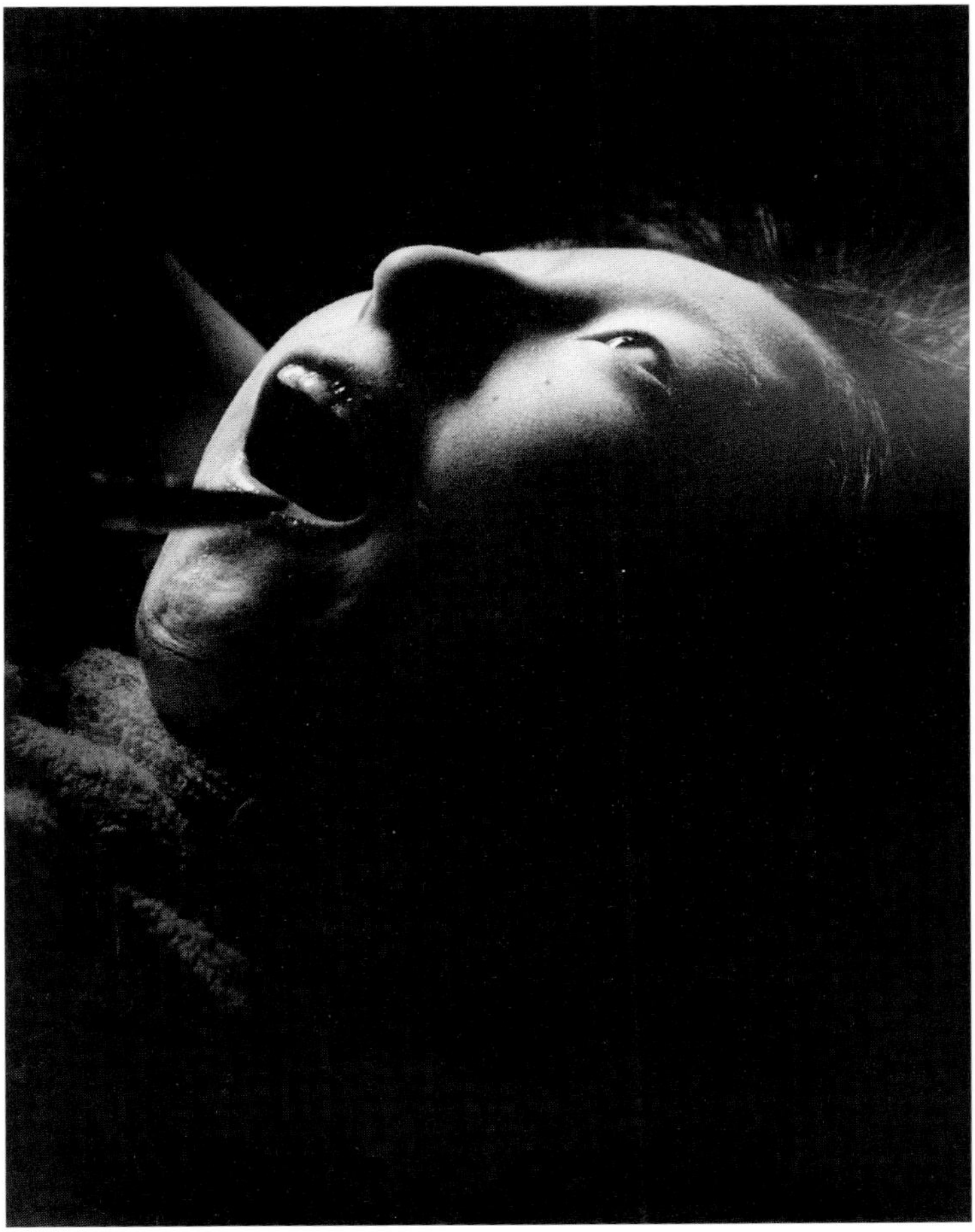

この写真を父親に見せると、「(目が)見えてるように写っとるがな……」とつぶやいた。1972年8月

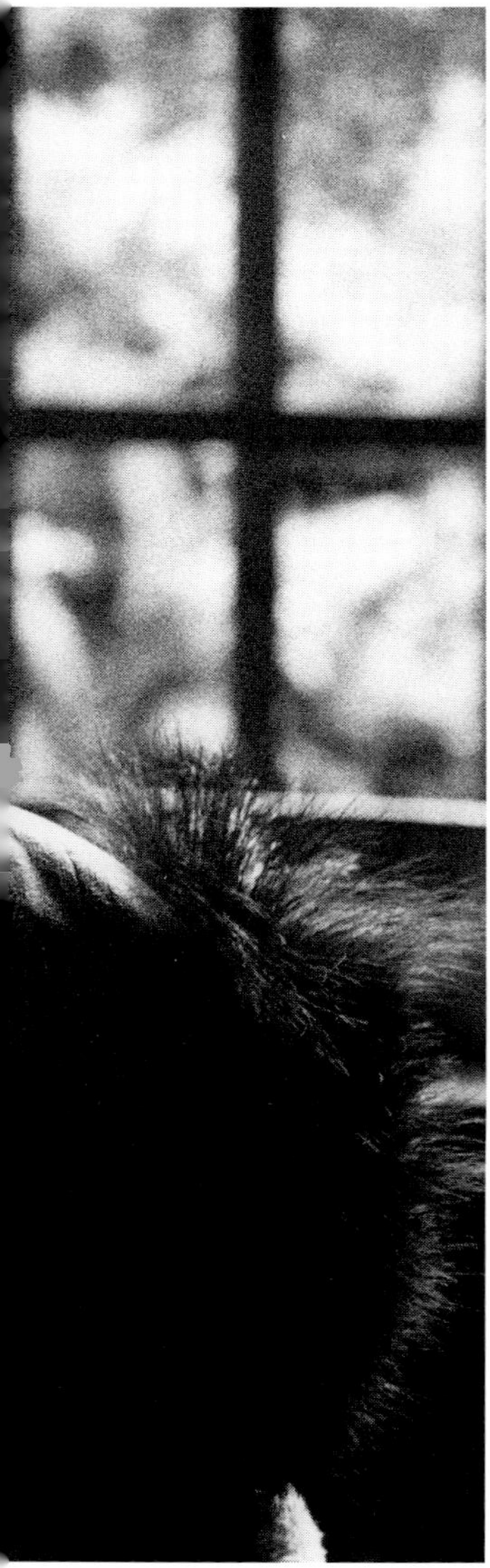

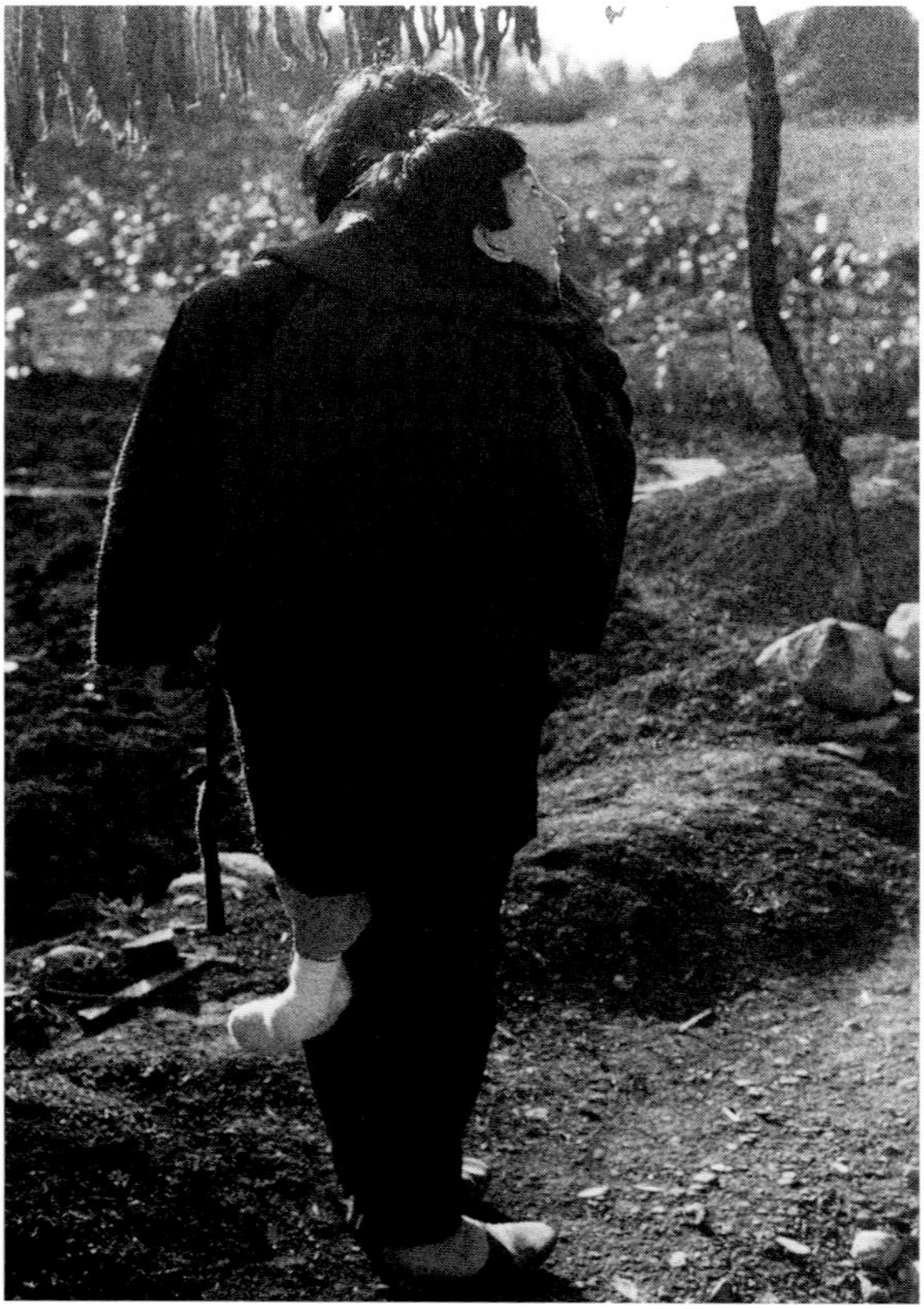

何度か訪問した後、恐る恐る「撮らせて下さい」と言うと、「あんたどもがいくら来《こ》らしても、智子は良くなりません」と母親の良子さんはほほえんだ。返す言葉がなかった。

しかしその後私は近所に居を構え、次第に家族とは親しくなっていった。

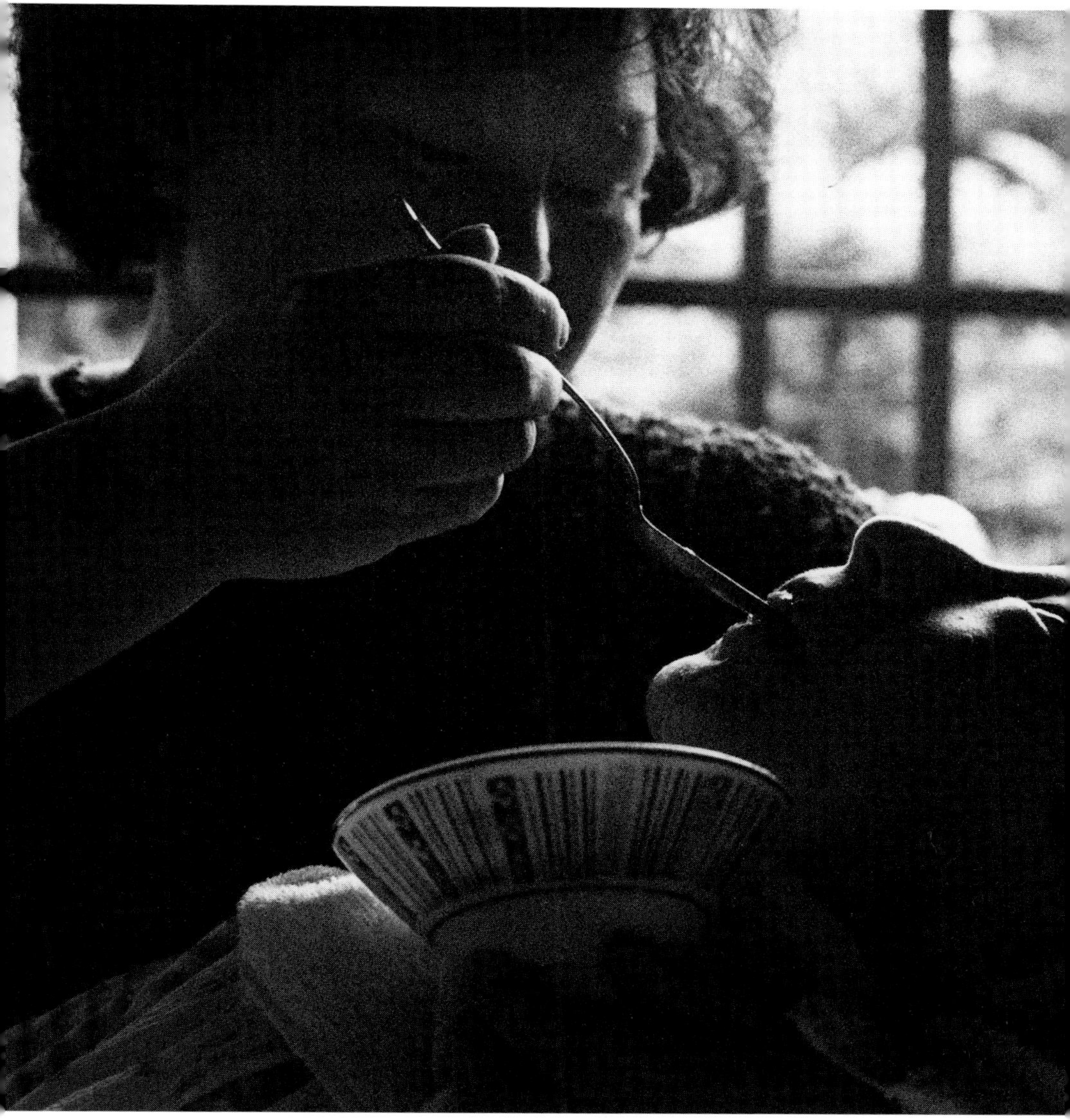

食事には 2 時間ほどかかる。1972 年 8 月

# 智子ちゃんへ

智子ちゃん、あなたはとうとう逝ってしまいましたね。これまでも、何度も死の淵をさまよっては両親、妹弟たちを心配させていました。それでもこの一年は入院もせず、周りの人たちは安心していたのですが……。

年々あなたが衰弱していることは、九年前からあなたの写真を撮り続けている私にははっきりわかりました。四、五年前から入院を繰り返し、自宅に帰ってくるたびにやせ細っていました。最近では笑う力も泣く力も、ほとんど失せているようでした。何となく「覇気」といったものが感じられなかったのです。

智子ちゃん、そんなあなたに、顔を合わせるのはとてもつらいことでした。私があなたに何をしてあげられたというのでしょう。恐らく世界中の誰もが、ただ

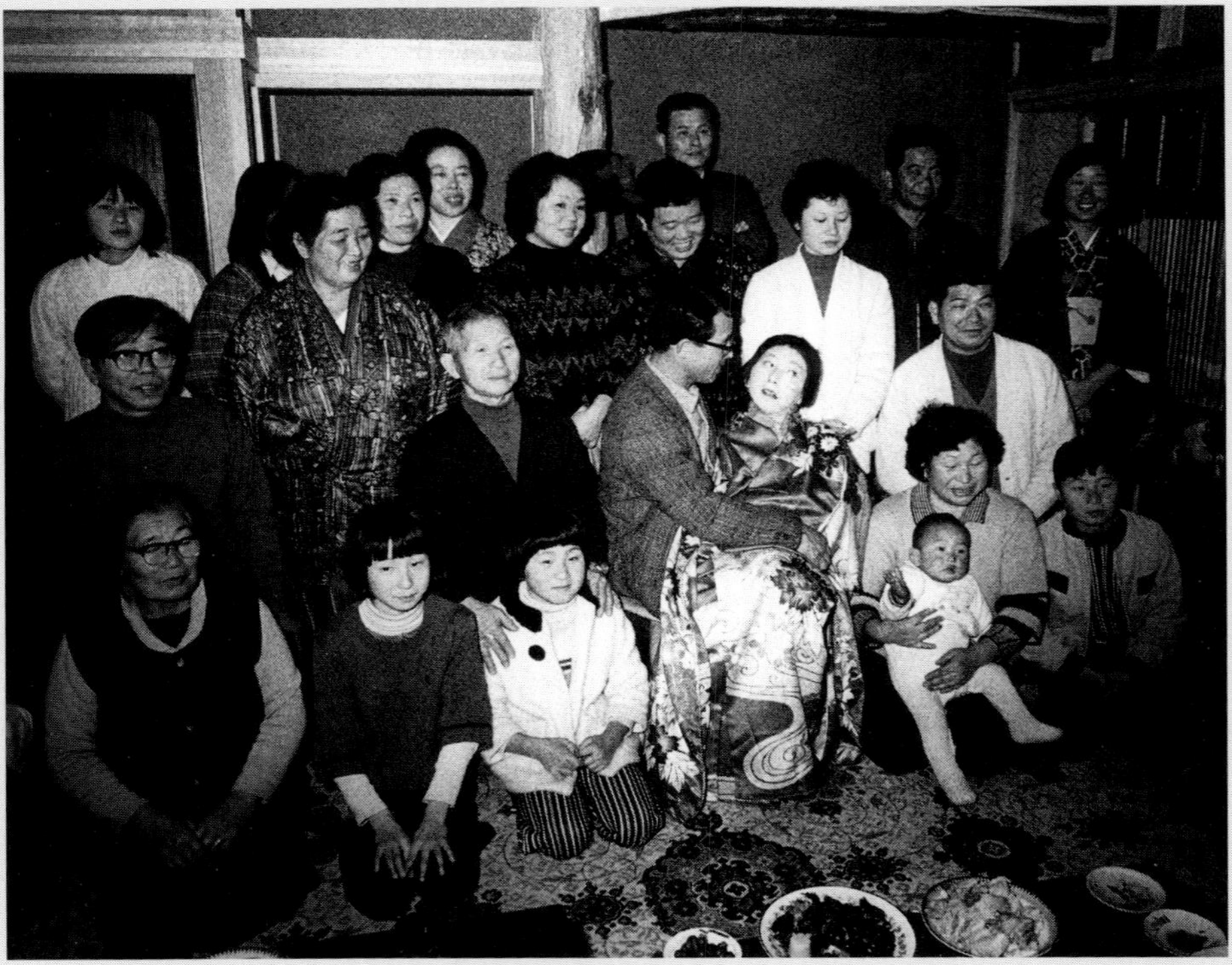

父に抱かれて晴れ着姿の上村智子さん。母の良子さんに抱かれているのは、生後10カ月の私の長男。1977年1月15日

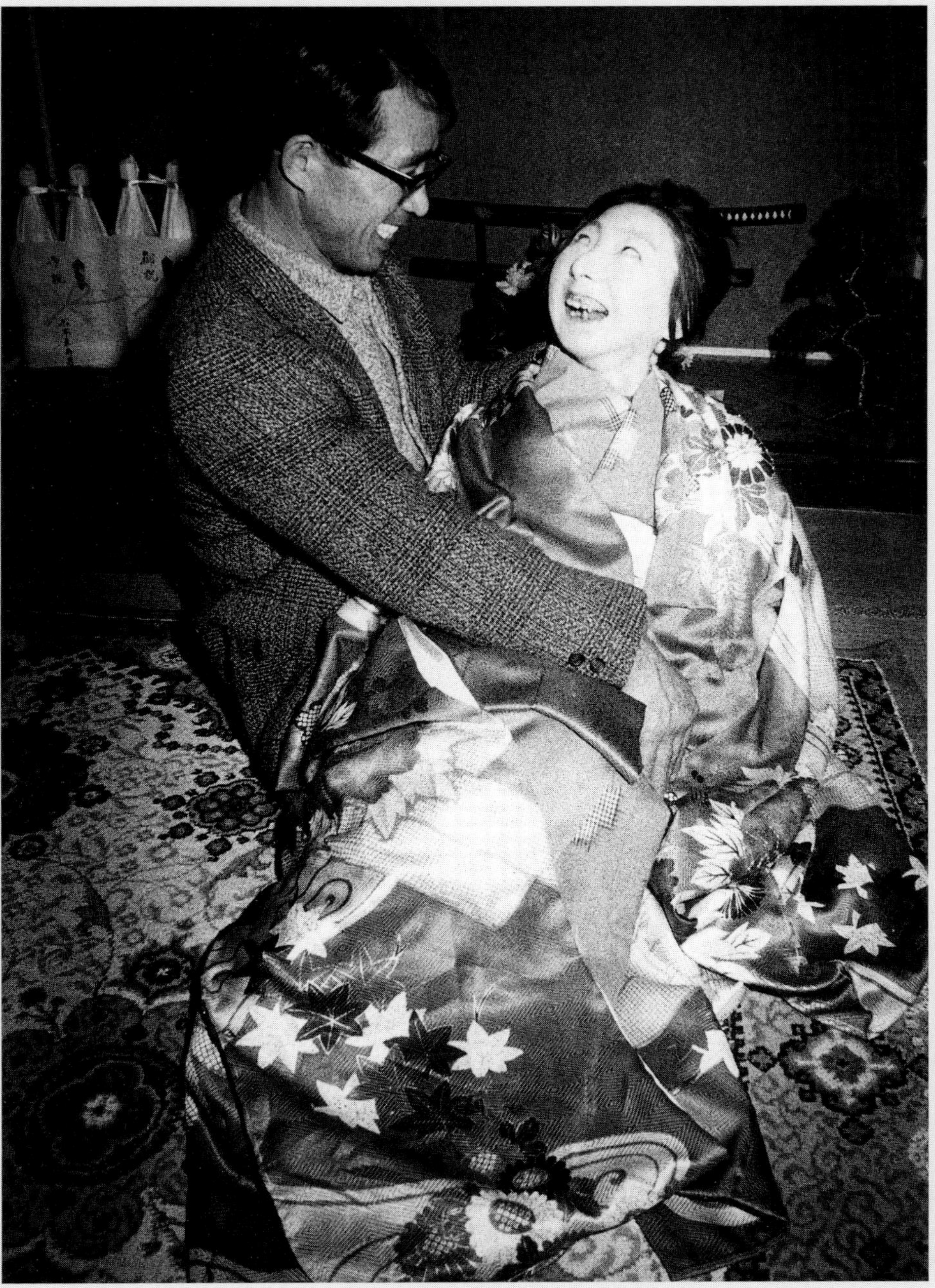

あなたを見ているだけ。苦しんで泣こうが、何もしてあげられなかったのです。現代医学が注射、薬によってほんの少し、苦痛を和らげることはできても、それはあなたにとって些細なことだったでしょう。両親、妹弟の「愛」だけがあなたにとっての医者であり、看護婦でもあったわけでしょう。愛情あふれる献身的な看護が智子ちゃんをここまで育て、生き延びさせたのかも知れません。

智子ちゃん、あなたに最後に顔を合わせたのは二週間前でしたね。私たちの家のことで相談に行ったとき、ちょうど昼ご飯の最中でした。思えばあなたはいつも食べていましたね。それもそのはず、一食とるのに二時間以上もかかるのだから、三食で六時間以上もかかるわけです。その間、お母さんは何も答えてくれないあなたに話しかけ、あなたの身体を支えた左腕がしびれるのを耐えながら食べさせてきたのです。あなたのお母さんだから出来たことですよ。それも二一年間です。

智子ちゃん、あなたが生まれたのは昭和三一年六月一三日でしたね。体重が三〇〇〇グラムの丸々とした元気な赤ちゃんだったそうです。だが生まれて三日目の朝、突然、ケイレンがきたのですね。身体がそり返り、目がつり上がって、あわてたお母さんは産後の身体をおして、町の医者まであなたを背負って走ったそうですね。医者は注射をうって「自然によくなる」とだけいったそうですね。当時、こんな生まれたばかりの赤子が水俣病だと疑う人は誰もおりませんでした。もちろん治療法などあるわけがありません。脳性小児麻痺と疑われて放置されていたのです。

それからというもの、あなたの両親の闘いが始まったのです。医者通いでミルク代もなくなり、お母さんの実家から山羊を借りてきてあなたに毎日飲ませたり

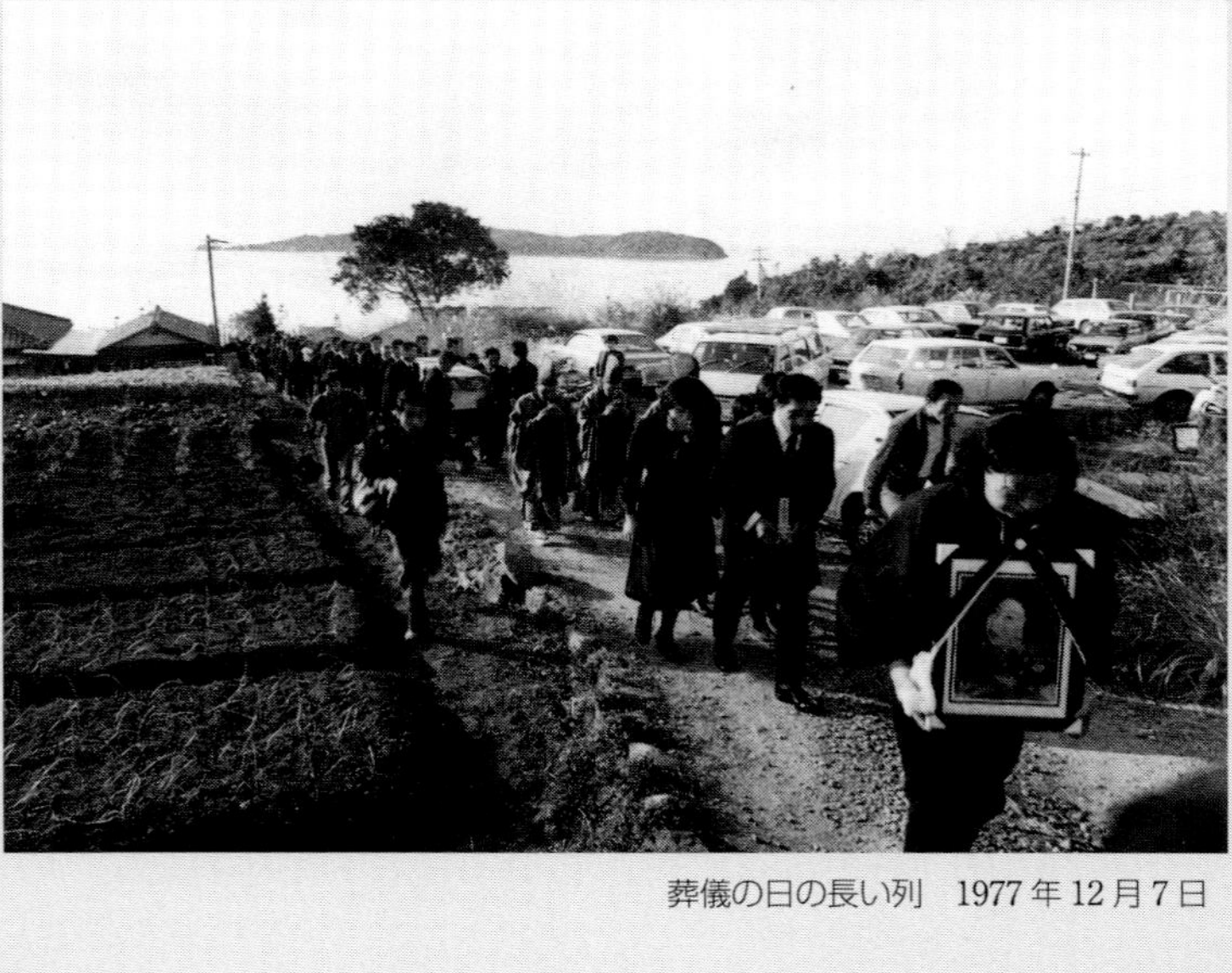

葬儀の日の長い列　1977 年 12 月 7 日

したのです。お父さんは残業をして、ひと月に「七五日」働いたこともあります。

智子ちゃん、あなたのお母さんは浜辺の生き物が大好物でした。ビナ、カキ、タコなど潟に住んでいるものには目がありませんでした。「あんたは猫んごたる」と近所の人からいわれながら、あなたが生まれる以前から潮がひけば海に出かけていたのです。それが悪かったのですね。

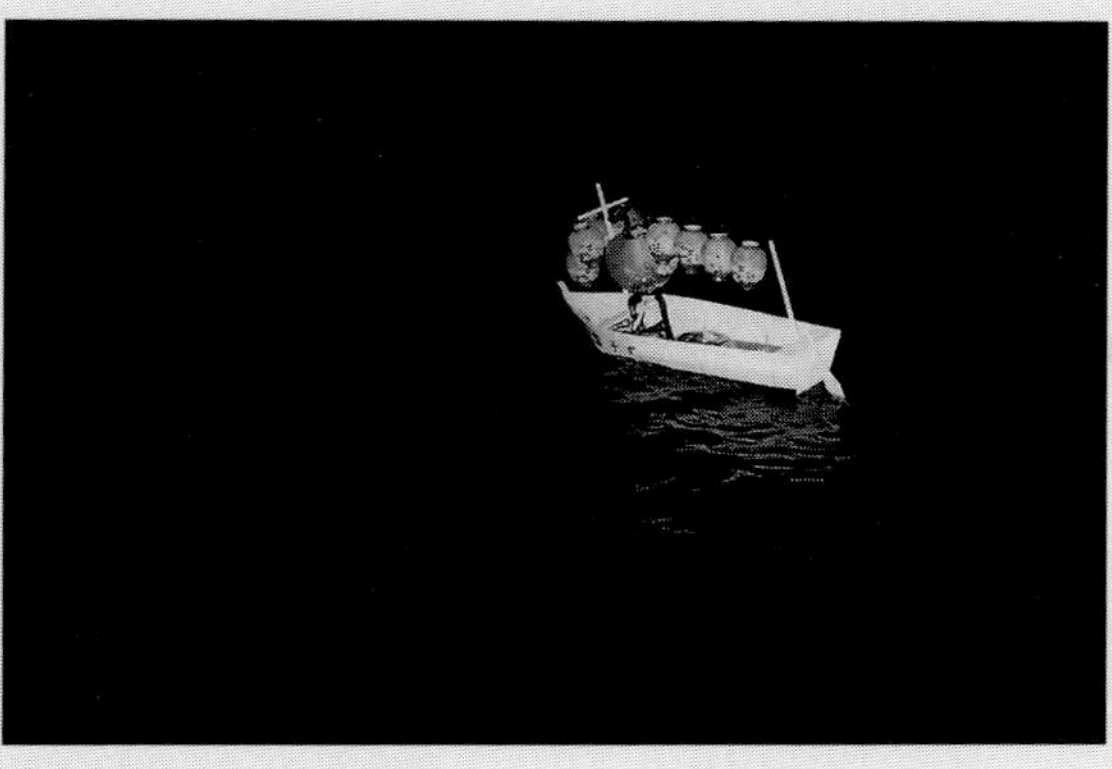

初盆の日に　1978 年 8 月

何とも残酷なことです。自然の恵みを腹一杯何の疑いもなく食べて、その結果が有機水銀中毒、水俣病なんて。こんな非情なことはありません。あなたはもちろん、お母さんにとってもきっとつらい日々だったに違いありません。今は笑顔で昔話を語ってくれますが。私は涙を流しながら笑う人を初めて見ました。

智子ちゃん、あなたが熊本大学医学部水俣病研究班の努力によって「胎児性水俣病」として「認定」されようとも、国家が公式に水俣病を「公害認定」しようとも、チッソから補償金がいくら下りようとも、あなたの「苦しみ」はいささかも軽減されることはなかったでしょう。私にはあなたのねじ曲がった骨と皮の身体がむしろ金にからめとられてしまったのが悲しいんです。そして何もいわずあなたは死んでいった。

智子ちゃん、あなたの「生」とはいったい何だったのでしょう。本当に何も報われない虚しい一生だったのでしょうか？

両親はあなたをいつも「宝子」と呼んでいましたね。「妹弟みんなの毒ば吸い取ってくれたもん」というのです。私はこの言葉を聞かされたとき、感動を覚えました。人の生きる道理も医学の真実もついている言葉だからでした。

あなたの周りには絶えず明るい光がさし込んでいるわけがわかりました。あれが「後光がさす」というのでしょうか。その後光にひかれて私たちも悲しいにつけ楽しいにつけ毎日のようにあなたのもとに足を運び、助け、教えられていたのです。

（一九七七年一二月）

## 【解説3】メチル水銀と食物連鎖

水俣病の原因物質メチル水銀は、チッソ水俣工場から排水に含まれて海に流されたものである。この排水路と塀で囲まれた広大な敷地の内は、製造設備と一体となった建屋がいくつも立ち並び、事務棟や各資材置場、タンク、変電所の他、引き込み線や専用港、研究棟まで備えた工場群といった様を呈していた。

その中の一つでは、アセチレンガスを水中に吹き込んでアセトアルデヒドを製造していたが、この水溶液中に触媒として入れられた無機水銀が有機化してメチル水銀となっていた。製造過程で猛毒のメチル水銀ができてしまうことなど、チッソは以前からよく知っていたが、この排液も無処理のまま流された。

製造は昼夜三交代で続いたため、濃厚なメチル水銀を含む排水も多量だったが、もちろん海水の比ではない。不知火海という内海の、またその内の水俣湾という閉鎖的な海とはいえ、大きな干満の差は海水を入れ換えて工場排水を希釈した。しかし、ここは多種多様な生き物たちが棲む海だったのである。

海の中で生き物たちは、互いに喰って喰われる関係を作っている。それを食物連鎖という。植物性のプランクトンを動物性のプランクトンが食べ、それをゴカイなどの虫が、それを小さな魚が、というような連関が数段階から十数段階に及ぶ。そこにメチル水銀が入ったのである。

金属水銀や硫化水銀などの無機水銀も有毒物に変わりはないが、生物の体内にはわずかしか吸収されない。しかし、有機物と化合した有機水銀の一種であるメチル水銀は、消化管に入れば大半が吸収されて、ほんのわずかしか排出されないし、表皮からも吸収される。食物連鎖の段階を一つ経るに従って、生物体内の濃度は数千倍に濃縮され、最後は食卓にのぼるような大型の魚介類へ。

人の口に入ったメチル水銀は、腸管から吸収され血流に乗って全身をめぐり、次第に脳の神経細胞の、中でも大脳皮質にあって感覚情報の処理に関わる顆粒《かりゅう》細胞を破壊する。

この種の神経細胞は下等動物には存在せず、高等動物ほど多くなる。そのせいか、魚はピンピンしていても、それを食べた人間は発病した。

そして、神経細胞は再生しない。人は誰でも持って生まれた神経細胞によって生きているだけなのだ。水俣病が治らない由縁である。長年の血のにじむようなリハビリによって代替機能が発達したり、症状が安定することはあっても、一度脳内に入ったメチル水銀はほとんど排出されず、さらに老化は症状を重篤にする。

わずか耳かき一杯で人を不治の病に落とし入れるこの毒物を、一九三二(昭和七)年から六八(昭和四三)年までの三六年間にわたってチッソが流したその総量は、二億人を殺してもなお余りある量だった。

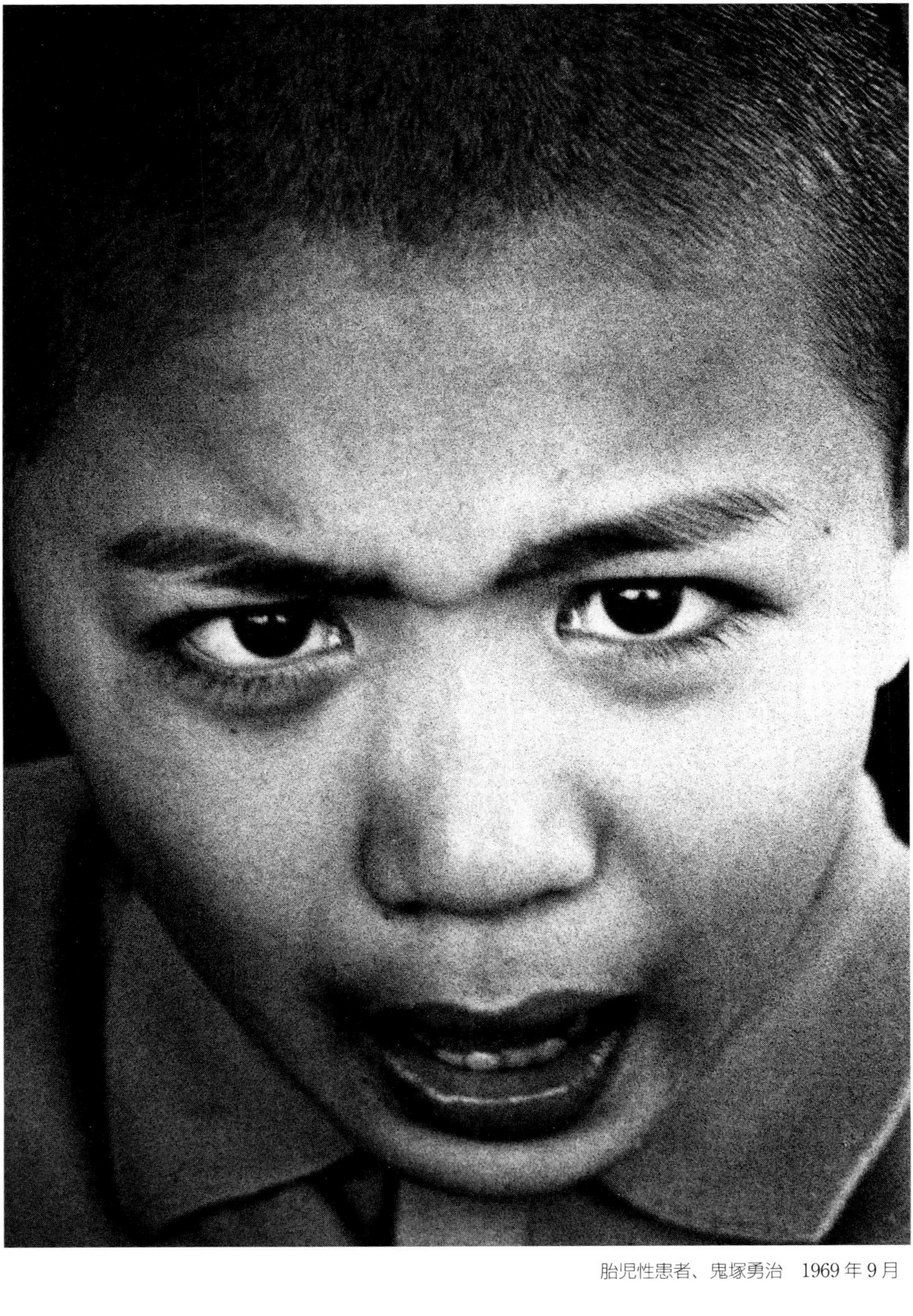

胎児性患者、鬼塚勇治　1969 年 9 月

# 半永君の帰宅

半永《はんなが》君は口がきけない。聞くことはできる。目は少し見えるが、歩くこともできない。湯の児《ゆこ》のリハビリ病院から、水俣病患者の療養施設「明水園《めいすいえん》」に移った。そこには一〇人の胎児性水俣病患者がいた。その中で半永君は一番の年長者である。しかしここでは、少しでも歩ける者、少しでも口がかなう者がいばっている。

半永君が指を一本立てて、さかんに微妙な表情をつくるのだが、わからない。やっと「屋上ね」と私が言うと、顔をクシャクシャにして喜ぶ。屋上は彼にとって、誰にも束縛されない自由な世界であった。

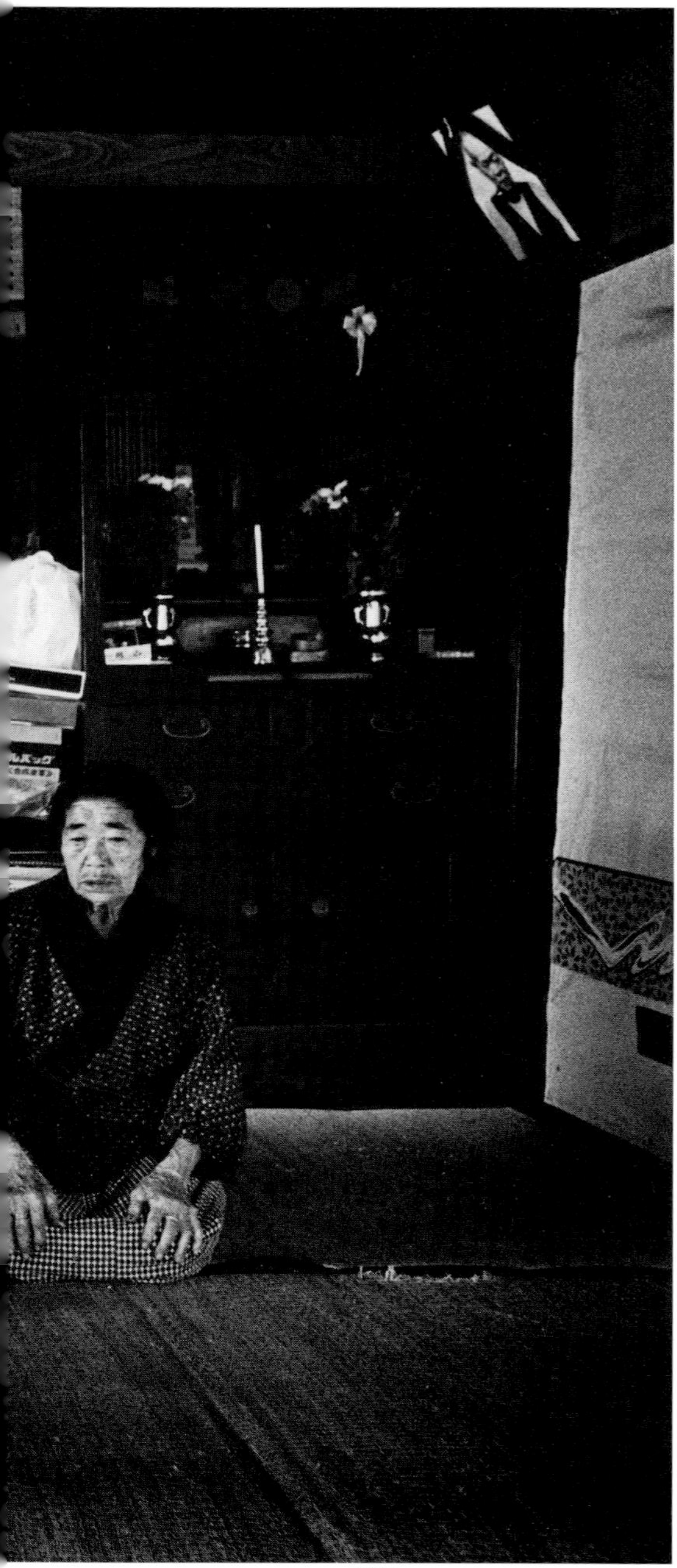

半永一光《かずみつ》と父と祖母　1969年9月

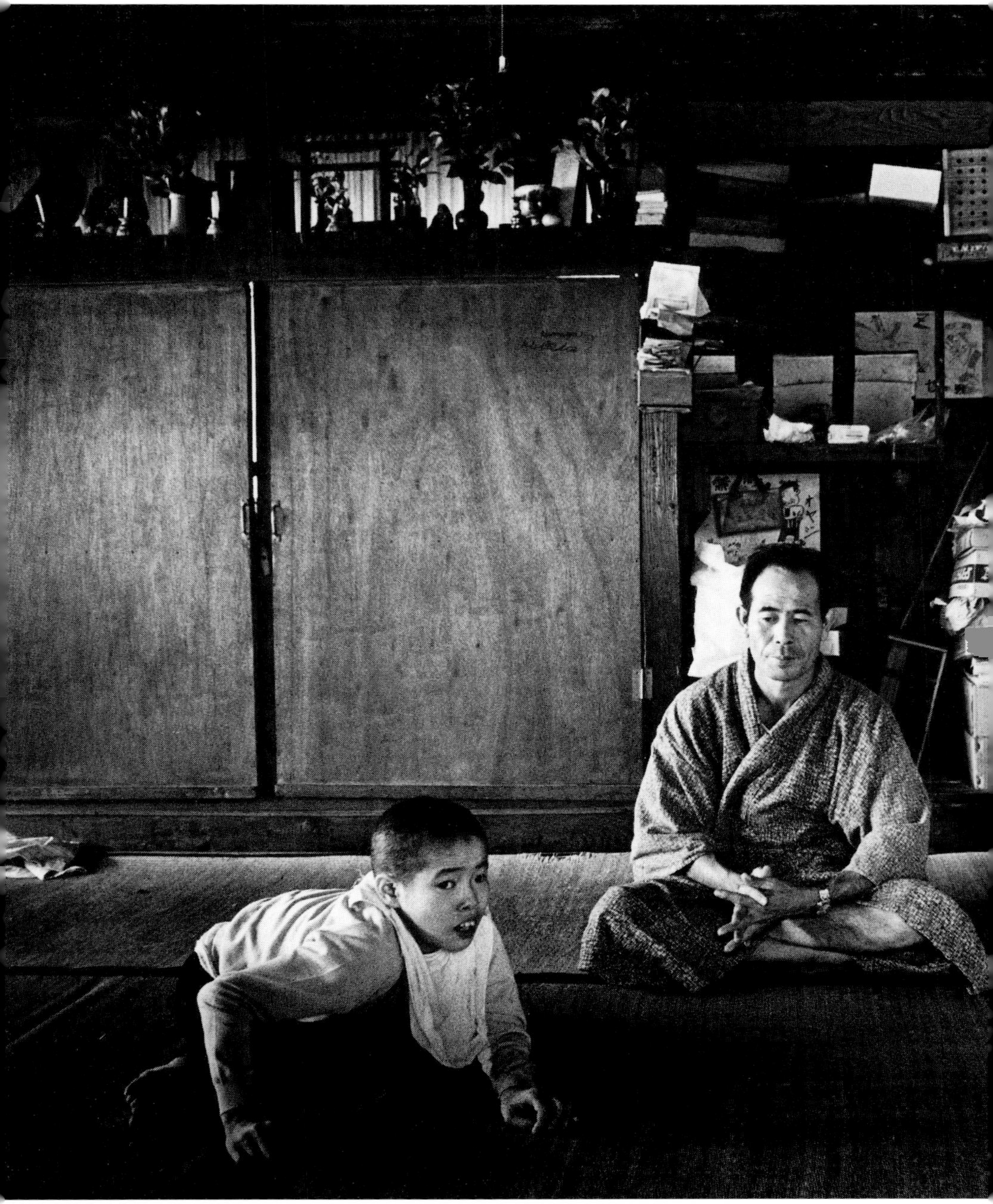

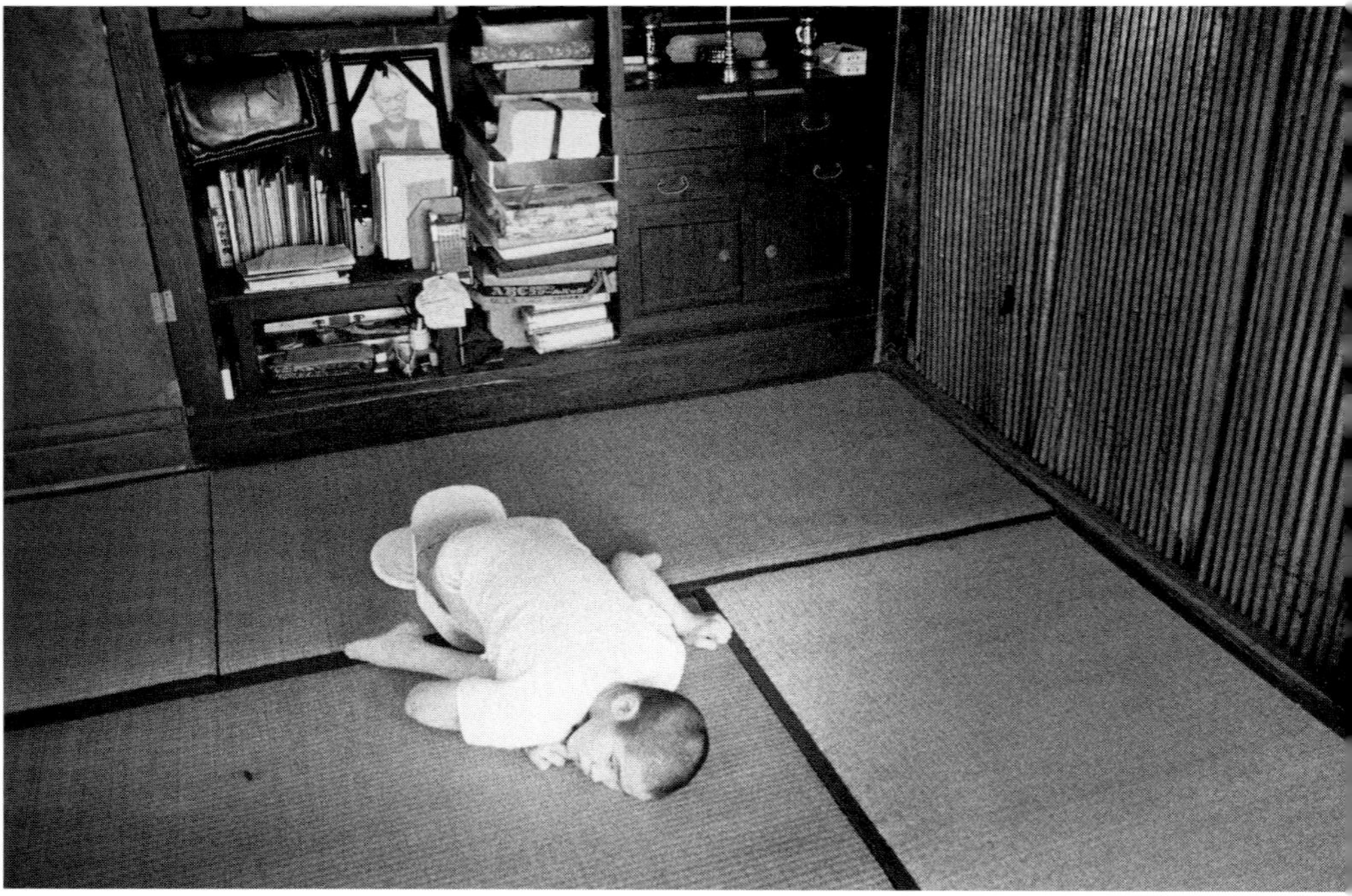

八ノ窪の自宅にて　1971 年 8 月

自由になる時は、やっとの思いで乗った車イスの上である。そして、顔中を笑いにして喜ぶ。次に何か言おうとしているのだが、声にならない。何を言おうとしているのかを、こちらが察しなければならない。

月に一度は施設から解放されて、八ノ窪の家に帰る。私は自分のボロ車で、時々連れて帰ることがある。

家に帰ると、杖をついてやっと歩ける父親と、八三歳のばあちゃんが待っている。「おう、一光か、遅かね」。彼は喜びを全身で表すだけで、学校のことも一時間ばかり道草したことも、何も話すことができない。

元漁師の父と祖父母も水俣病で、それを苦に母親は家を出てしまって、祖母が家事を担っていた。水俣病によってそれまでの家庭は壊れた。

一家に三人も四人も水俣病患者がいて、その家庭が明るいはずがない。しかし、彼が帰ってくると急に笑いがもれる。私は用便の世話ができる兄が仕事先から帰ってくるまで、いっしょに遊ぶ。

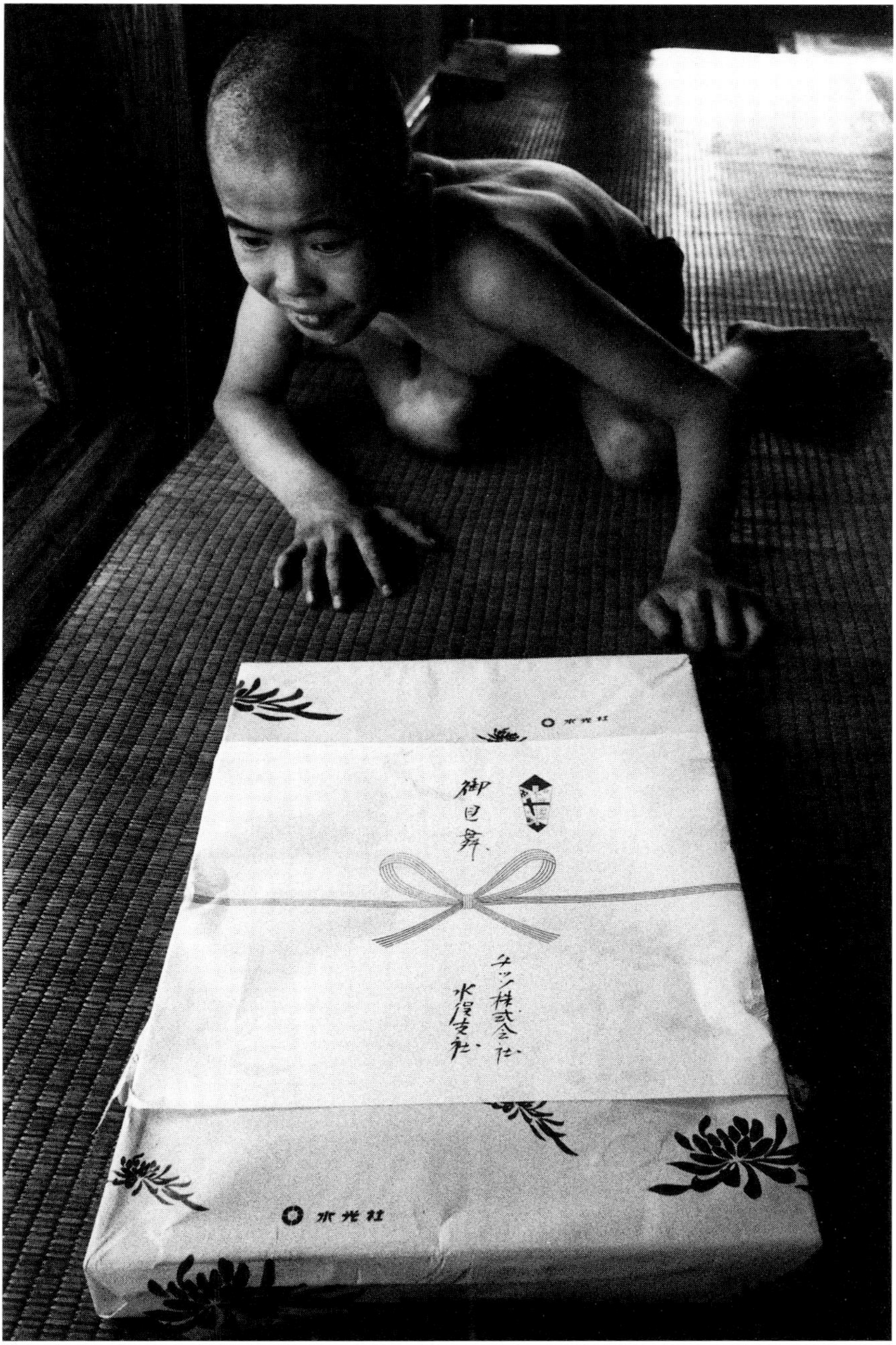


この頃、チッソに対して訴訟をしない患者の家庭には、チッソから
盆暮れに贈答品が届けられていた。1970 年 7 月

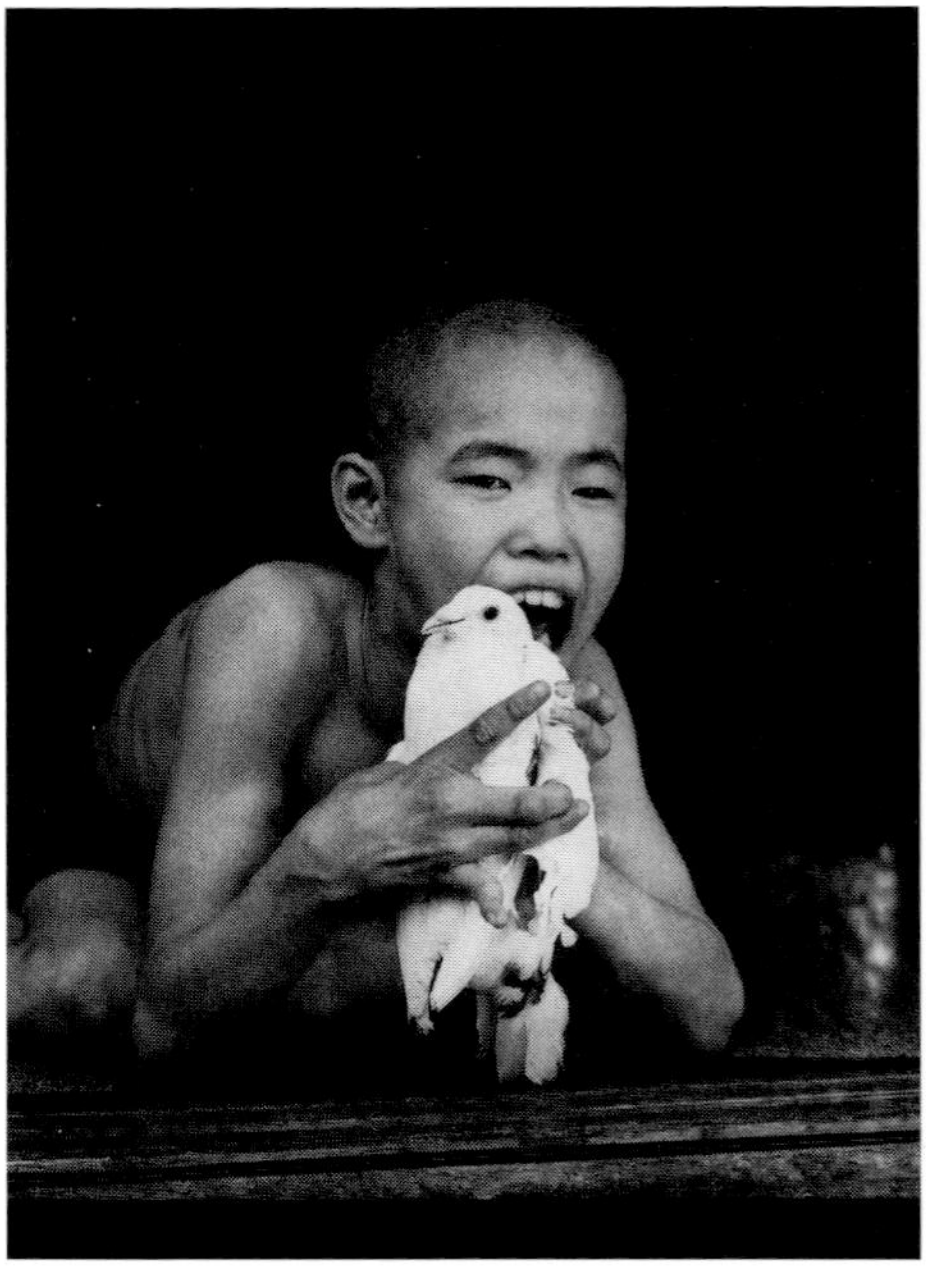

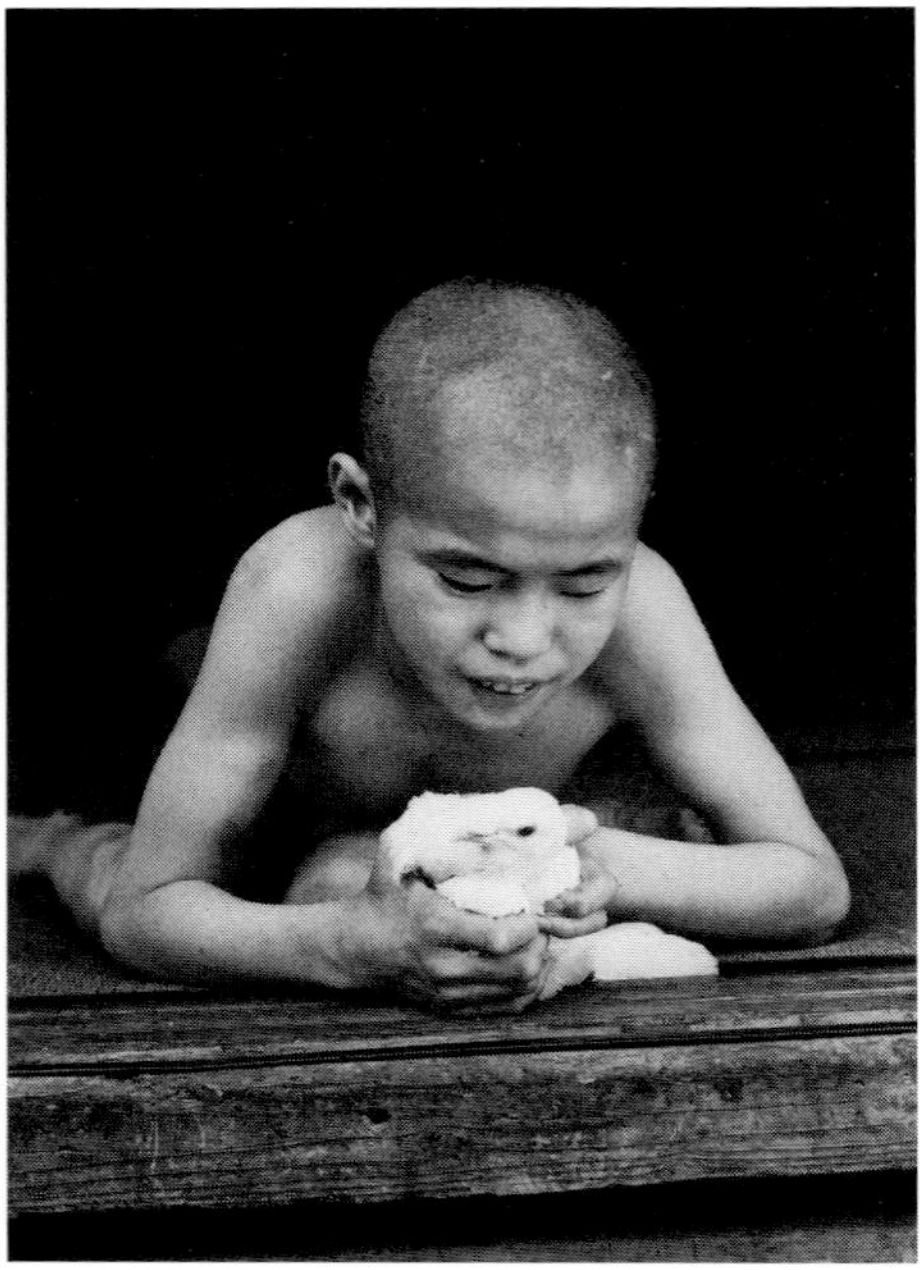

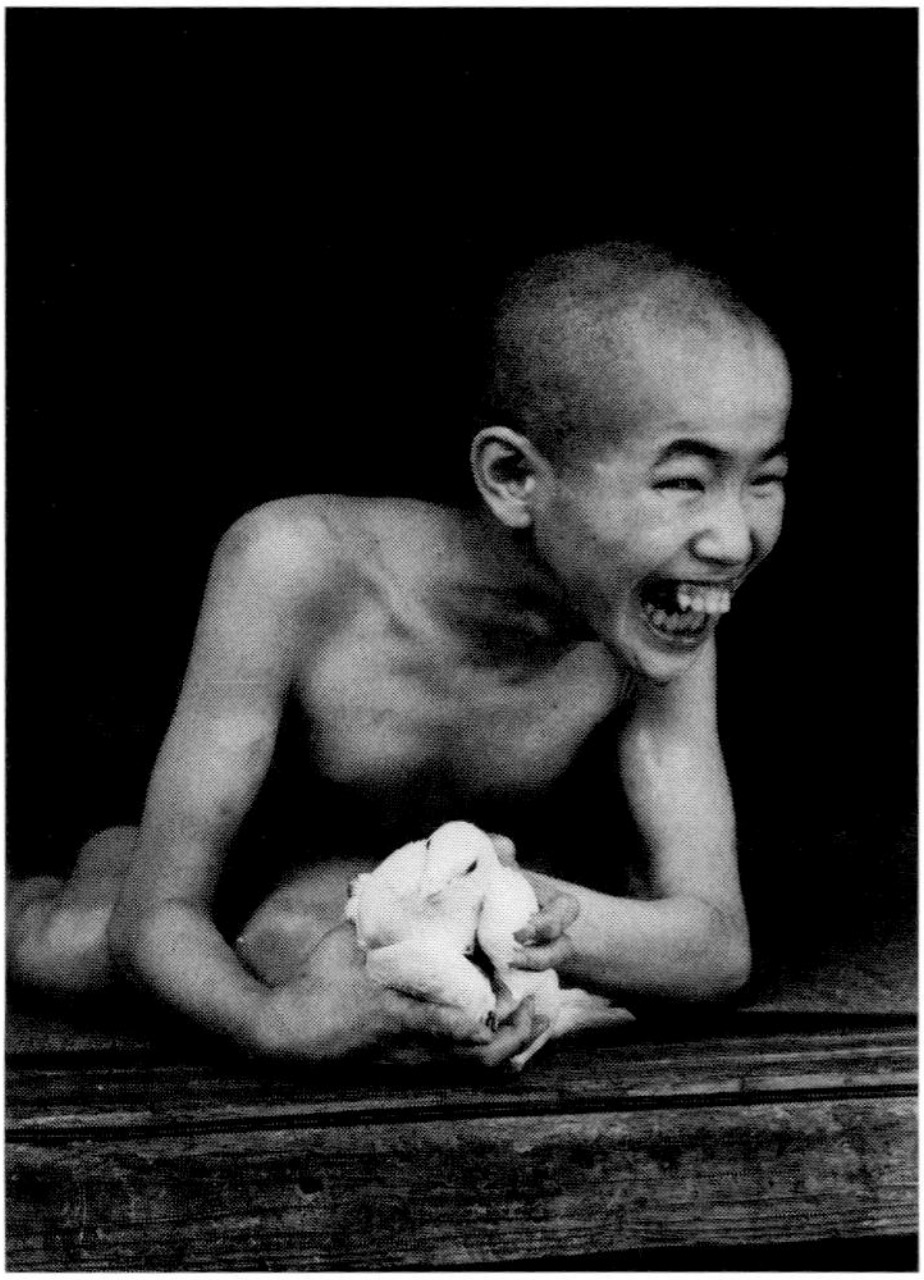

1969年7月

ある日、小屋にいたおとなしそうなハトが目に入った。ふといたずら心が湧いて、一光君の手にもたせた。最初、とまどっていた彼も破顔一笑、私の方が慌ててカメラを取り出した。最後は喜色満面、今までこんなに人が喜んだ顔を見たことがない。

ハトの温もりが伝わったのか、いつまでも手離そうとしなかった。

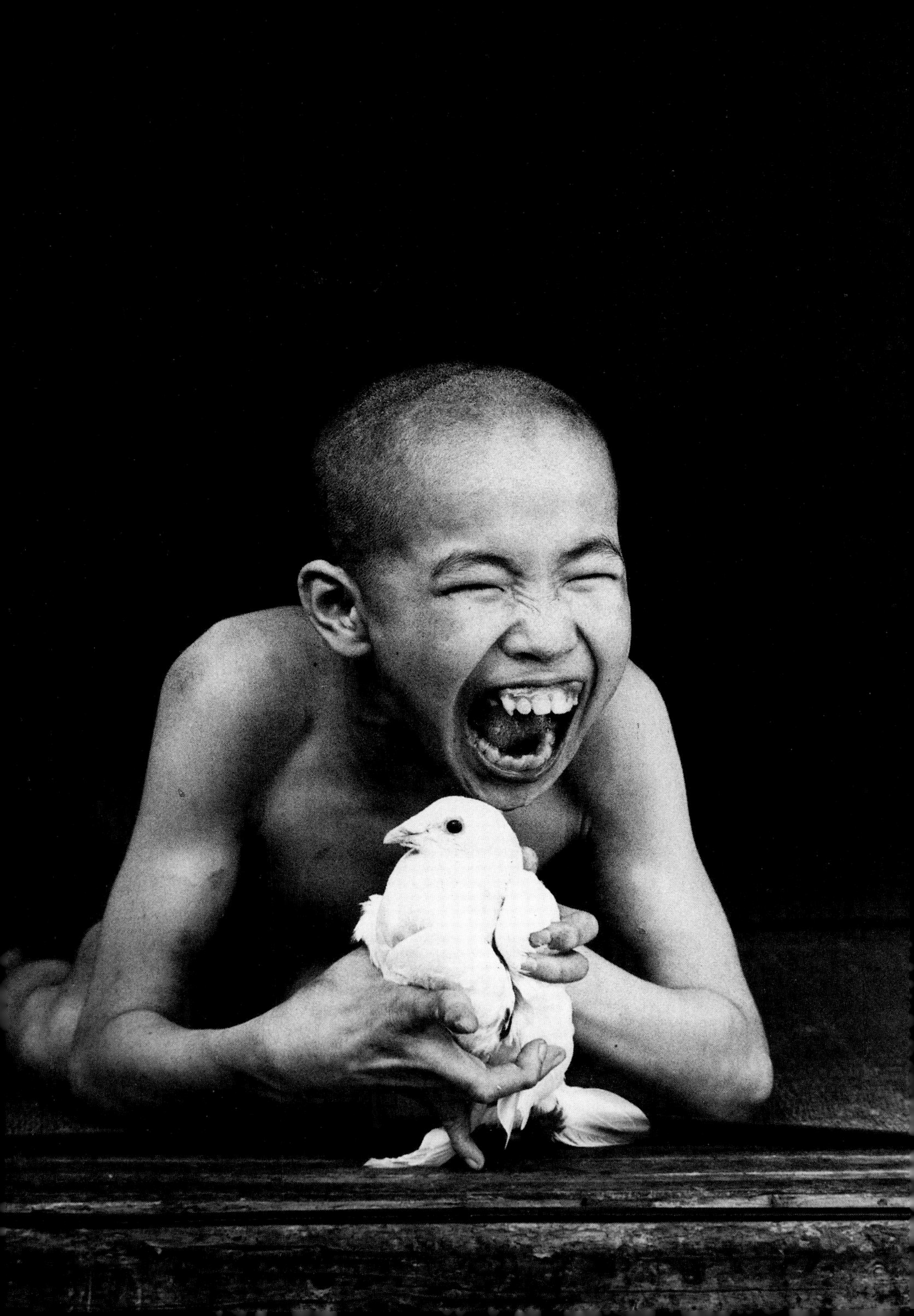

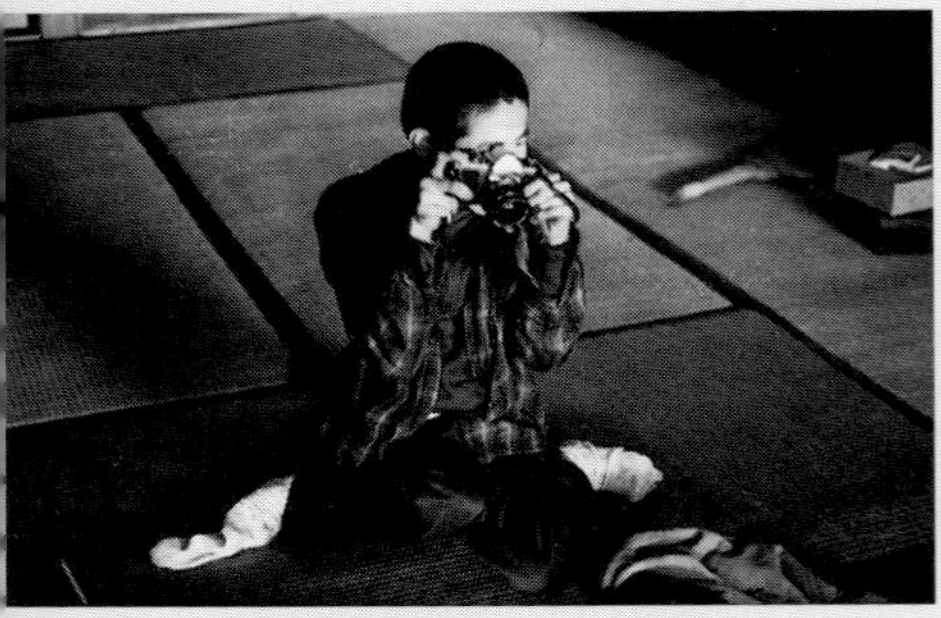
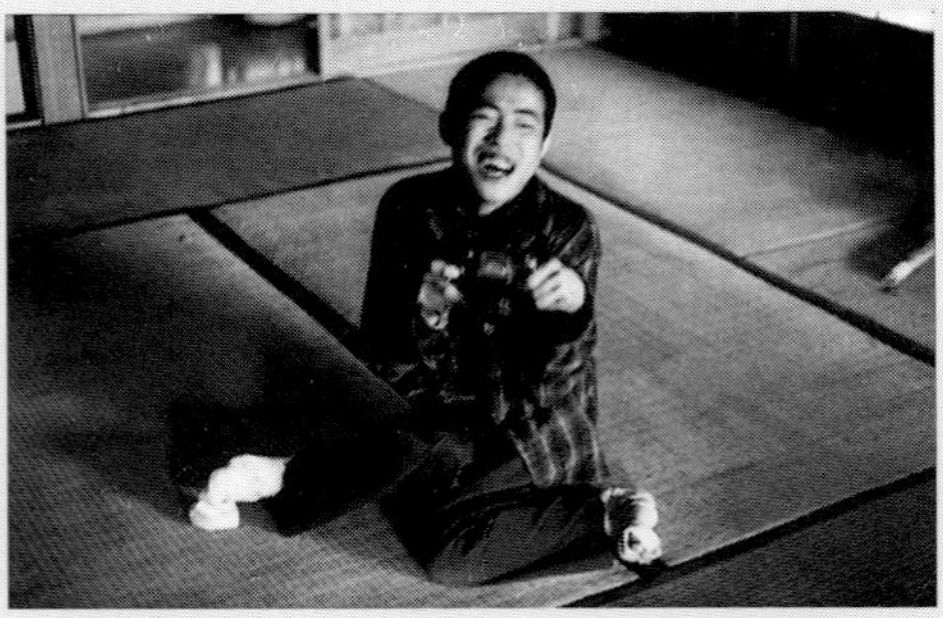
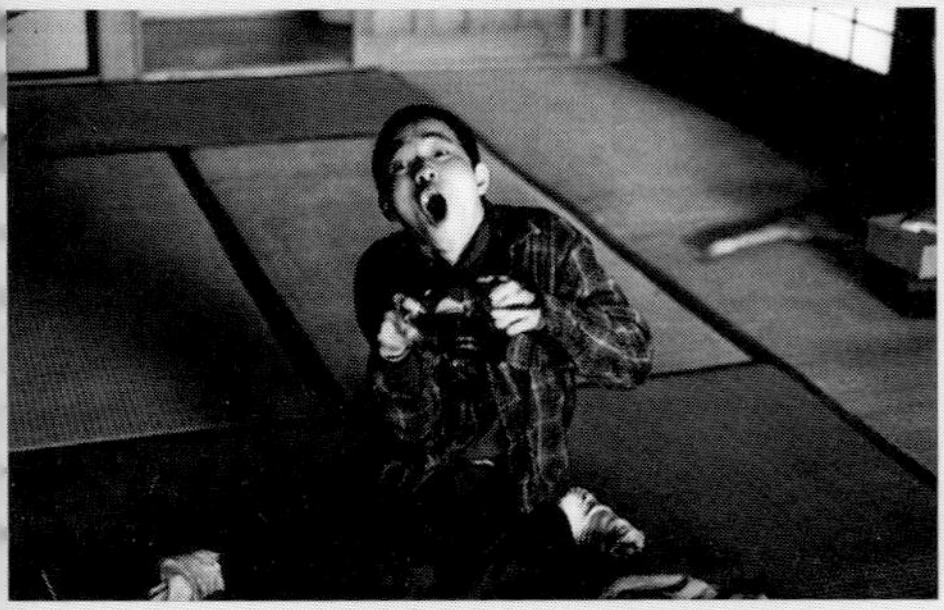
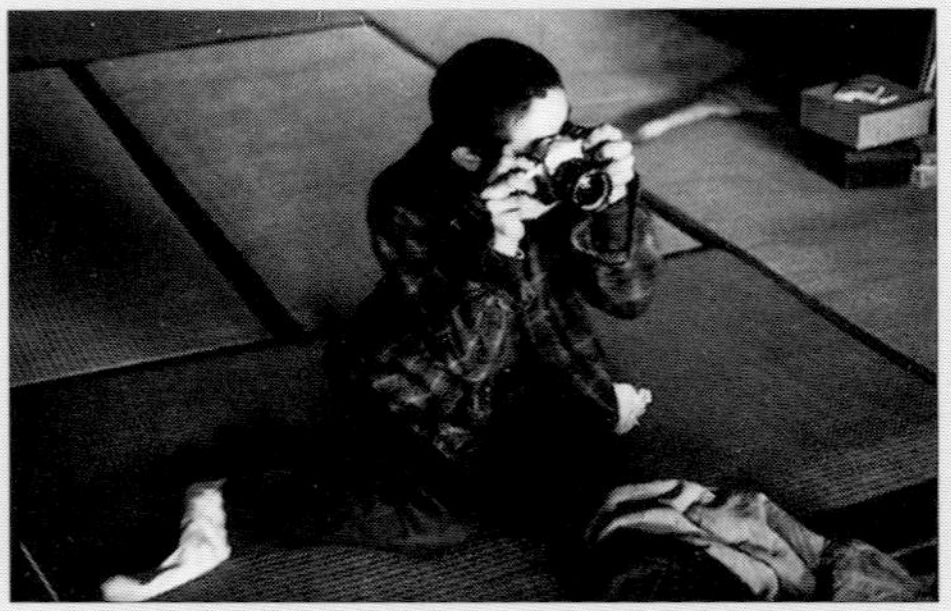
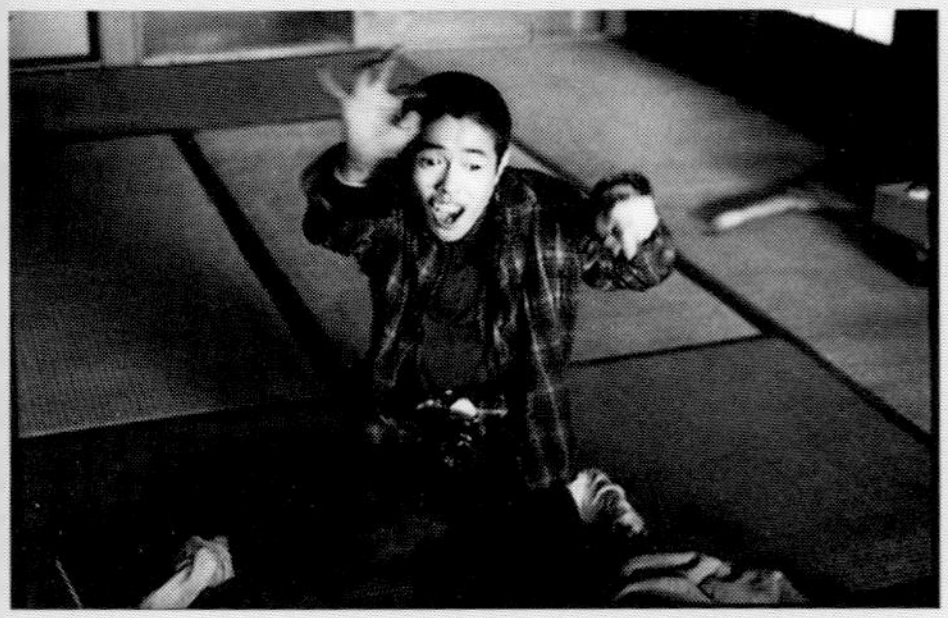
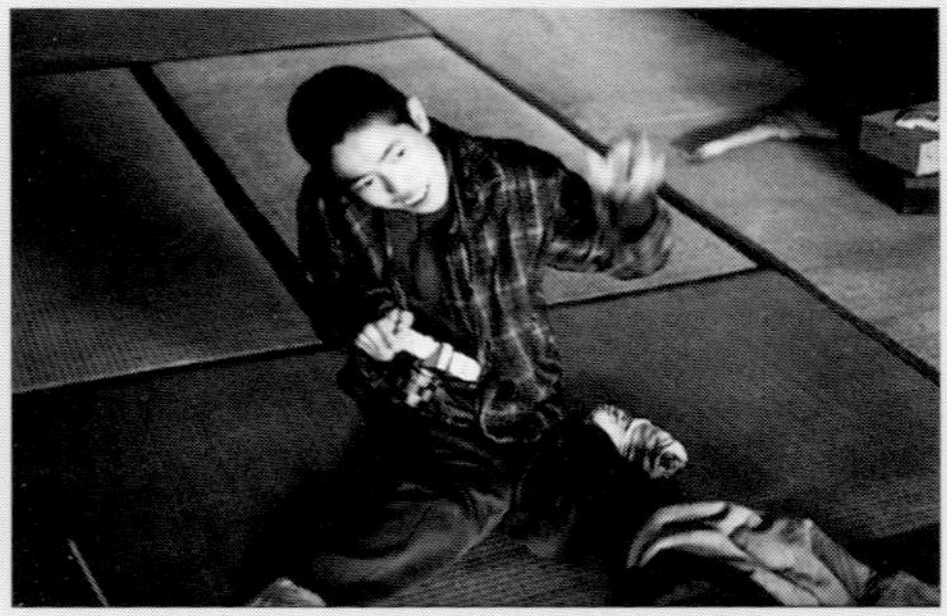
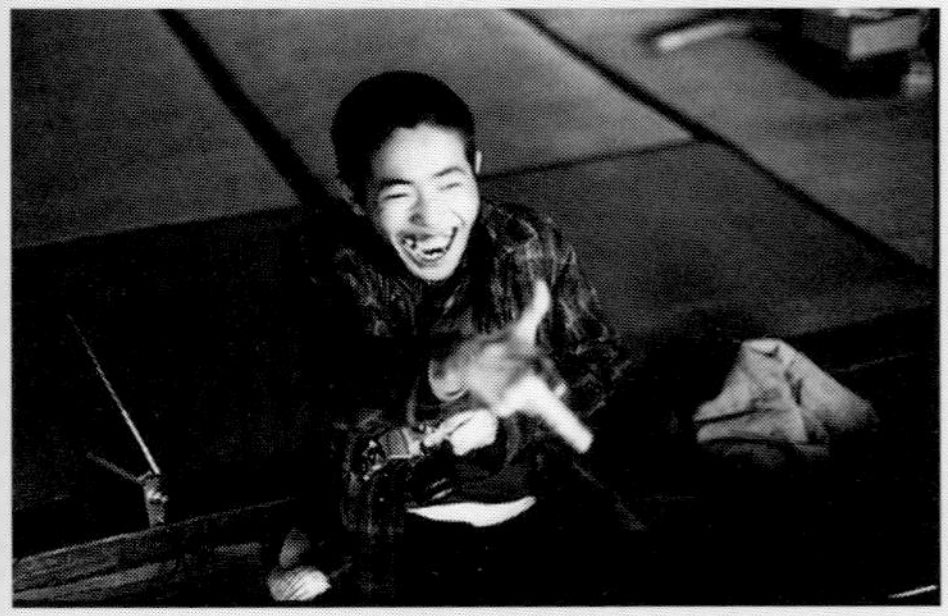
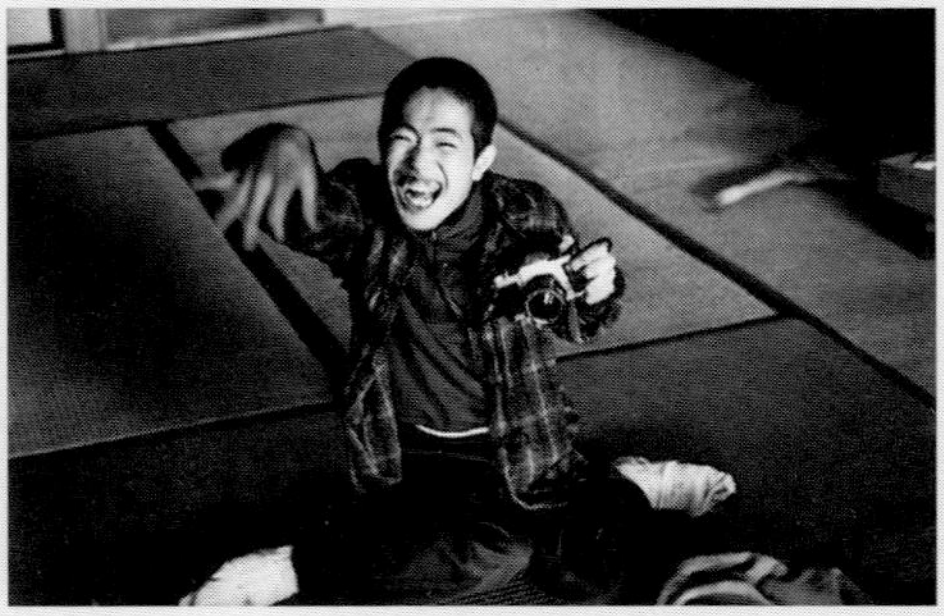

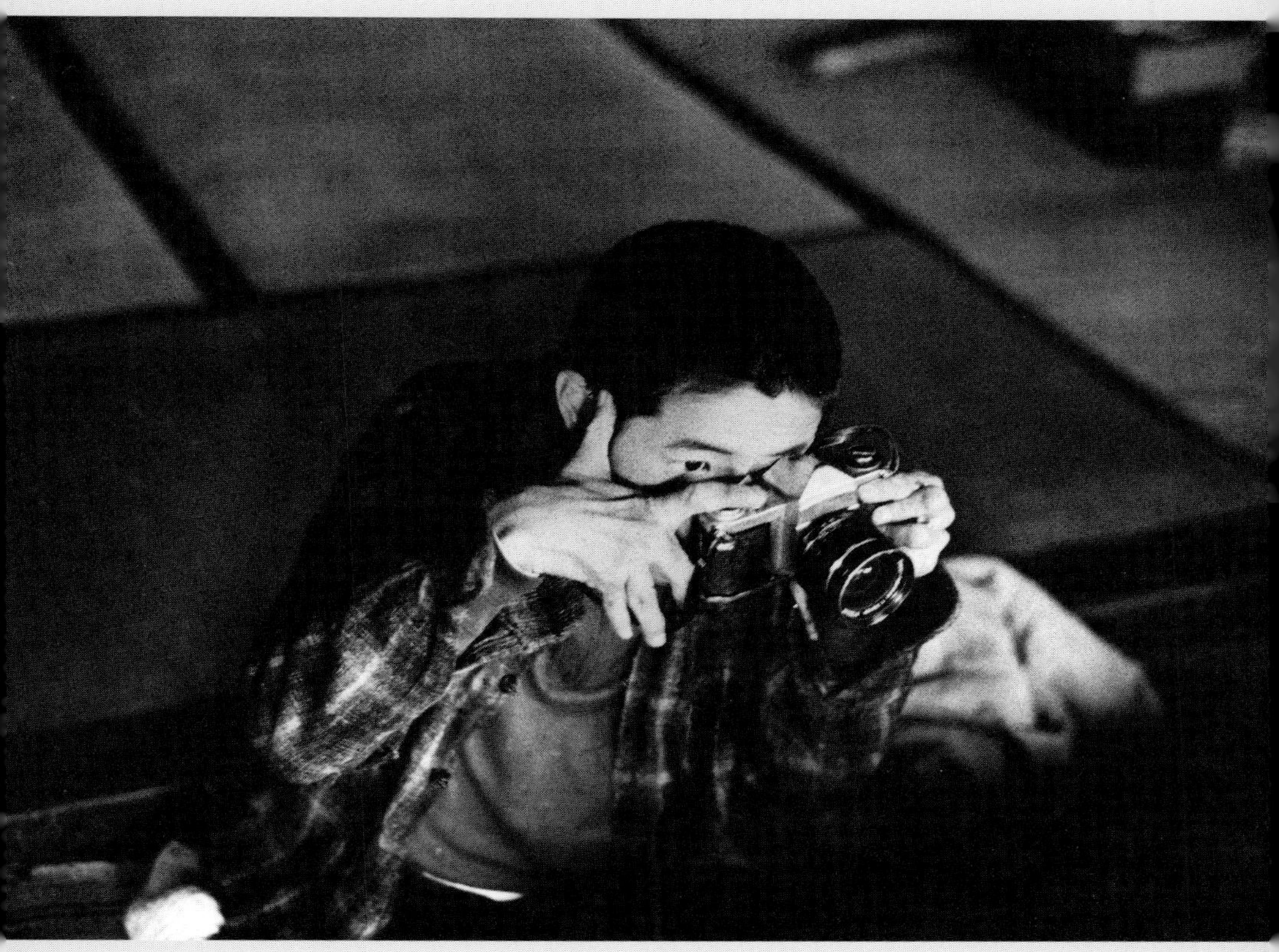

1972年6月

## もう〝半永さん〟と呼ぶべきか

四〇歳を超えた男に「半永君」と呼ぶのは、失礼なことかもしれない。だが、彼がいくら歳を重ねようが、あの素晴らしい笑顔と無垢な心で、私を澄み切った世界に引きずり込んでくれた日々が私の中に残っている。少年のままの彼の面影を湛えて。

私は兄貴的な気分で彼らの世話を焼くのが楽しかった。といえば聞こえはいいが、それ以上に私には施設の中だけでなく、彼らを自由に撮りたいという気持ちがあった。私もまた二四歳の若者だった。

世話といっても、彼らを病院の外に連れ出すのが目的だった。病院内の生活から解放されたいという彼らの願いを私は自分勝手に感じとり、それを実行していた。

それは病院の屋上であったり、病院前の広場であったり、近くの旅館での食事（病院食ばかりの彼らにはこれが一番喜ばれた）であったり、そこには院内の制約、日常から解放された自由な空間があった。月一度の帰宅もまっすぐには帰らず、私のボロ車に乗り、彼らの仲間の家などで道草をしながら時間をかけて……。

いつの頃からだろうか、そんなふれ合いの中で彼らは、いつも私が手にしているカメラに興味を示していた。

当時も今も私のカメラは絞り、シャッタースピード、ピントが自動ではないので、慣れないとうまく写せないのだが、私が思い出したようにカメラを向けた後は必ず、彼らも写真を撮りたがった。まるで仇討ちでもするように。

しばらく撮り合いっこが続く。当時、半永君が自分のカメラを買ってもらえるという家庭の事情は現実として難しく、私の軽い「アサヒペンタックス」が活躍する。ついに長井勇くんは8ミリカメラに凝り、半永くんは三〇年近く経って「写真集」を創ると言い出したのである。

思えば、物心ついたころから絶えずカメラの前に曝されている彼らが、「この野郎！　逆に撮ってやる」という気持ちになっても不思議ではない。特に半永君は喋れない。いつもどんな気持ちでカメラに向かっていたのか。

当時、水俣の患者たちはひっそりと暮らしていた。自由に取材したり、写真を撮ったりという雰囲気はなかった。気分の悪い日、文句を言いたい時もあっただろう。家族の方々も何も言わず私を迎え入れてくれた。

ファインダーの中の彼はいつも輝き、光を放っていた。つまらなそうな顔をしていても、カメラを向けると私に十分応えてくれた。まるで一流モデルのように。だから、彼とのふれ合いは、つらい中にも楽しさのほうが多かった。

彼が一心に訴えかけてくる表情、動作、全身で語りかけてくるその存在感は私を圧倒し、単に水俣病という現実をはるかに越えて、私を包み込み、夢中にしてくれた。

半永君、ありがとう。

（一九九七年）

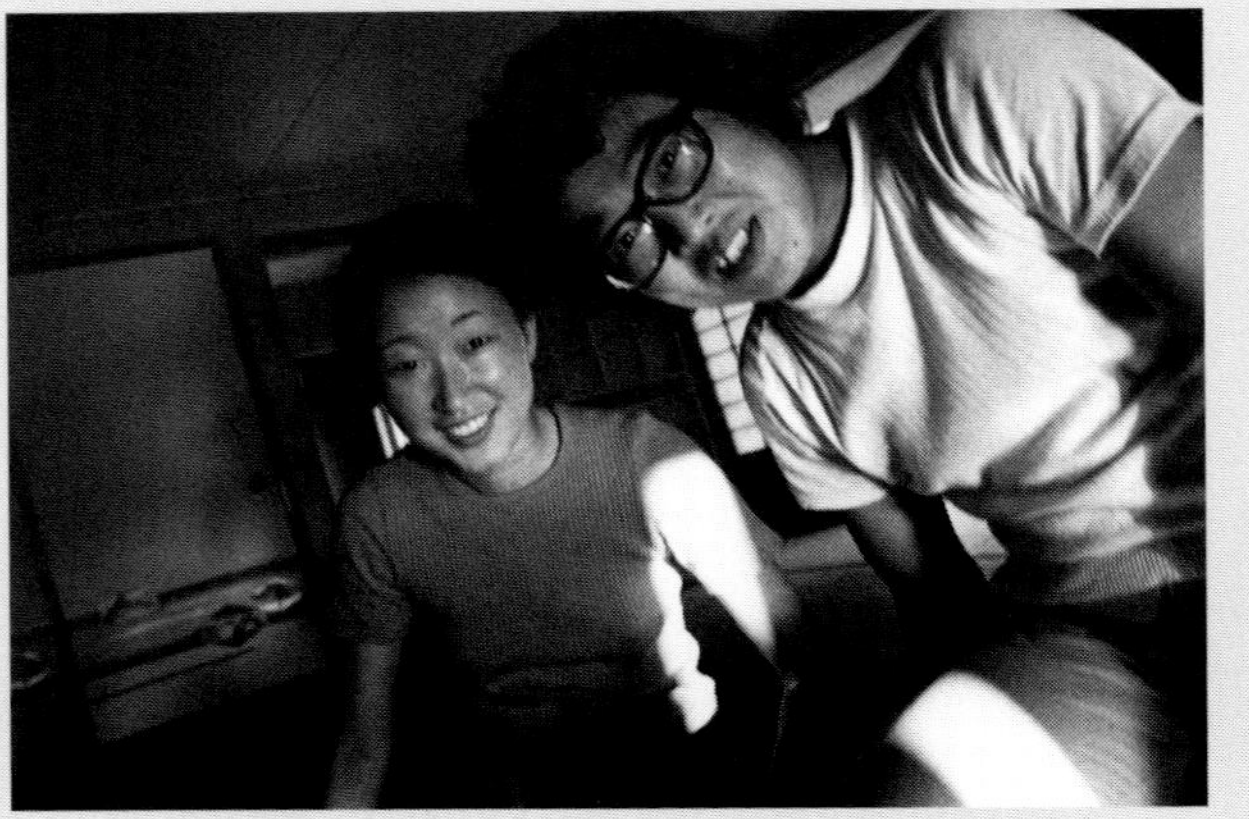

初めて半永君が私たち夫婦を撮った写真　1972年6月

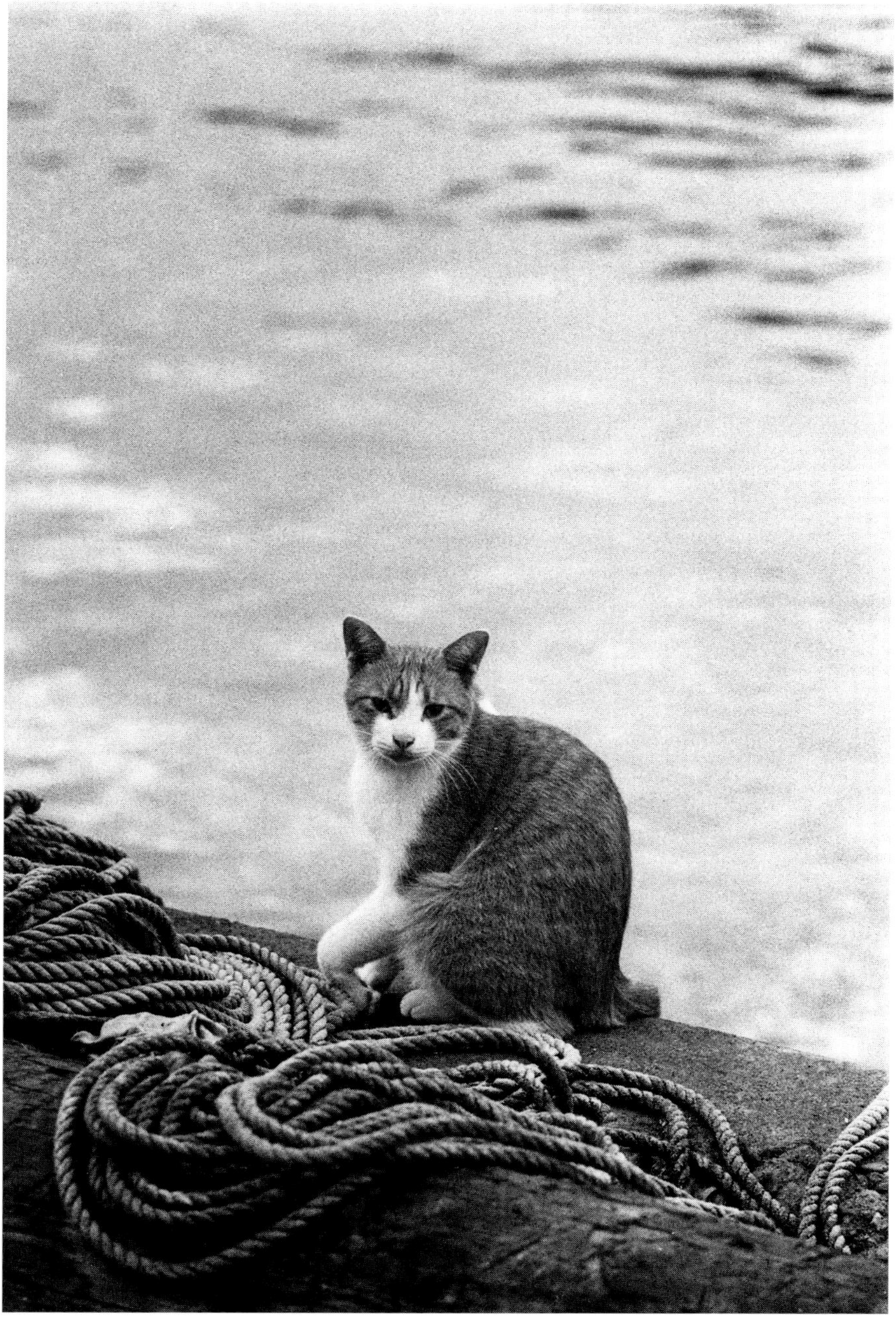

茂道にて　1969 年 10 月

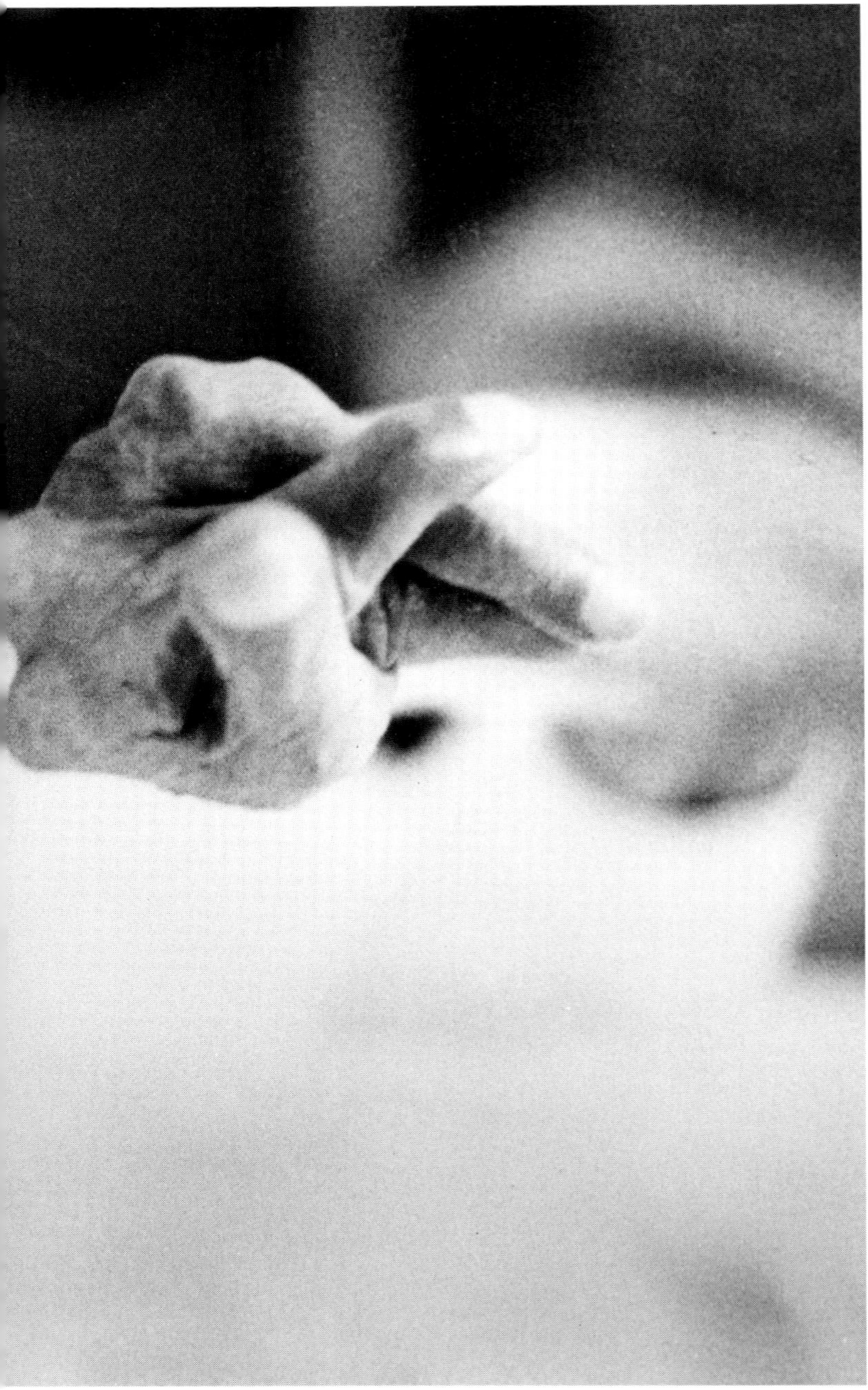

湯の児リハビリテーションセンター　1969年10月

頑強な体を誇った網元の船場岩蔵さん、七七歳。同じく水俣病を病む実の娘も、当時の病室の父は「恐ろしかった」という。

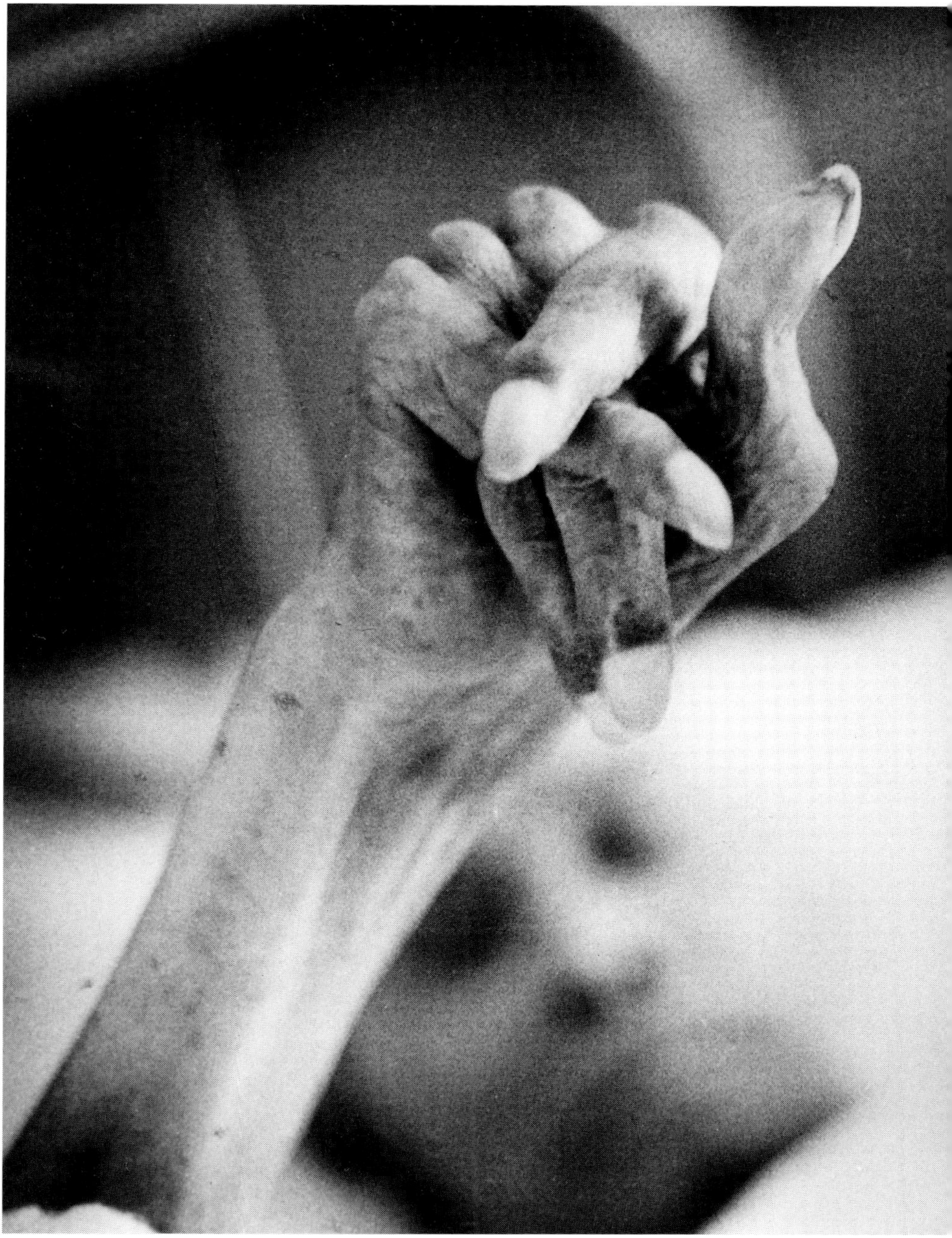

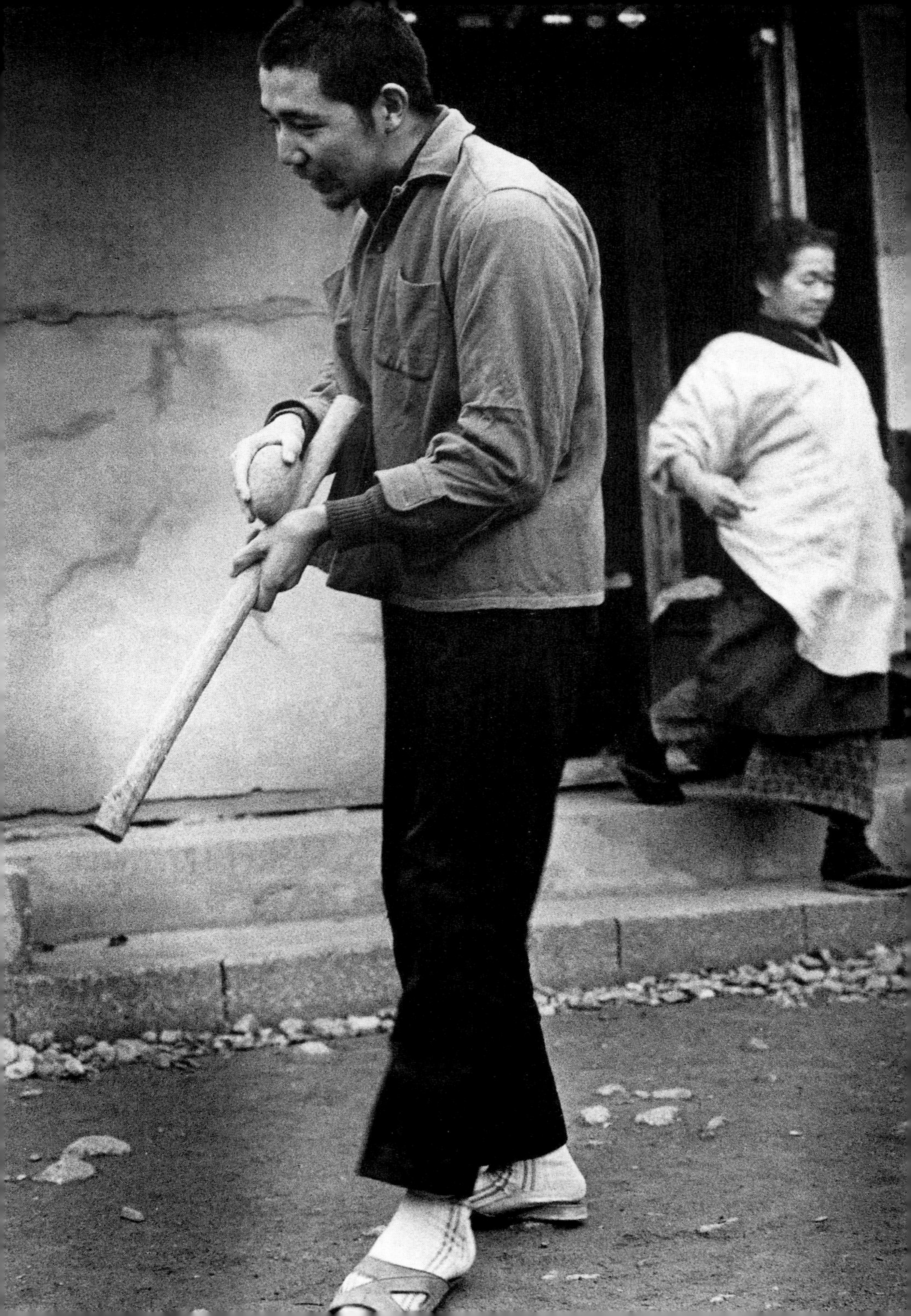

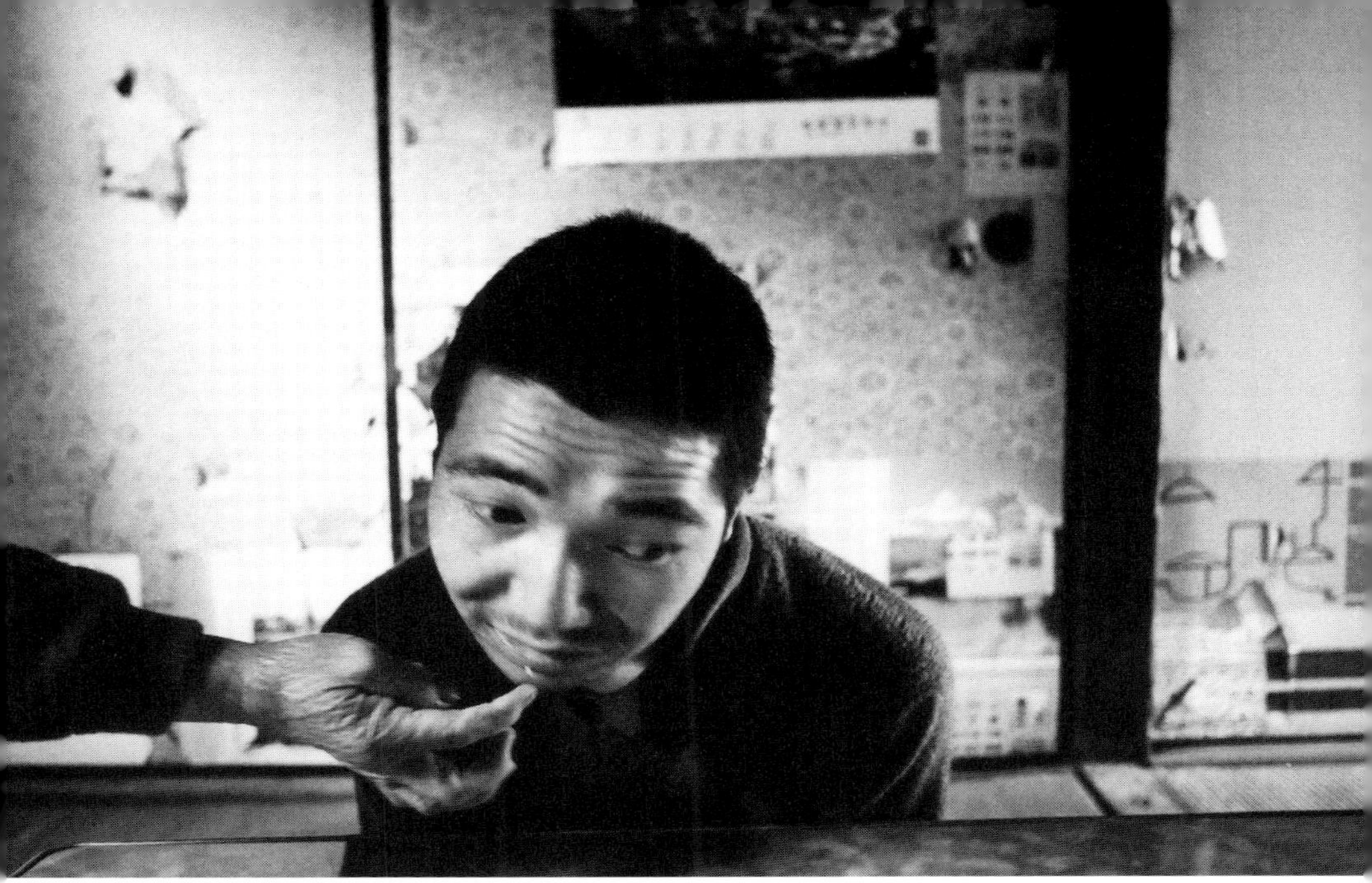

米つぶをとろうとしている母親の手　1970年3月

# 野球少年

深い闇の中で、松田富次《とみじ》君の生活の大半は野球で占められる。目は見えないがその見えない目と不自由な体ですべてを引き受けて、ホームラン、ファールチップ、キャッチャーフライ……。ラジオで学んだことをまぶたに再現し、九回裏の終了まで小一時間かけて演じきる。カシの棒と丸くなった石のボール、ときどき当たるのか、棒の中心あたりは削げている。

私も野球は詳しいが、私の野球の知識と彼のそれとが同じであってはならない。彼の方が少し上回っているくらいがちょうどいい。それで話が弾んでゆく。そう、彼は一家の主、「親方」なのだ。姉と父親を激症型の水俣病で亡くし、少年にしてすでに地獄を見てしまったようだ。老いた母親とのその後の日々は、どうしても「親方」にならざるを得なかった。

水俣病について一度だけ彼の口から聞いたことがあった。「おっ、おっ、おとろしかばい……」。その後、私は水俣病に関することは二度と話すまいと思った。

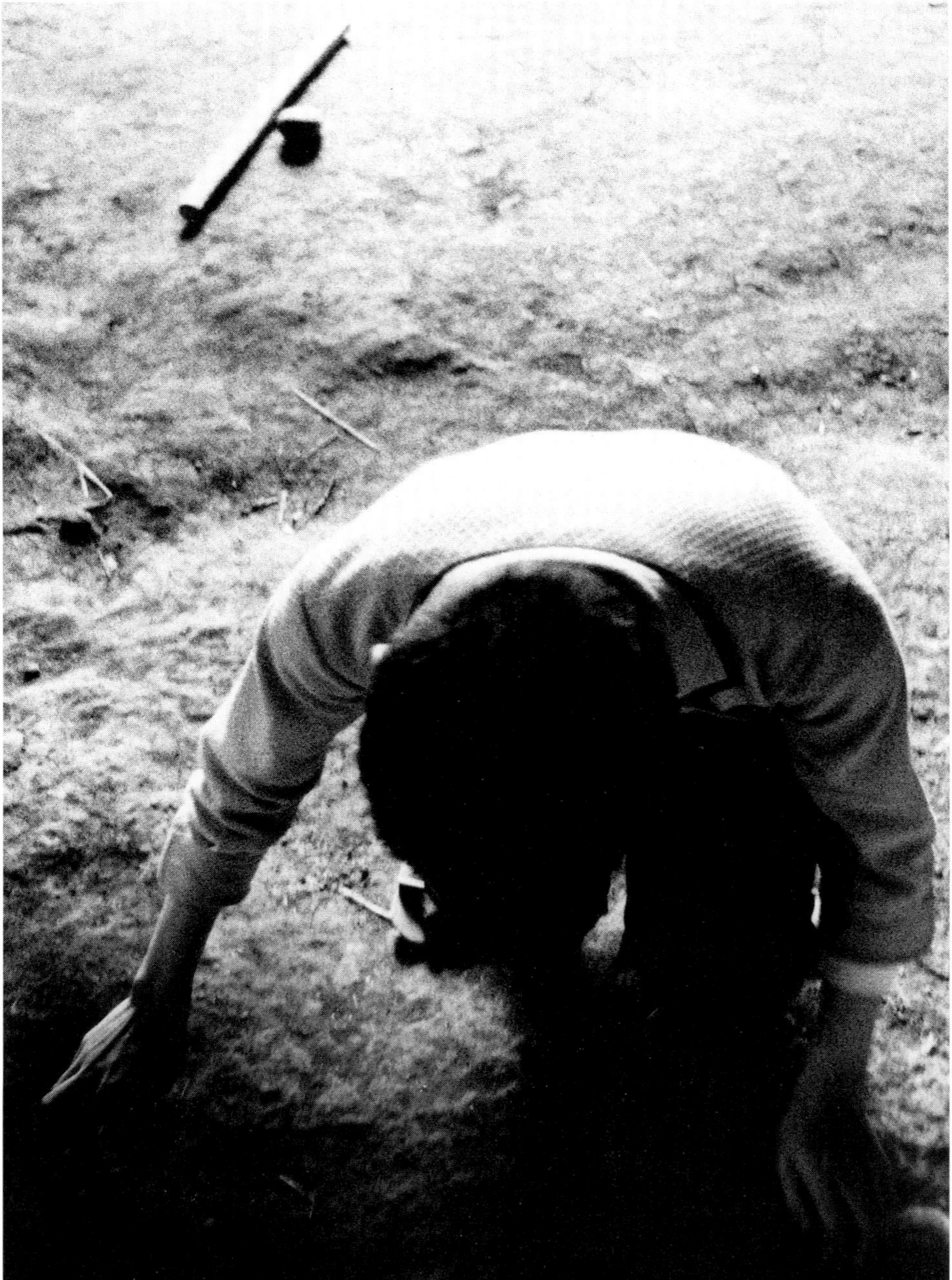

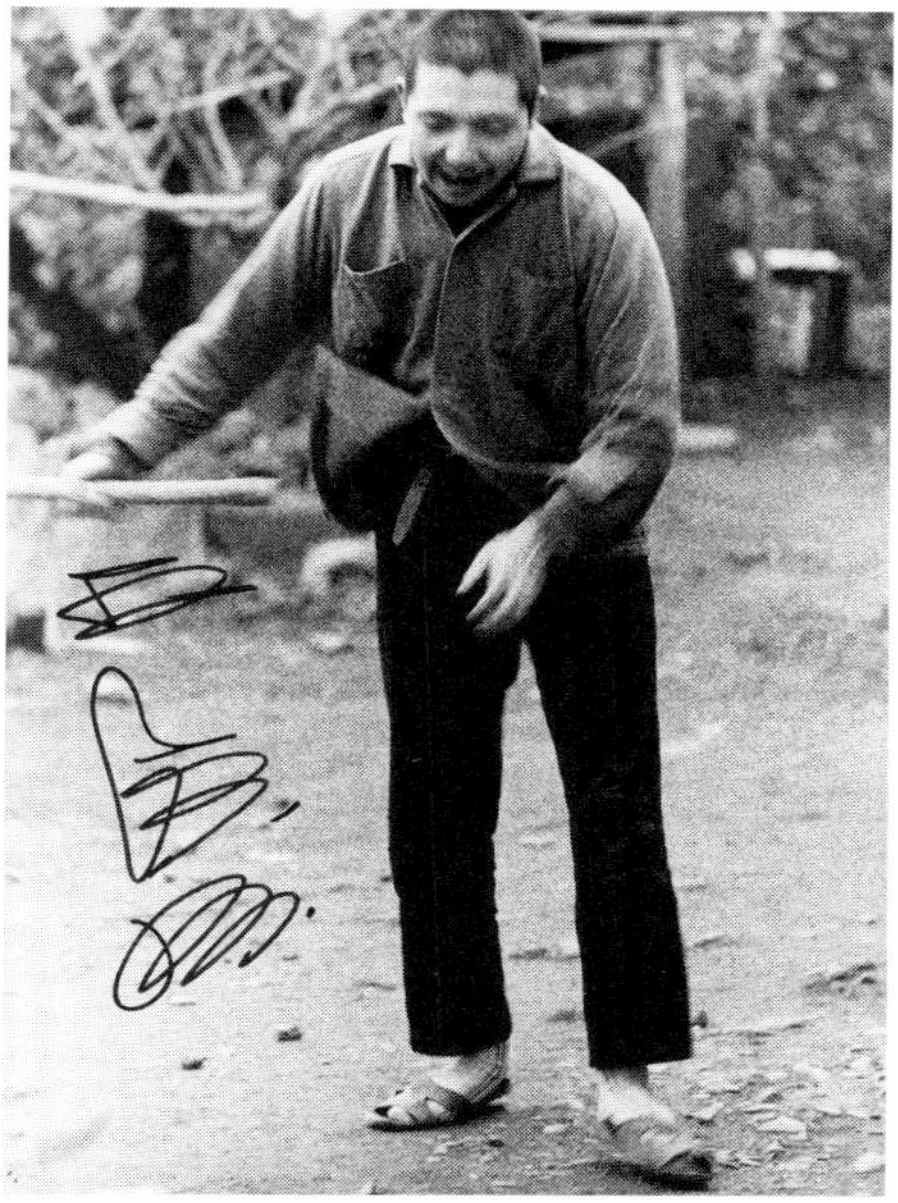

緊張して球団事務所を訪ねた時、この写真を手にとってどう思ったのか、王選手に聞いてみたかったのを思い出す。1970 年 11 月

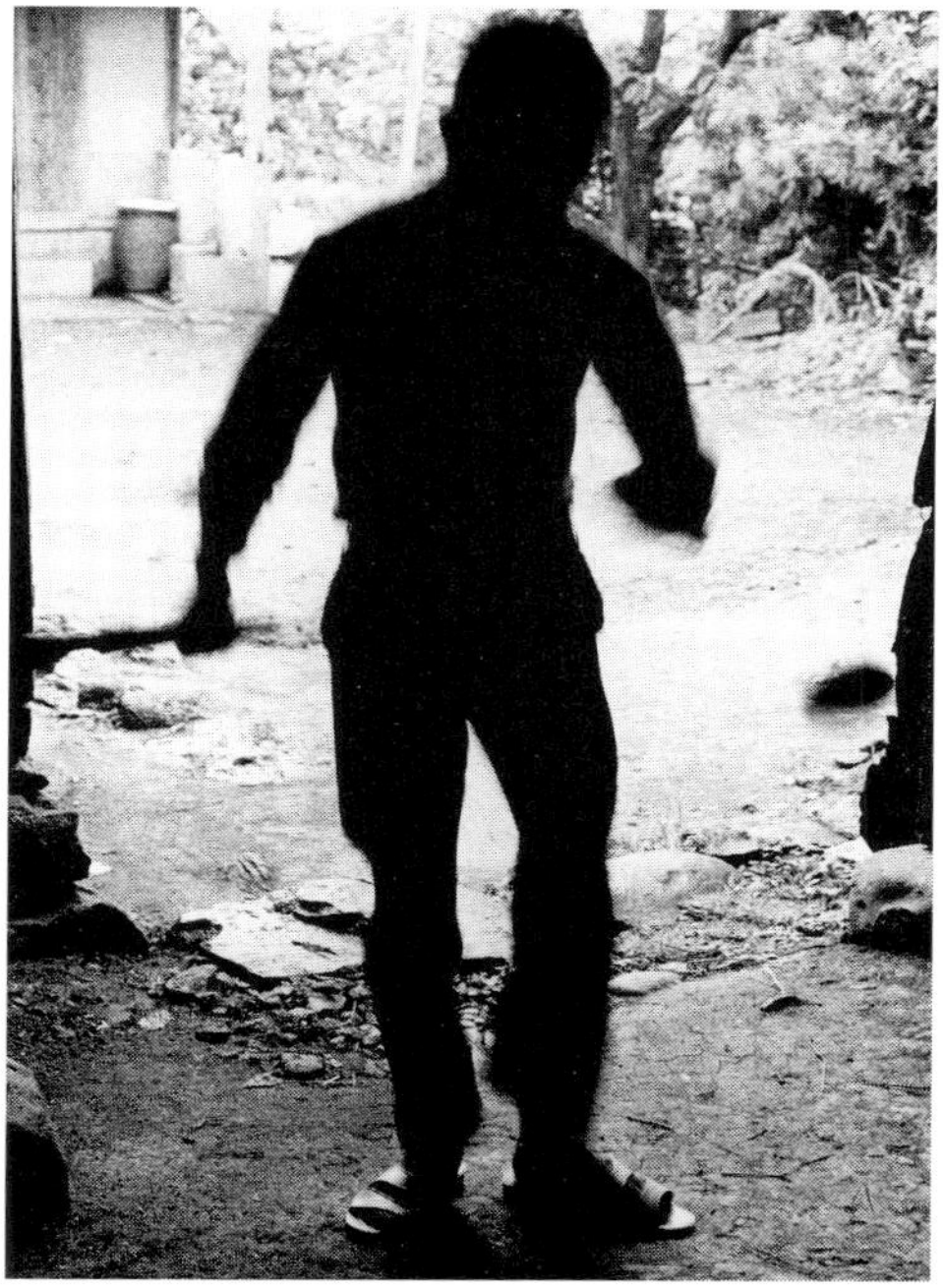

1971 年 9 月

目の見えない富次君にとって、ラジオは唯一の楽しみである。野球に限らず相撲、芸能などによく通じている。野球は王、長嶋。相撲は熊本県天草郡牛深出身の大関、栃光。歌は熊本出身の石川さゆり、水前寺清子。市民会議は日吉フミコなど、彼らの話を出すと、とたんに声と目に力が入ってくる。そうなると話はもう止まらない。

私は常々富次君と「サインボール欲しいね」と話し合っていた。彼は驚くほど多くの選手の特長を知っていた。私は長嶋、王、城之内（投手）のサインをもらうことに決めた。私は大学の四年間、長嶋の自宅近くで牛乳配達のアルバイトをしていたので、迷わず世田谷の自宅へ向かった。王選手と城之内は球団事務所を訪ねた。

苦労して実際にサイン色紙とボールをもらってくると、彼は照れてはにかむだけで、私はガッカリした。もっと喜んでもらえると思っていたのだ。しかし、彼はそれを手にとることはできても、そのサインを見ることはできないことに気づいた。

## 【解説4】 チッソ株式会社

水俣病の原因企業であるチッソ株式会社は、金沢藩の下級武士の家に生まれ東京帝国大学で電気化学を学んだ野口遵によって、肥料メーカーとして出発する。肥料といえば人糞で、化学肥料は高額な輸入品に頼っていたこの時代、大阪商人たちから「ウンコ会社」と蔑まれながらも、その量産と普及に成功。第一次世界大戦の勃発による価格の高騰によって、同社は三井・三菱などの旧財閥に匹敵する「新興財閥の雄」となる。水俣工場を中核として、全国に二〇を超える事業所を有し、各種合成樹脂はもとより、石鹸、火薬、宝石、合成繊維から化学調味料に至るまで独自の技術で開発した。

帝国日本の植民地だった朝鮮にも進出して電源開発し、日本官憲の手を借りて住民を追い払い、海辺の寒村だった興南《こうなん》を一大工業都市に一変させている。チッソ一社が朝鮮で行った開発の規模は、世界不況からの脱出を図ってアメリカが国力を投じた名高いテネシー川流域開発公社(TVA)をも凌いでいた。さらに大戦末期には、水爆の原料である重水の抽出にまで着手していたという。

敗戦によって国内資産の四倍にのぼる植民地資産を失ったものの、二カ月後には水俣工場の生産を再開。食糧増産を急ぐGHQの特別融資を得て、二、三年のうちには戦前の生産レベルを回復、高い技術力を持つ業界一位の総合化学企業として返り咲いている。その水俣工場にあって、稼ぎ頭の一つがアセトアルデヒドから酢酸、オクタノールを経て合成される塩化ビニール可塑剤《かそざい》だった。

一九五〇年代の日本にプラスチックはほとんどなかった。その中で、袋、ホース、バケツ、農業用シートなどに便利な塩化ビニールは歓迎されて、作れば作るほど売れていった。塩化ビニールをこのように柔軟にするために大量に添加しなければならないのが可塑剤である。このシェアの八五%、その直接原料オクタノールの全量をチッソ水俣工場で作っていた。有機水銀を流しながらのアセトアルデヒド製造あったればこそ。

チッソがこの利益を投資したのは、石油化学転換への備えと、先の先のための研究開発であった。「東大応用化学の一、二番しか入れない」。大学の化学研究者たちにそう言わせる待遇が用意された。

努力は実を結んで、チッソはこの頃多くの特許を取得している。七〇年代、その中のいくつかは、患者補償金支払いのため同業他社の手に渡ったが、八〇年代に商品化されて、液晶も高純度シリコンも、今私たちは空気のように利用している。チッソの技術なくして、現在の情報化社会はなかったのである。

アセトアルデヒド製造の継続、すなわち水俣病の発生と放置は、チッソに膨大な利益をもたらした。チッソの技術を利用した便利な製品を通じて、私たちもまた、水俣病の「恩恵」に浴している。

水俣工場のアセトアルデヒドの製造設備　1971 年 5 月

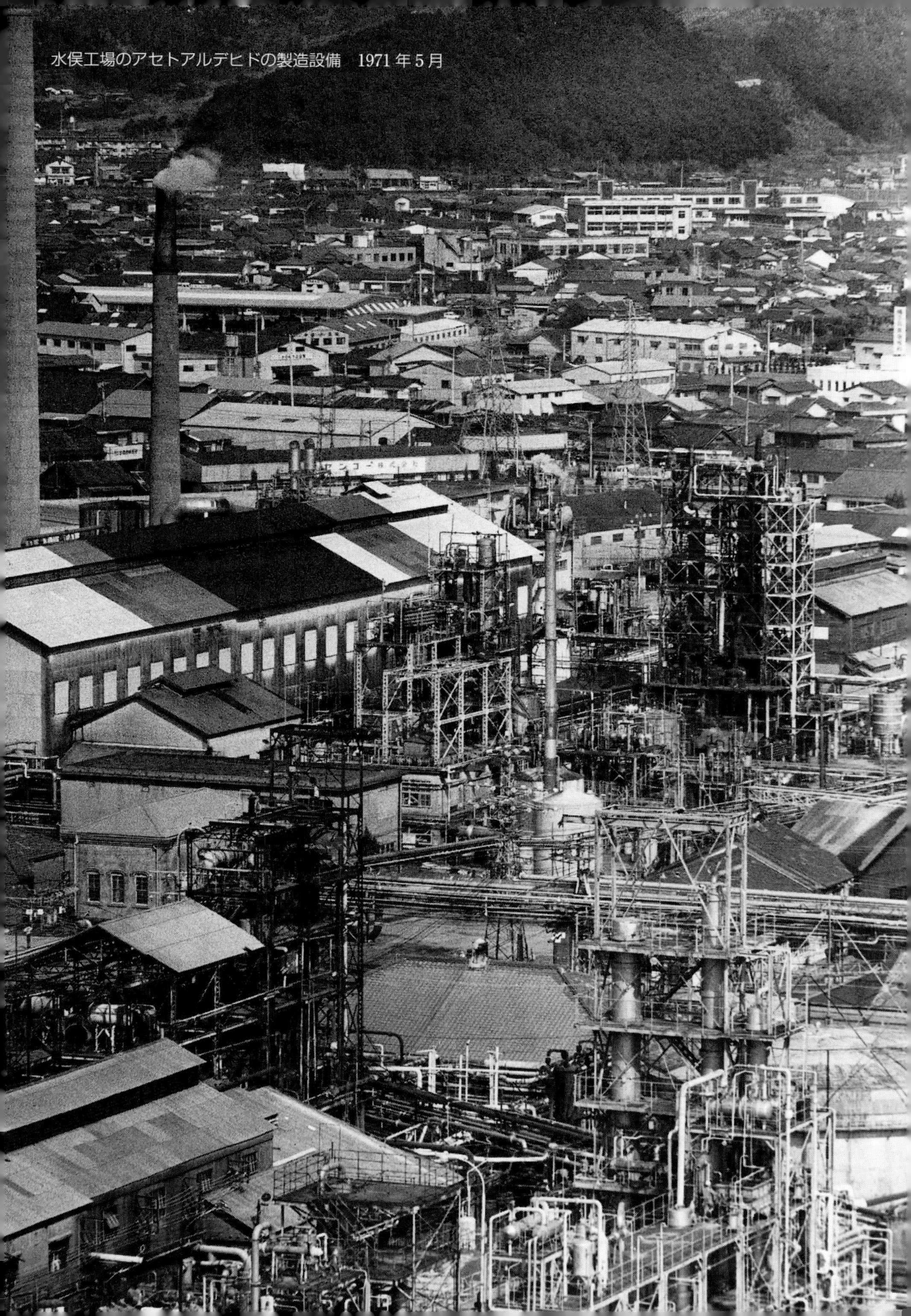

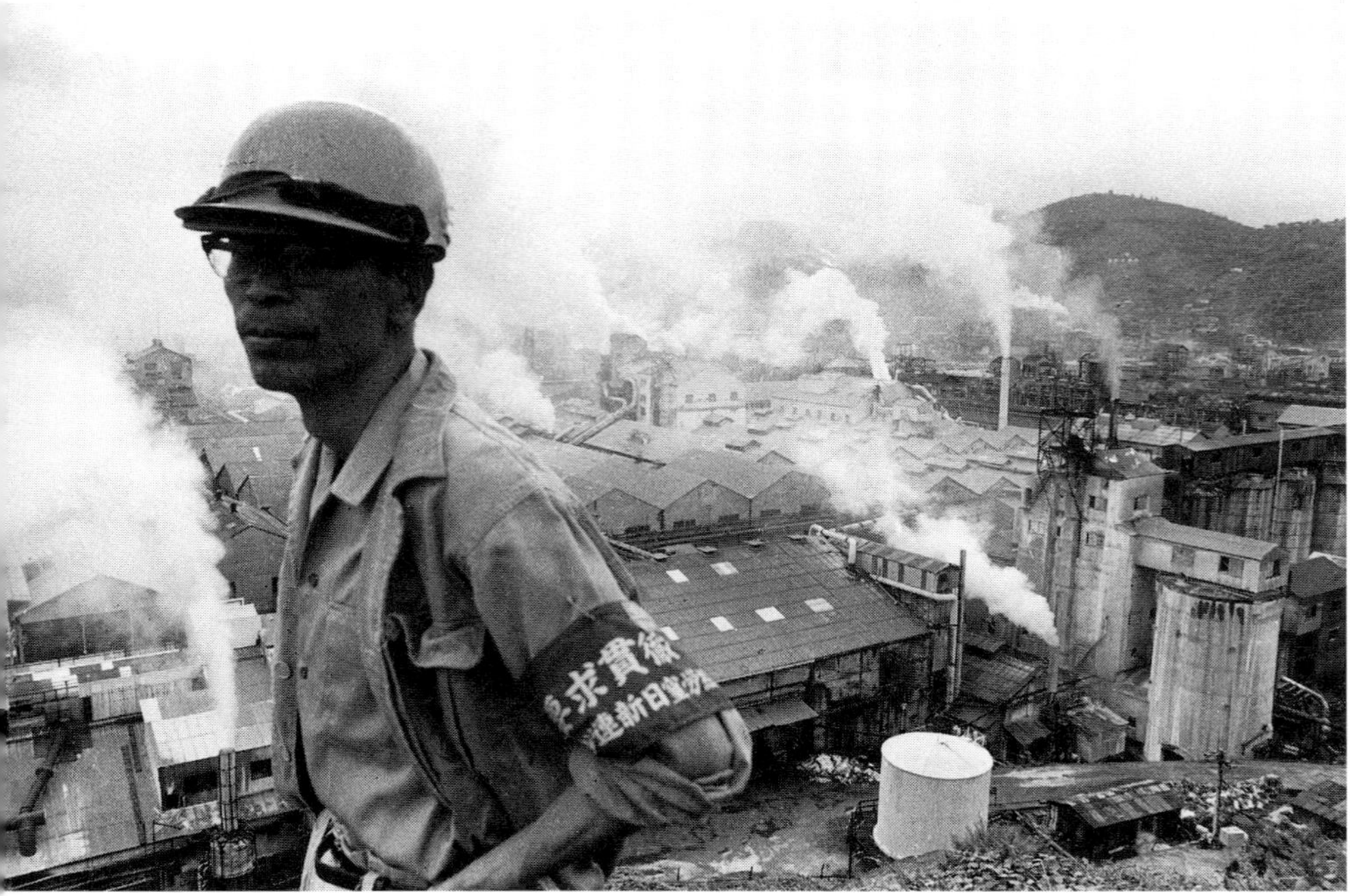

チッソ労働者の中には、後に患者を支援する者もいた。1970 年 8 月

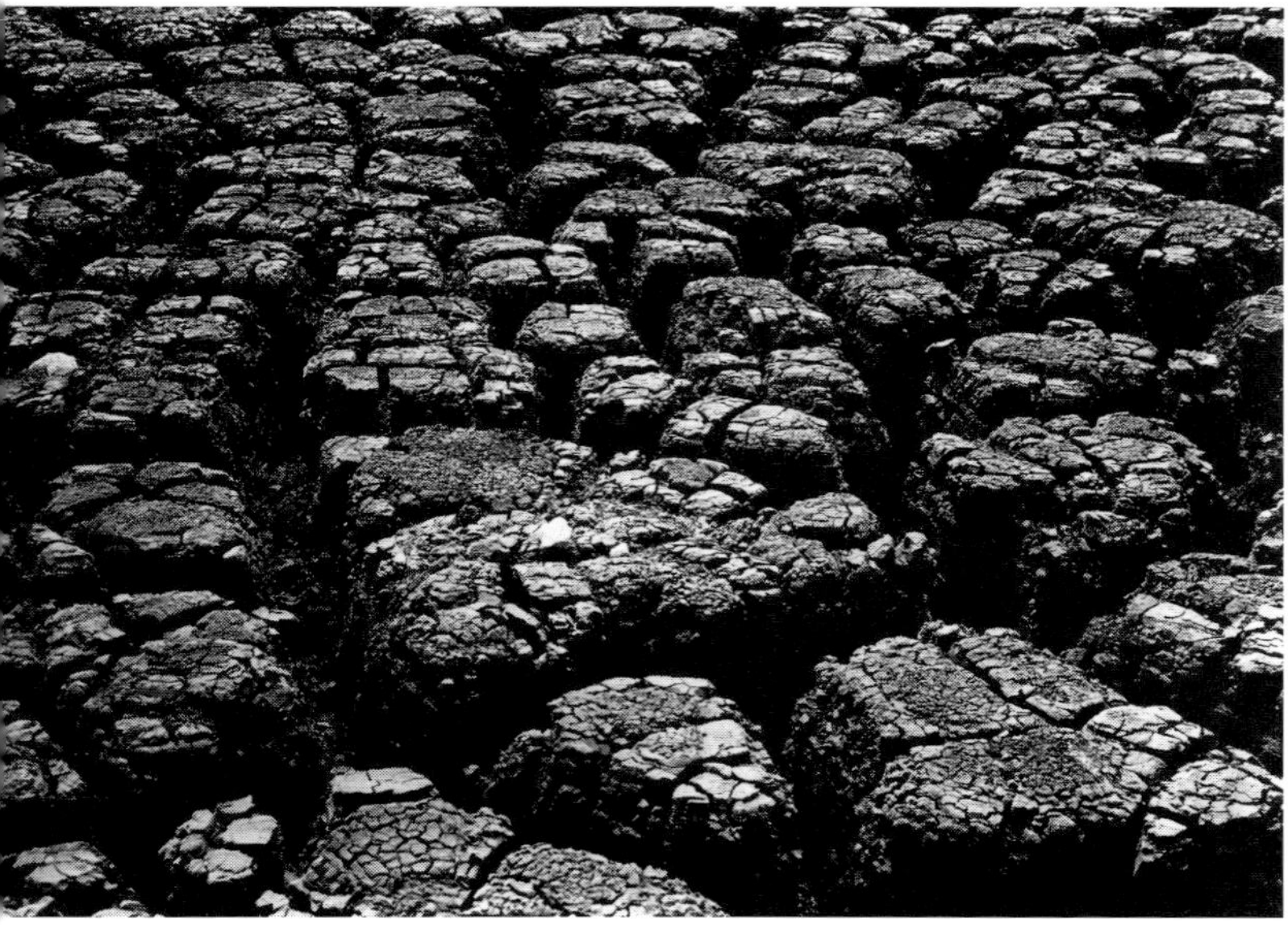

八幡プールのカーバイド残渣　1969 年 6 月

原因は工場排水ではないかと疑われだした頃（一九五八年）、チッソはひそかに排水の放流先を百間港から水俣川河口の八幡プールに変えていた。

八幡プールへの排水口　1969 年 6 月

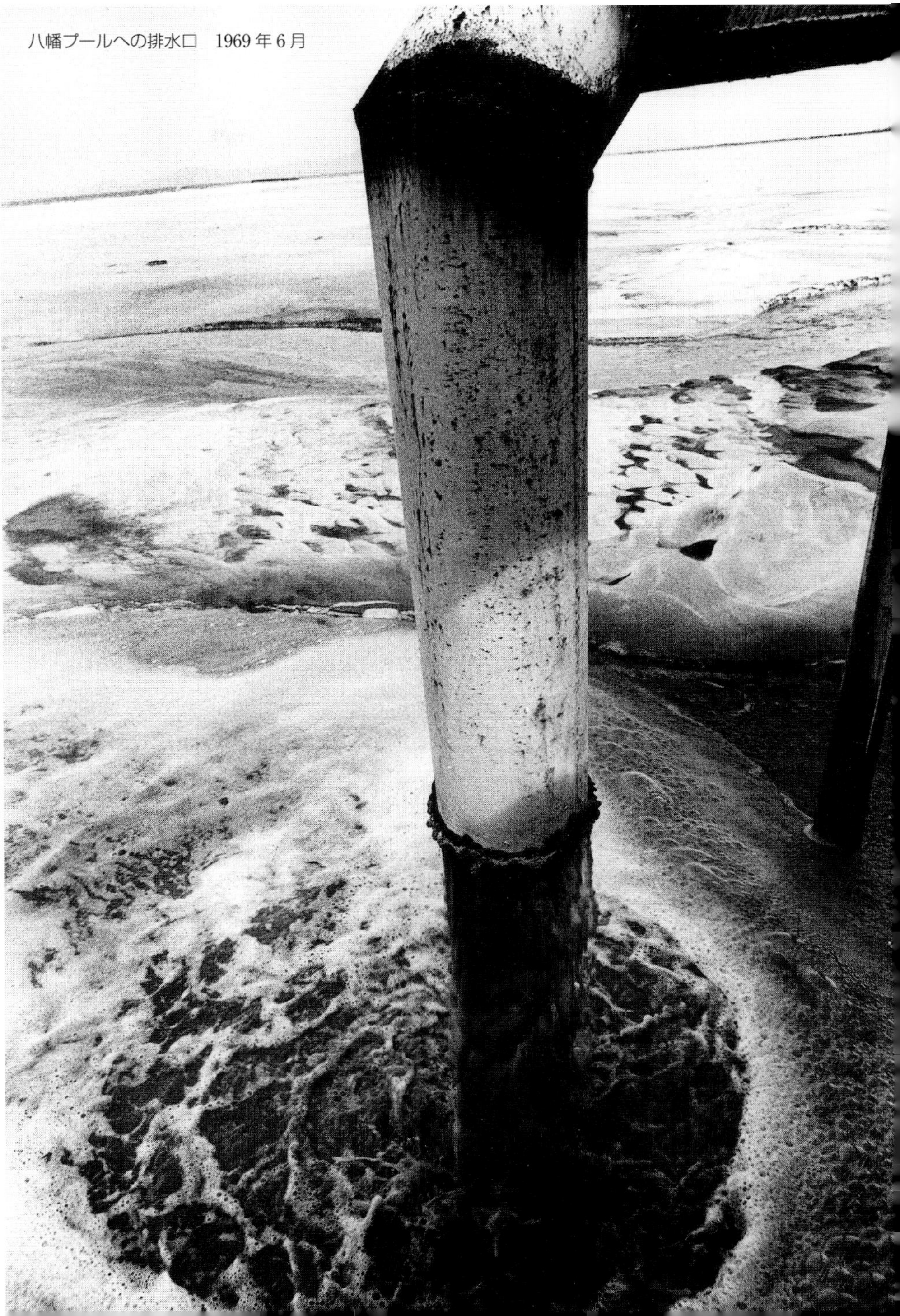

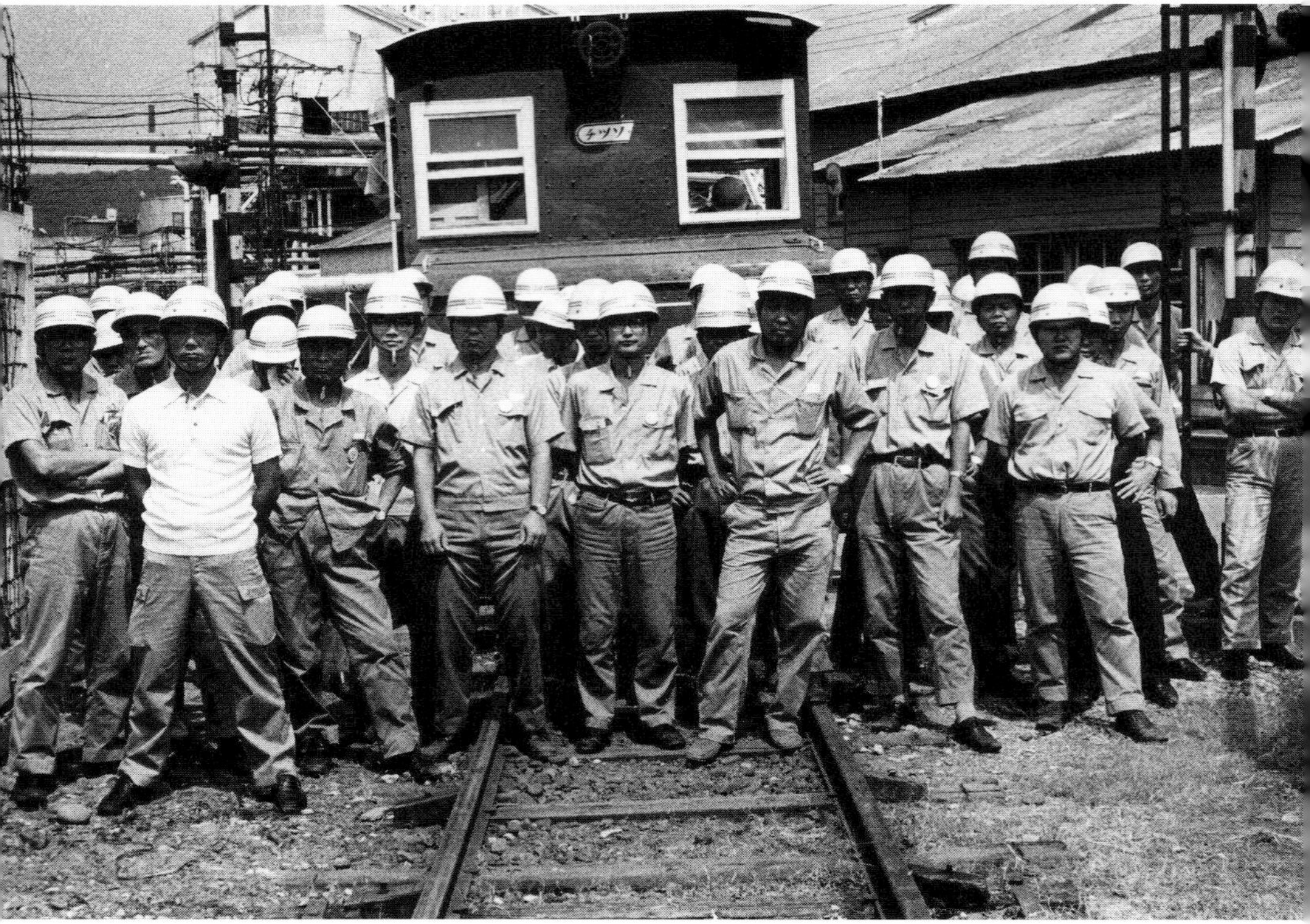


線路の引き込み線上に座り込んだ漁民たちに対し、工場を守ろうとする側のチッソ第2組合員たち　1973年8月

チッソ水俣工場はいつも環境を、中でも海を犠牲にして操業と拡大をつづけてきた。水俣病が町を揺るがし、漁協とチッソが全面対決した時が二回あったが、多くの市民は二回ともチッソに同情し、チッソの勝利に終わっている。

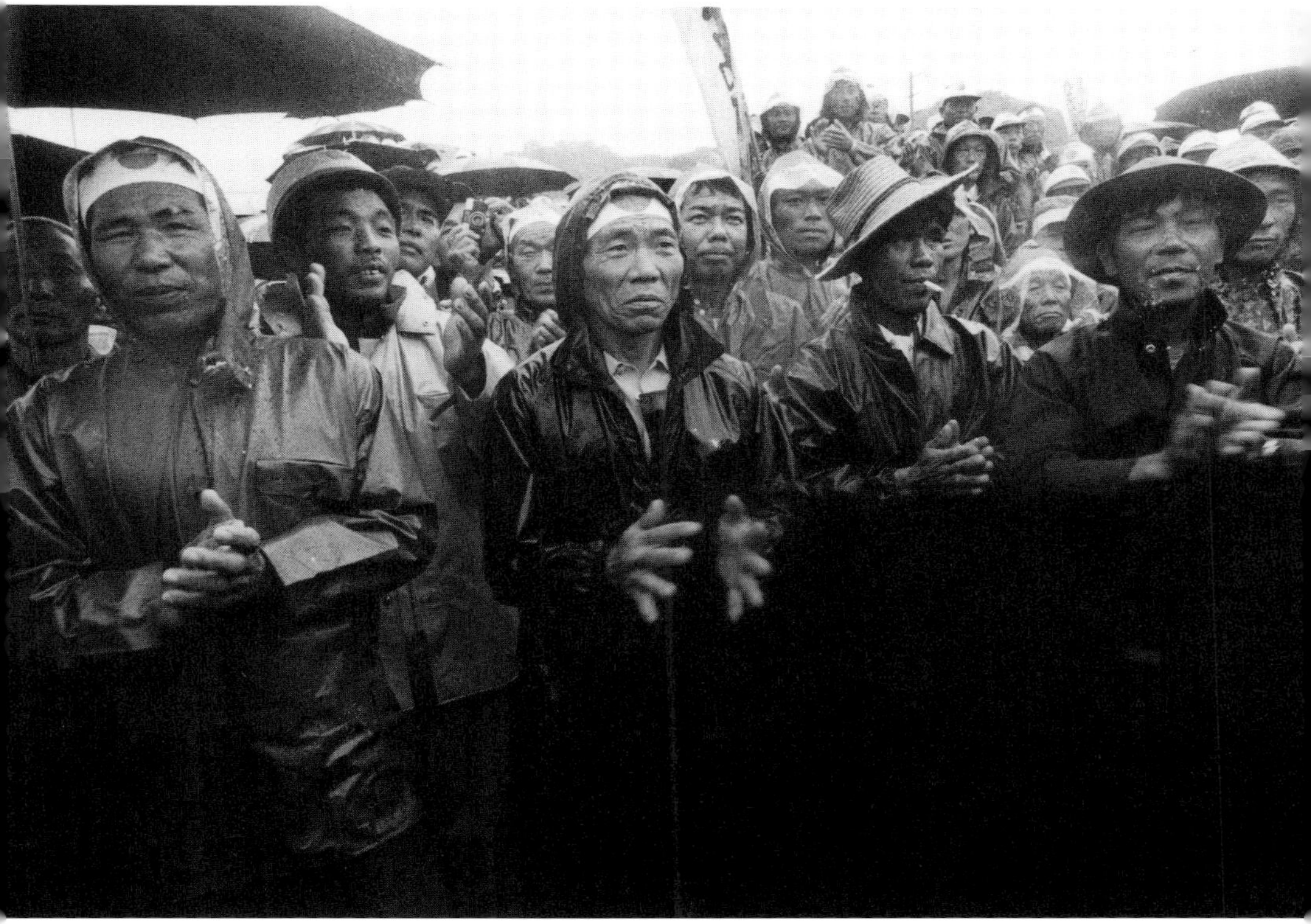

工場封鎖のために集まる不知火海30漁協の漁民たち　1973年8月7日

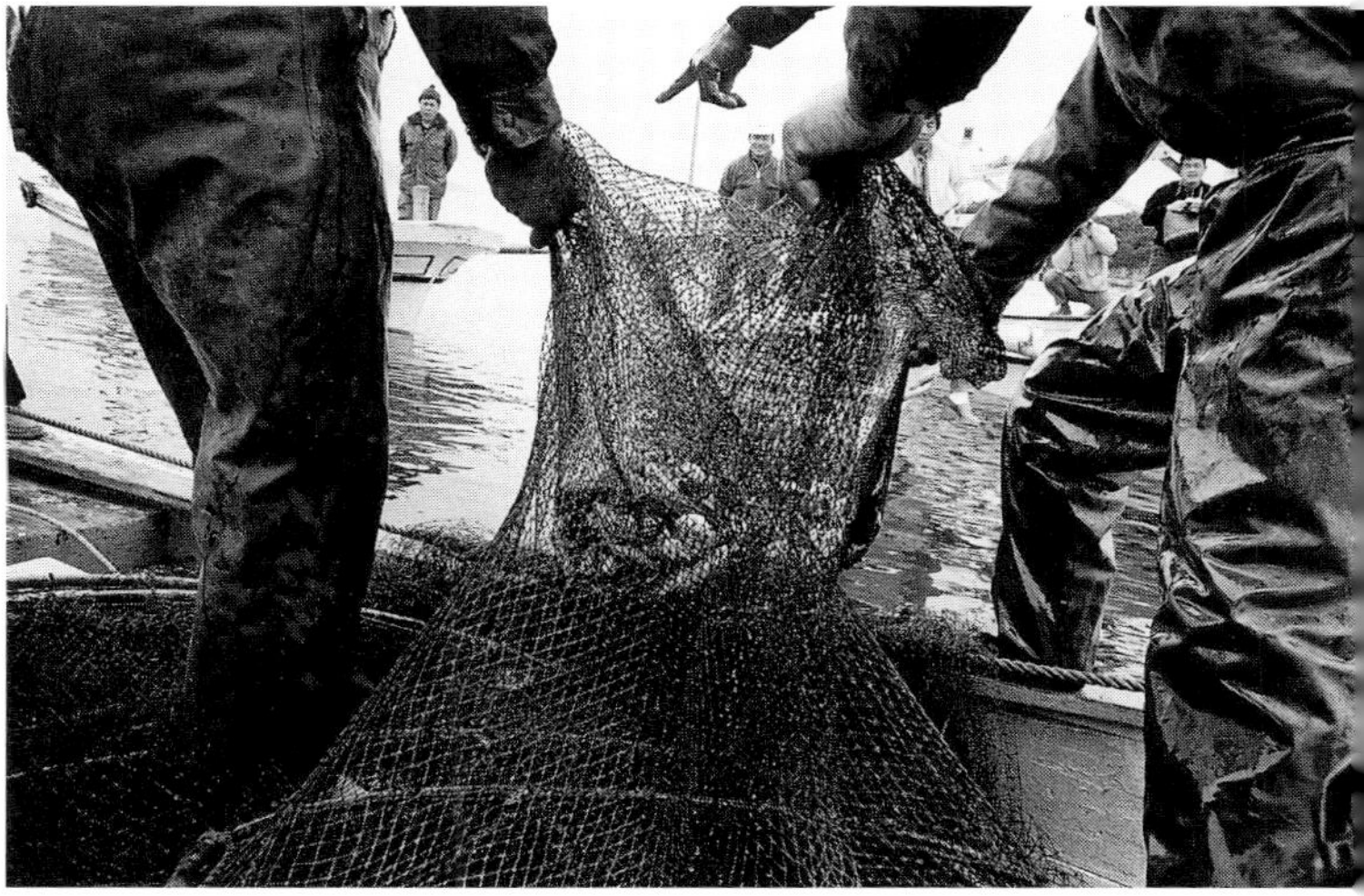

水俣湾内の汚染魚の捕獲作業　1980年10月

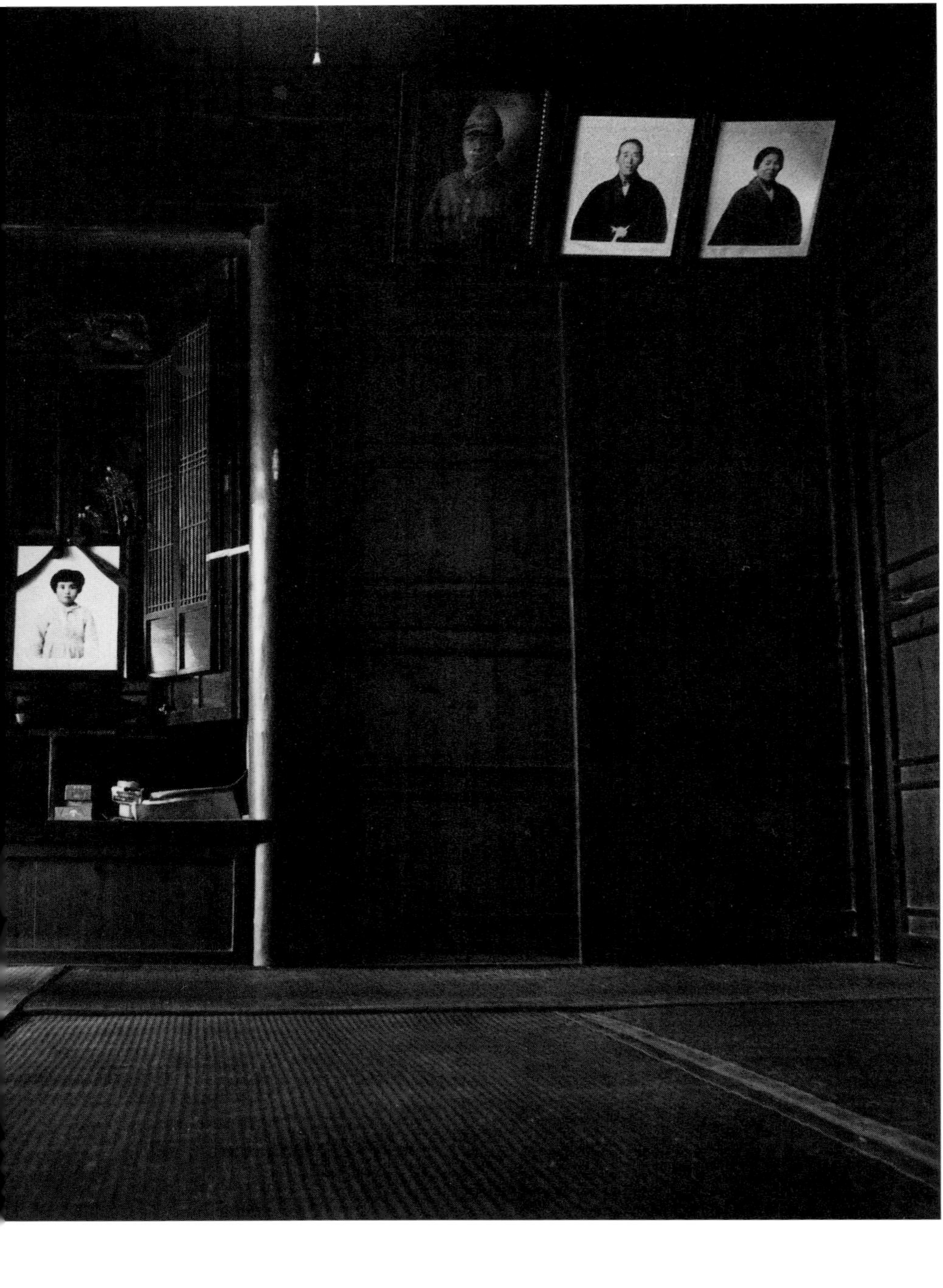

一九五六年五月一日は後の水俣病が初めて報告された日だが、溝口トヨ子さんは、すでにその三年前の五三年一二月一五日に五歳一一カ月で発病、五六年三月一五日には死亡していた。その遺影の前で縫い物をする母親。後にこの家は著名なフォトジャーナリスト、ユージン・スミスの三年あまりの下宿先となる。

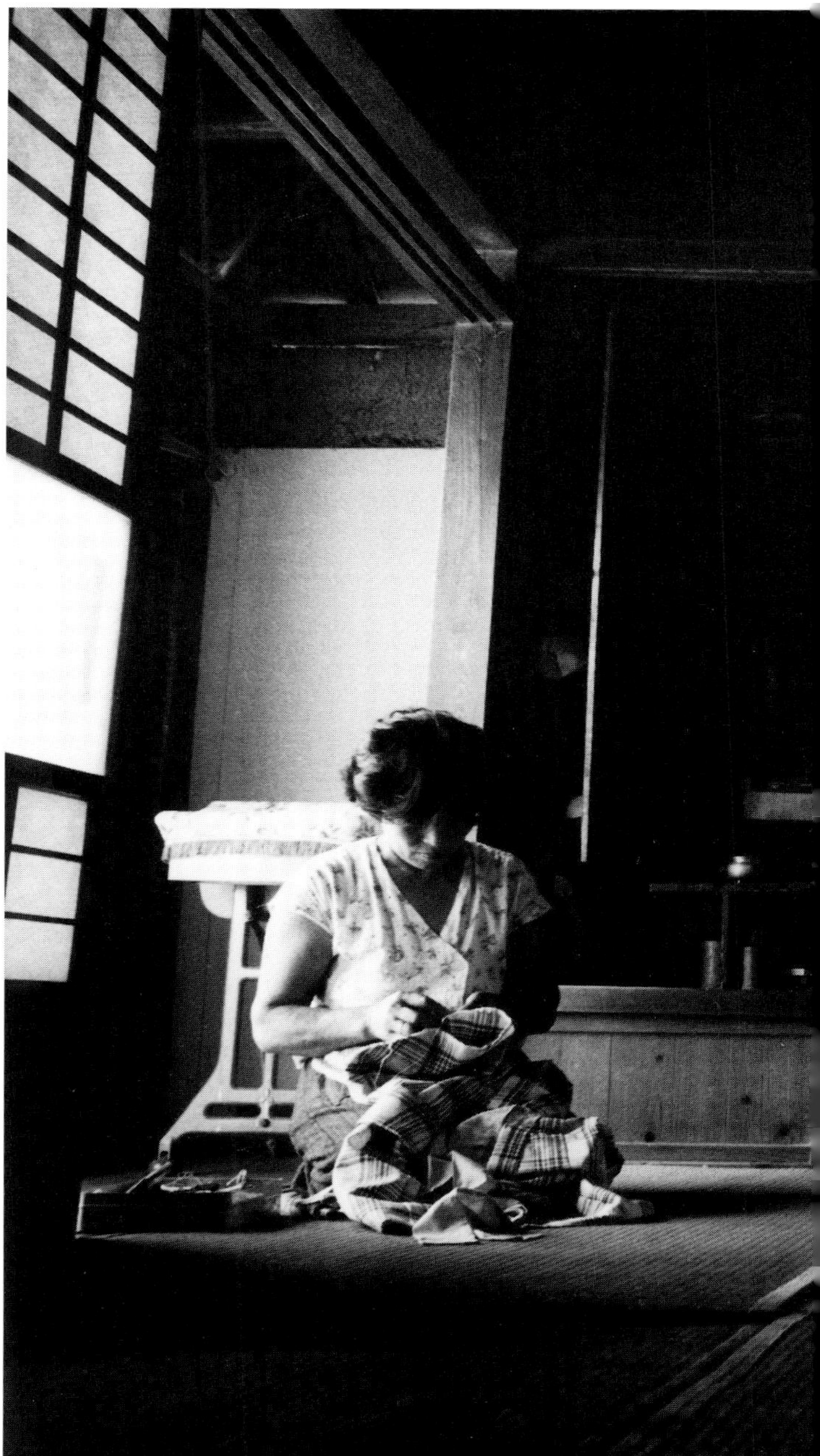

出月にて　1971年7月

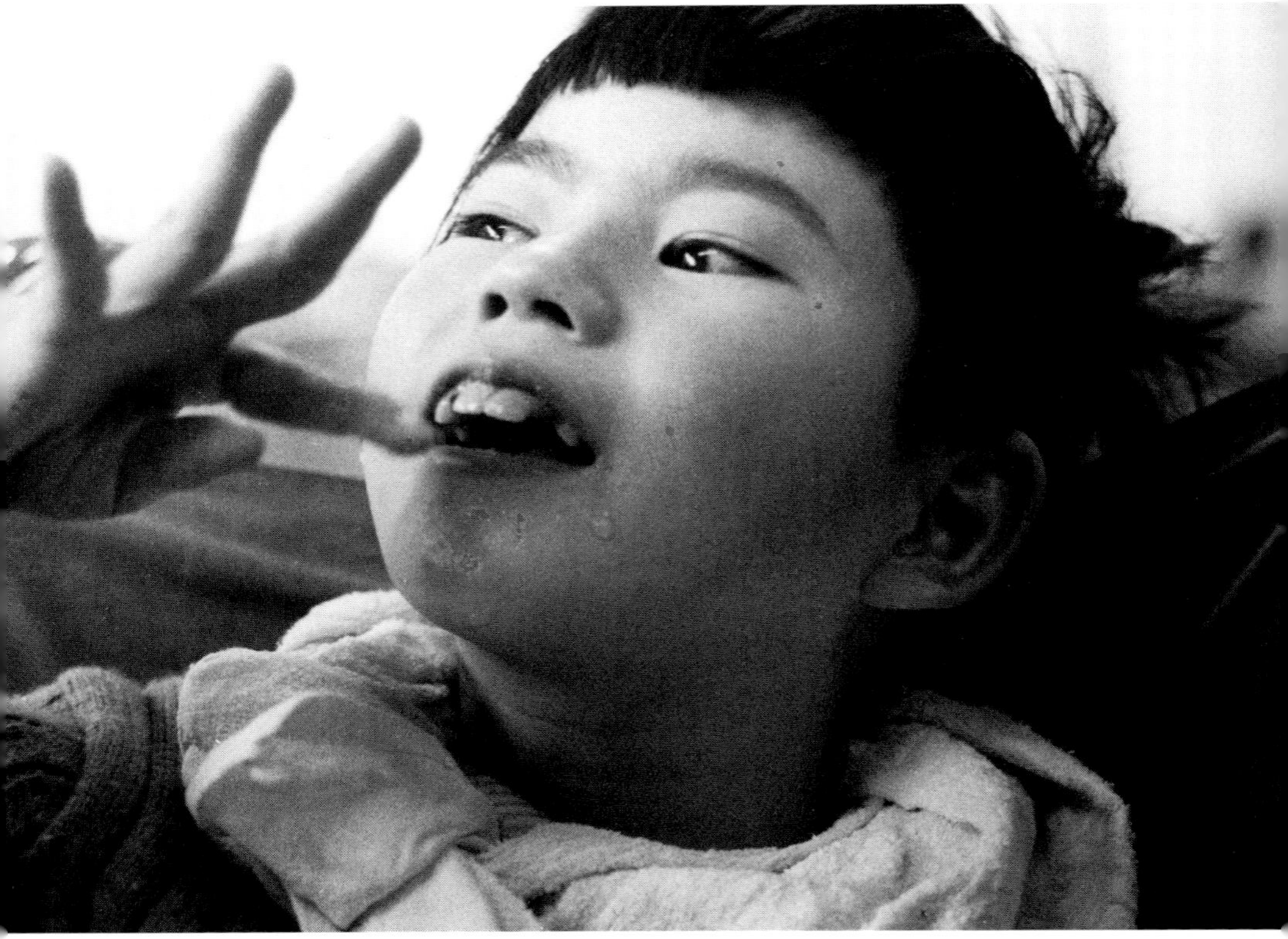

湯の児リハビリテーションセンター　1971年11月

岩坂すえ子さん一四歳、胎児性水俣病。兄、姉を早くに亡くした。

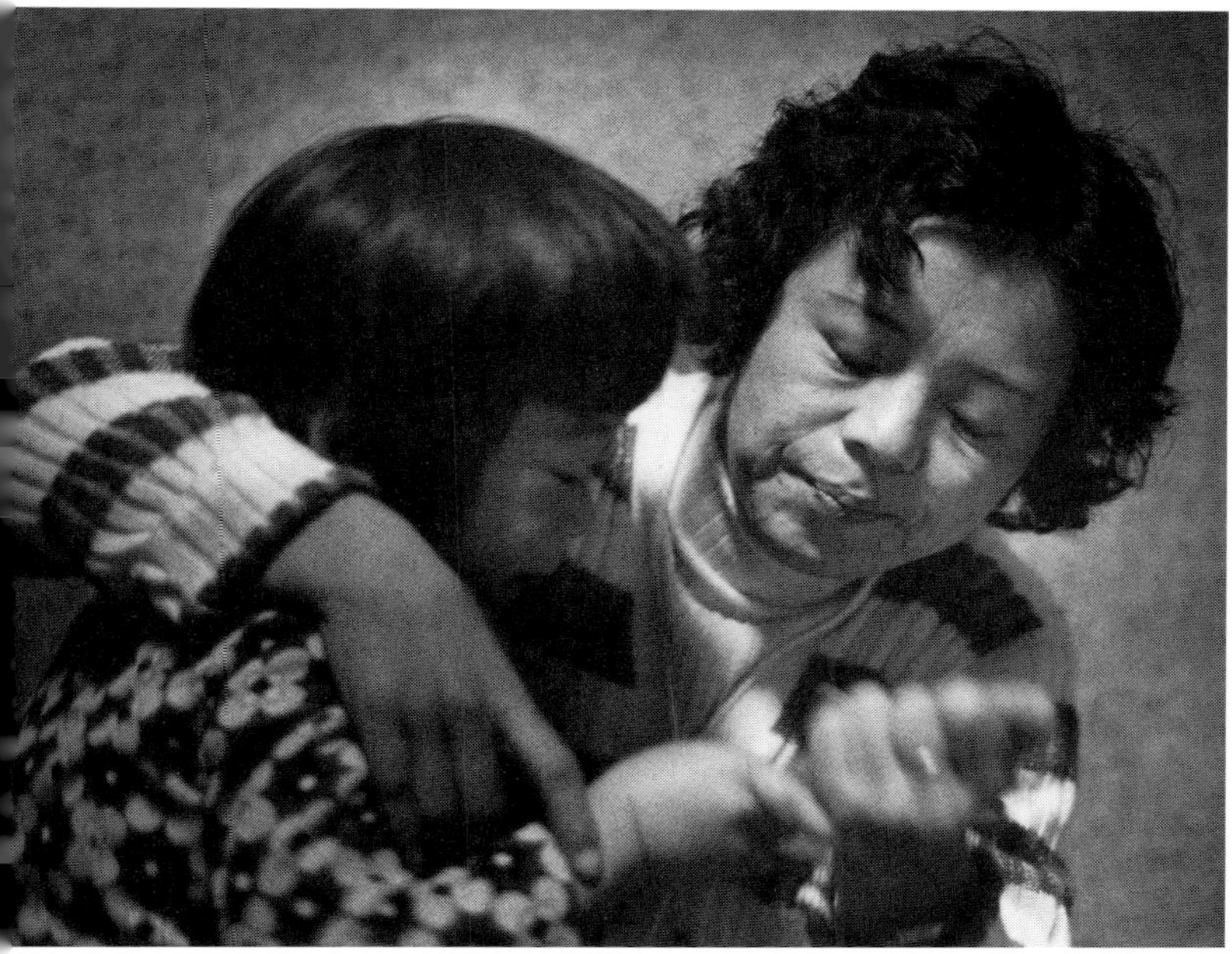

湯堂にて　1970年3月

坂本タカエさんは一七歳で発病し、長い療養生活ののち結婚し娘をもったが、水俣病を理由に離婚させられ、三歳の娘と暮らしていた。

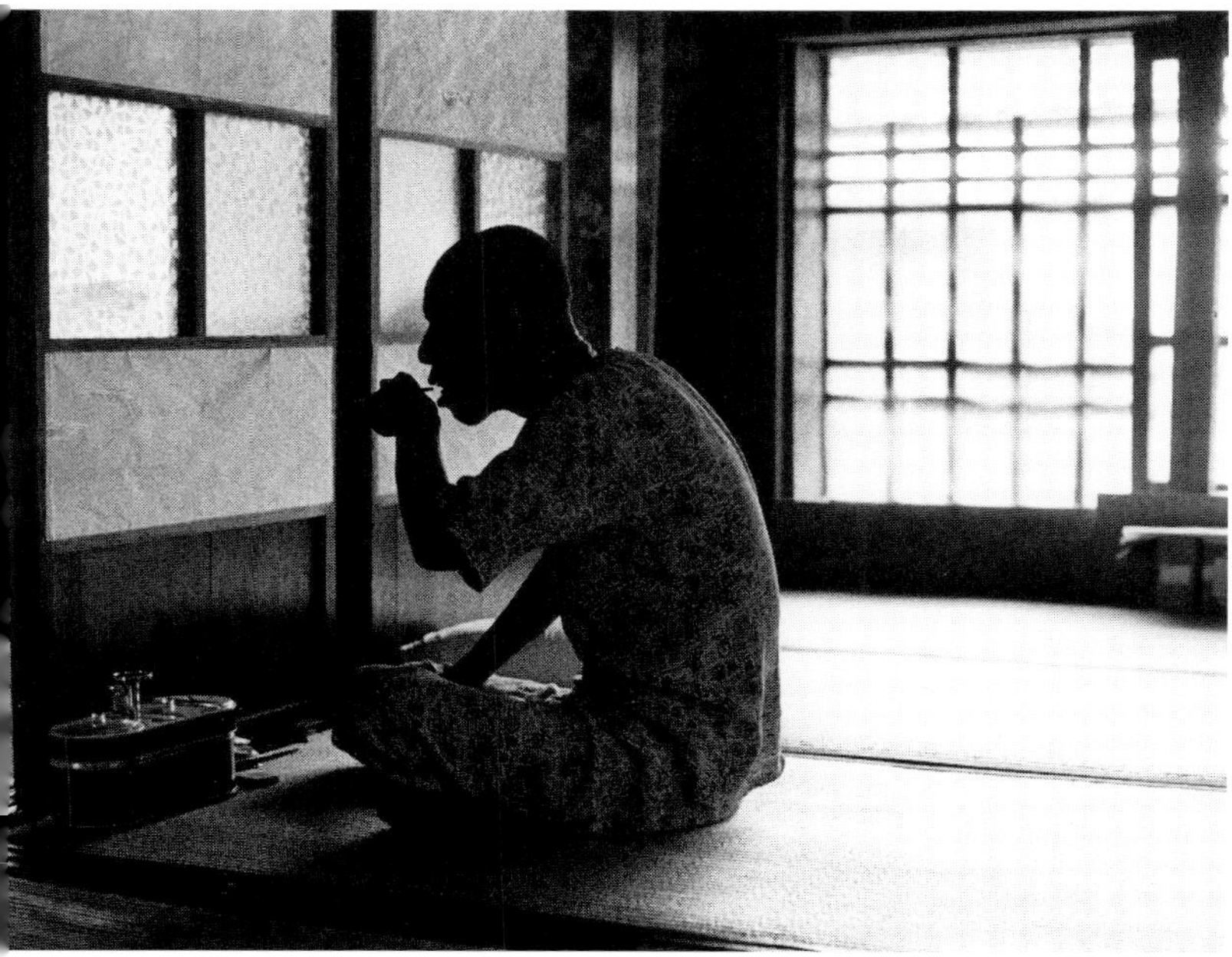

百間にて　1974年8月

タコ取り名人の尾上時義さんの弟、光雄さんは腕の良い床屋さんだったが、言語障害がひどくなり、手がふるえるようになって店を閉じた。その言葉は、長年連れ添った奥さんにしか解らない。

「生ける人形」と呼ばれ、その見開かれたままの美しい瞳が水俣病の悲惨さを象徴すると言われた患者、松永久美子さん。危篤状態と小康状態の中で生き続けた。五歳で発病し、その後一八年間、二一キロの体重と一四〇センチの身長は、ほとんど変わることがなかった。

寝返りひとつできず、澄んだ瞳は眠るときも開いたまま。入浴時にお湯をかけられると、かすかに声をあげたという。口に差し入れられた食物を嚙むのが唯一の反応だった。

逝去する三カ月前に肺炎を併発。呼吸困難のため気管を切開、鼻からチューブを通して生命を

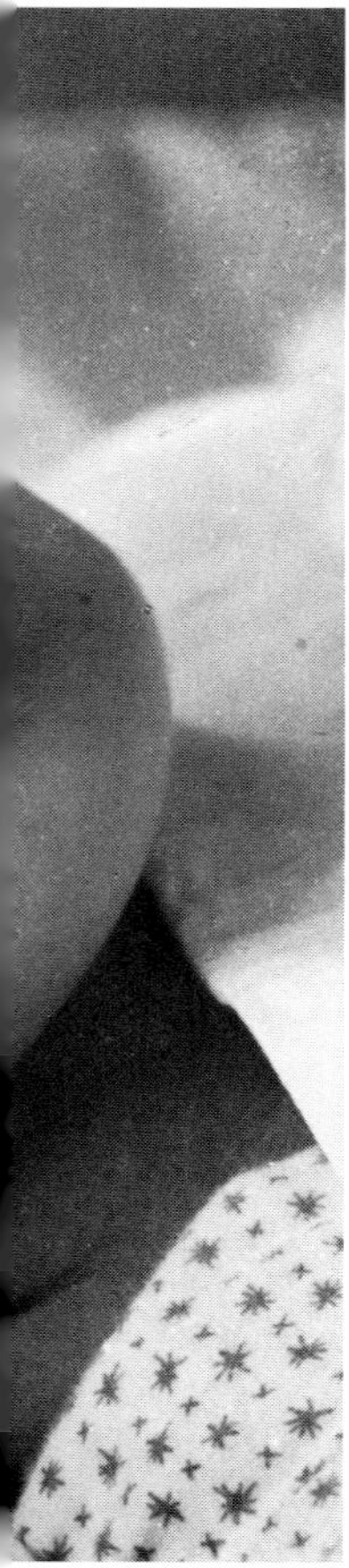

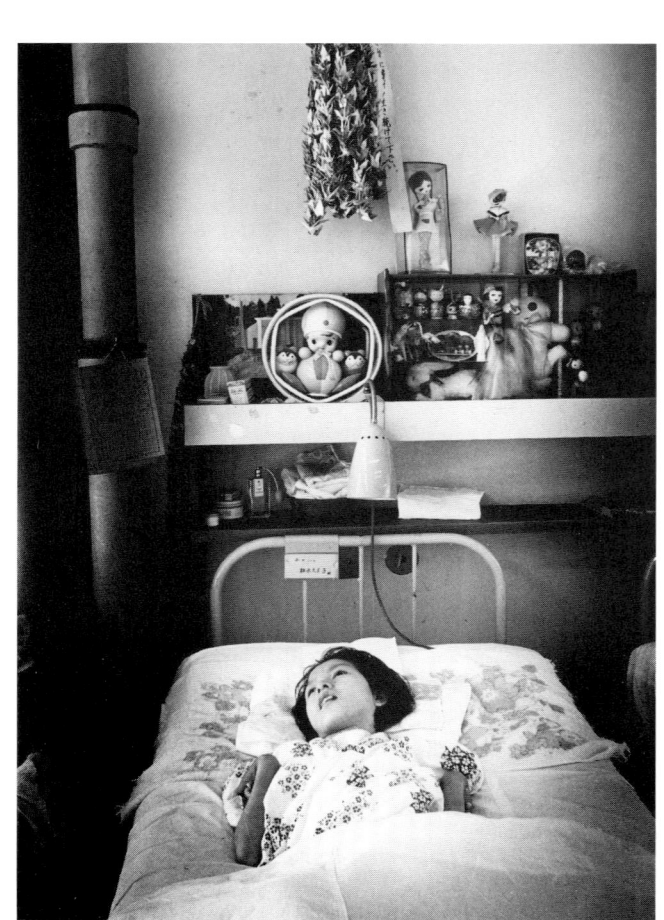

湯の児リハビリテーションセンター　1972年7月20日

保っていた。熱も下がって一時は落ち着いたが、容態が急変し、一九七四年八月二五日、静かに息をひきとった。ちょうど一〇〇人目の死者となった。

遺体は熊本大学医学部の武内忠男教授によって病理解剖された。「治療の研究に少しでも役立てば」という遺族の意思であった。

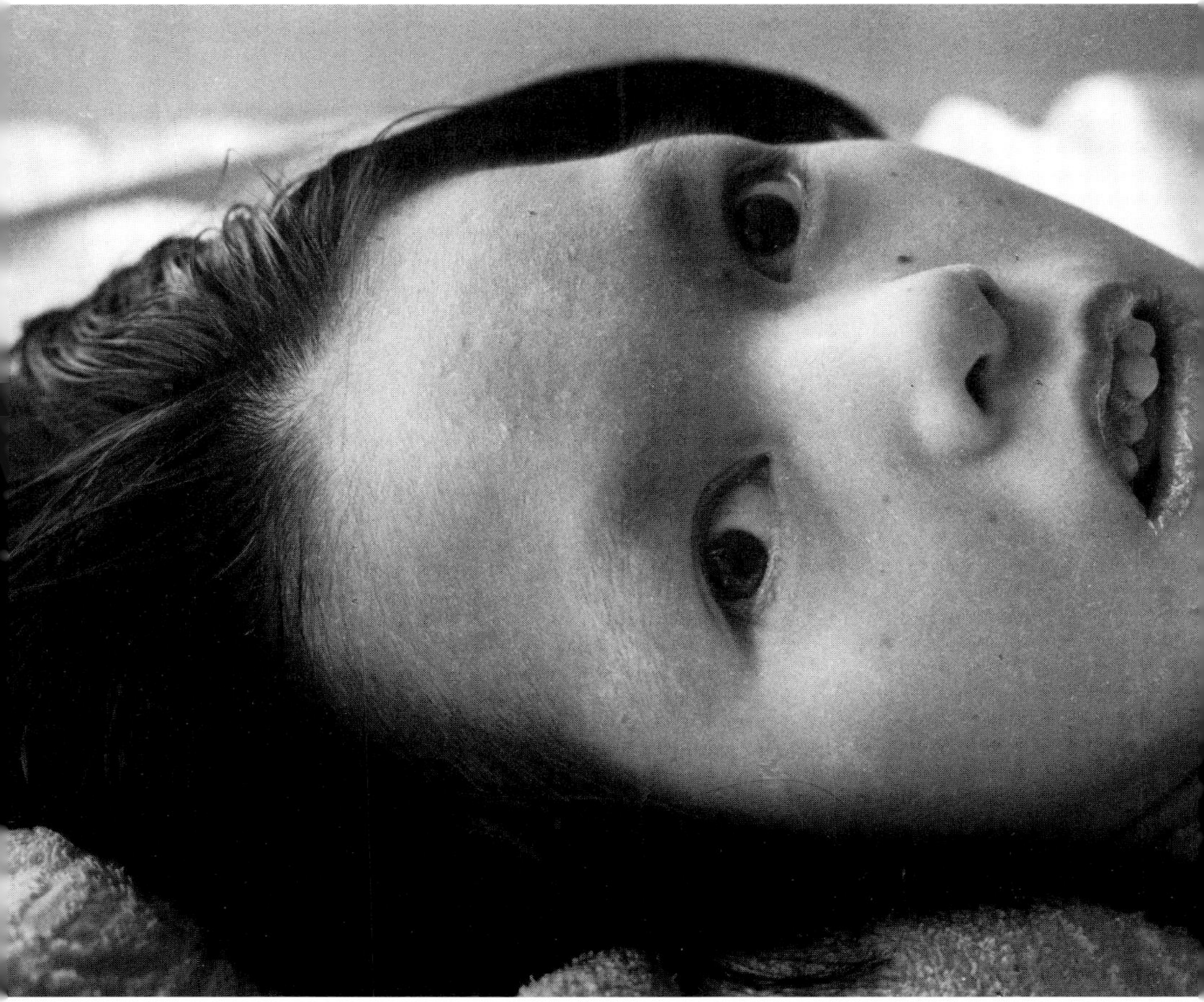

## 【解説 5】 患者たちの闘い

水俣病発見から三年後の一九五九年には、すでに被害民による闘いが展開されている。不知火海三〇漁協の漁民三〇〇〇人は操業中止を求めて水俣工場に押しかけ一〇〇人を超す負傷者を出しているし、患者たちは補償を求めて工場前で座り込みもした。しかし中央の世論は「辺境の遅れた漁民がたかが奇病に何を騒ぐか」といったふうで、革新勢力も日米安保条約改定を前に冷たかった。

チッソは原因を知りつつ通産省の協力を得てそれを隠し、困窮する被害民の足許を見て、大人一〇万円、子ども三万円の「お見舞い」で患者を黙らせメチル水銀の排出を続ける。

買い叩かれる魚。かさむ医者代。売られた娘も少なくなかったという。目の前の海の幸以外に食べ物はなかった。しかもここの魚はうまい。水俣病は静かに広がり続けて行った。

歳月をへて厚生省は、新潟県阿賀野川流域における第二水俣病発見を契機に六八年九月、熊本水俣病を初めてチッソによる公害と認める。翌年、患者多数派は補償問題を厚生省に一任するが、少数派二八世帯は訴訟に踏み切る。しかし傍聴だけで積年の憤懣はおさまらず、チッソ株主総会で初めてその心情を爆発させる。

この頃、もう一つの闘いが始まっていた。川本輝夫たち未認定患者は行政不服審査の申し立てによって、それまで重症者に限られていた患者認定基準を拡げ、患者として認められるとすぐさまチッソと交渉を開始。工場前に座り込んでもラチが明かないと見るや、支援者たちとともに東京本社を制圧して社長との徹夜談判に挑む。以後一年九カ月に及んで川本らは東京本社前に座り込み自主交渉闘争を続ける。

風向きは変わった。石牟礼道子の『苦海浄土――わが水俣病』六九年、土本典昭の映画『水俣――患者さんとその世界』七一年、原田正純の岩波新書『水俣病』七二年などもあって、世論は患者たちについた。七三年三月の勝訴判決の後、訴訟派と自主交渉派は合同でチッソとの交渉を続け、七月九日、年金・医療費も含めた人並みの補償を約束させる。

この数年間の患者たちの闘いは、この国におけるそれまでの運動や闘争とはまったく異なるものだった。政治家や弁護士、労組幹部などの「指導者」ではなく、自らの肉体に汗して働いていた患者家族が中核を担い前面に立った。彼らは株主総会やチッソ本社で、実は一度も「交渉」などしなかった。一人ひとりが日常の言葉で、耐えに耐えてきた辛酸の日々を語り、問うただけである。

このような患者たちも水俣の街では孤立した少数派のままだった。しかし、少数の先鋭化した闘いが、全国的な支援を得て状況を切り開く。しかもその中枢にいたのが、この国の最も伝統的な価値を持って社会の基層で生きてきた者たち。この数年間の水俣病闘争はそんな史上稀な光景を現出したのであった。

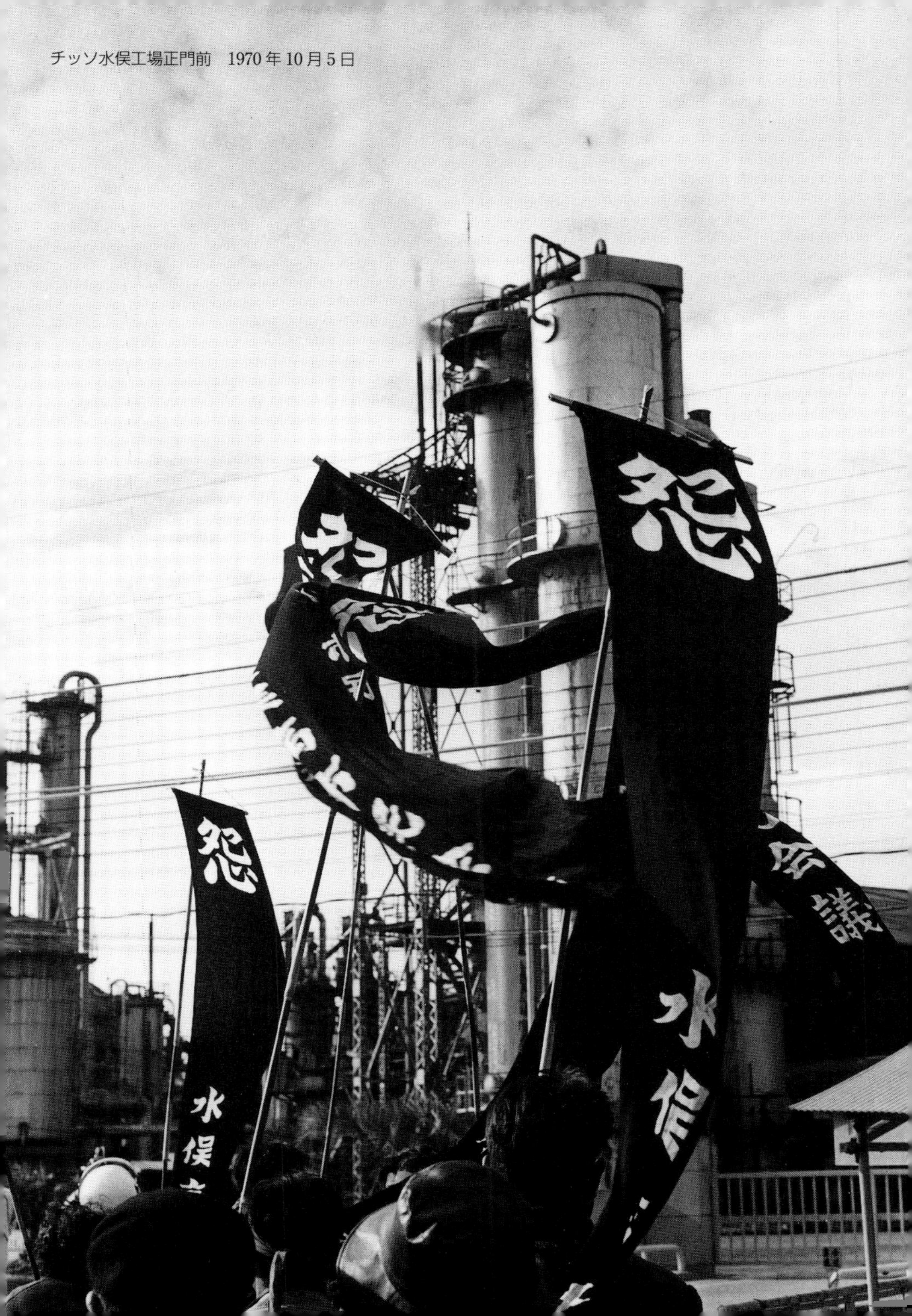


チッソ水俣工場正門前　1970年10月5日

# 闘う

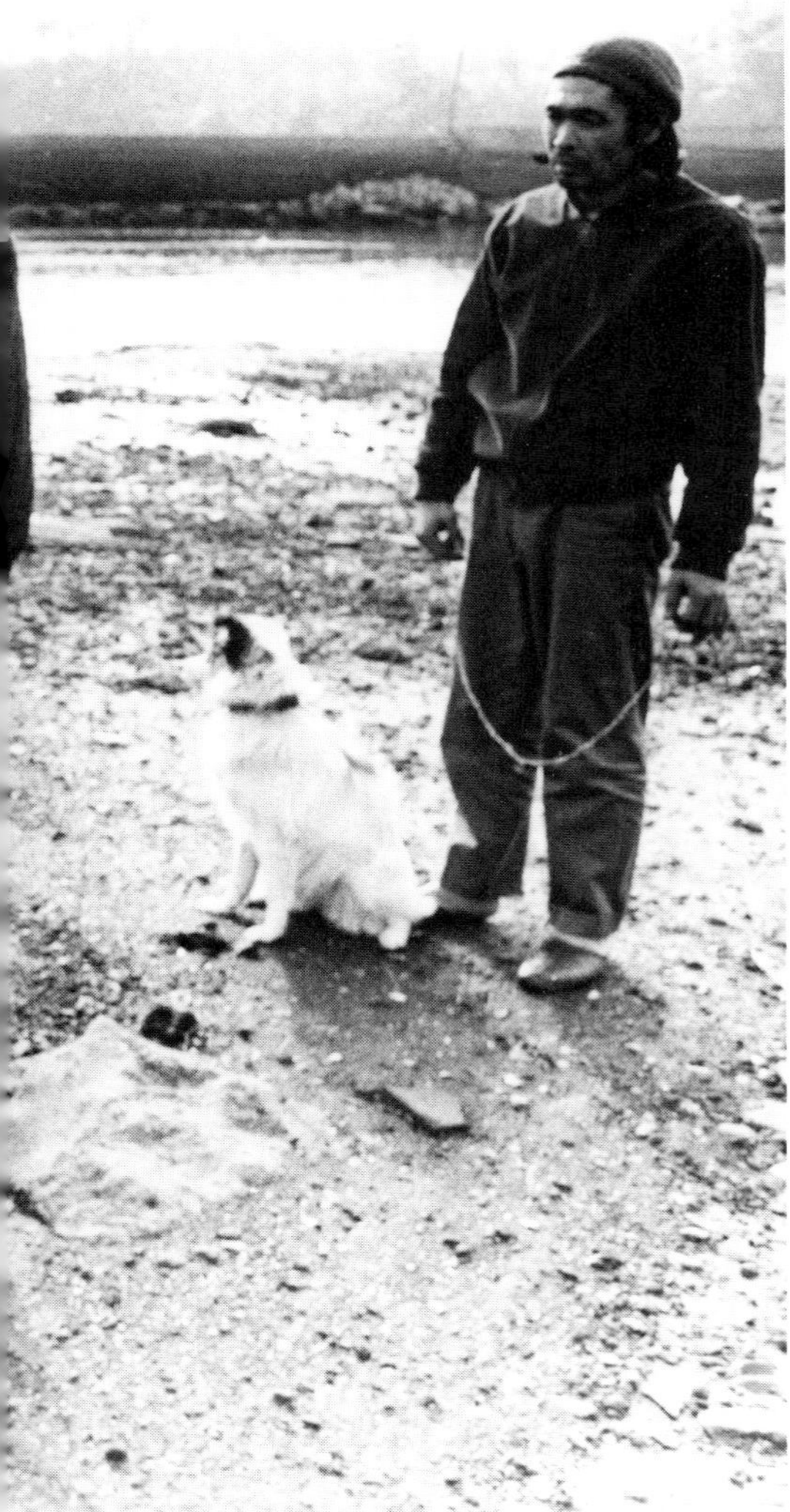

湯堂の波止にて　1972年12月

渡辺栄蔵さん、七四歳。亡妻、息子夫婦、孫三人とも水俣病。

一九六九年六月一四日、水俣病裁判提訴の日、原告団長として「今日ただいまから、私たちは国家権力に対して立ち向かうことになったのでございます」と語った。水俣という町でチッソ相手に闘うためには、そんな決意が必要だった。

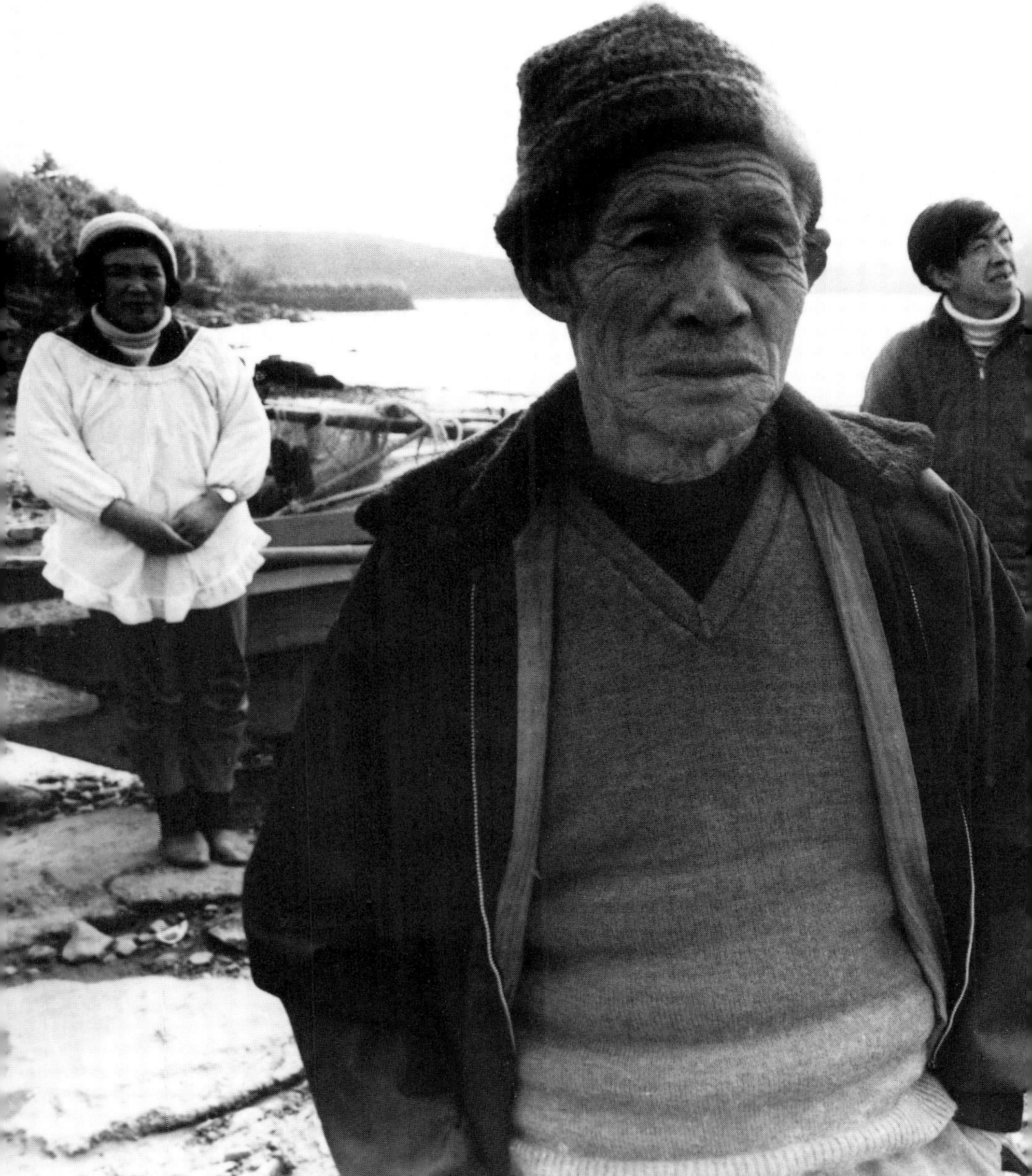

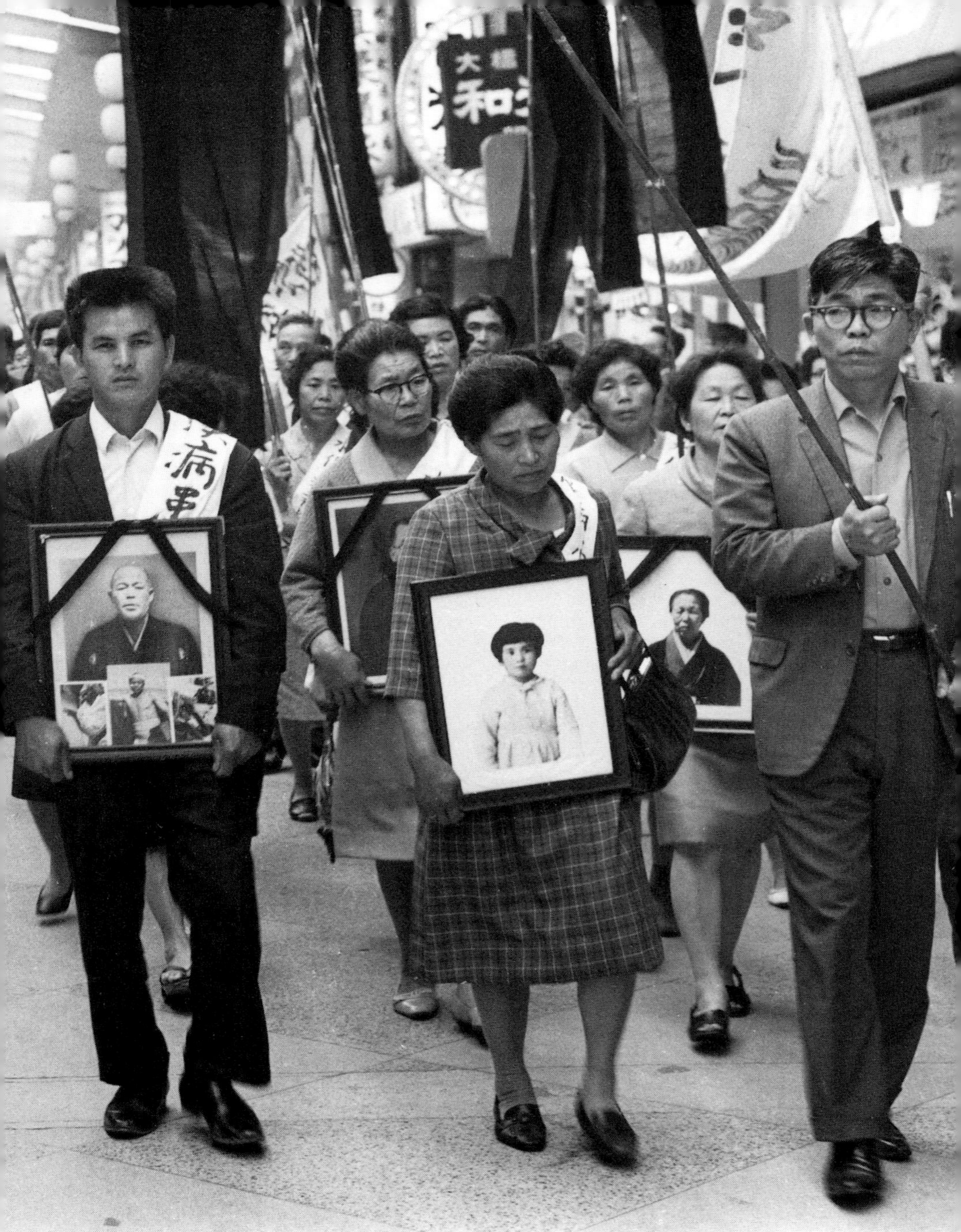

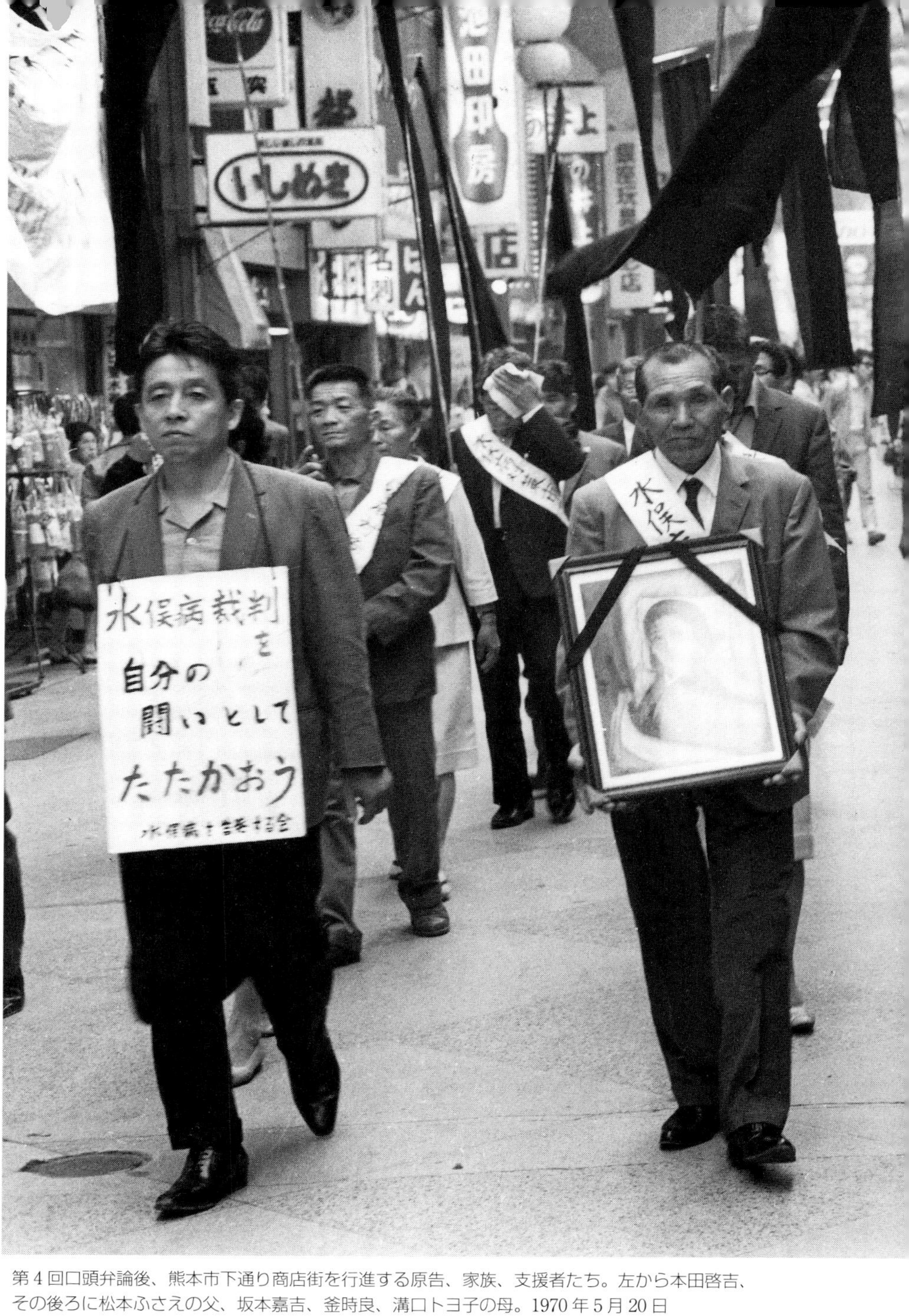


第 4 回口頭弁論後、熊本市下通り商店街を行進する原告、家族、支援者たち。左から本田啓吉、その後ろに松本ふさえの父、坂本嘉吉、釜時良、溝口トヨ子の母。1970 年 5 月 20 日

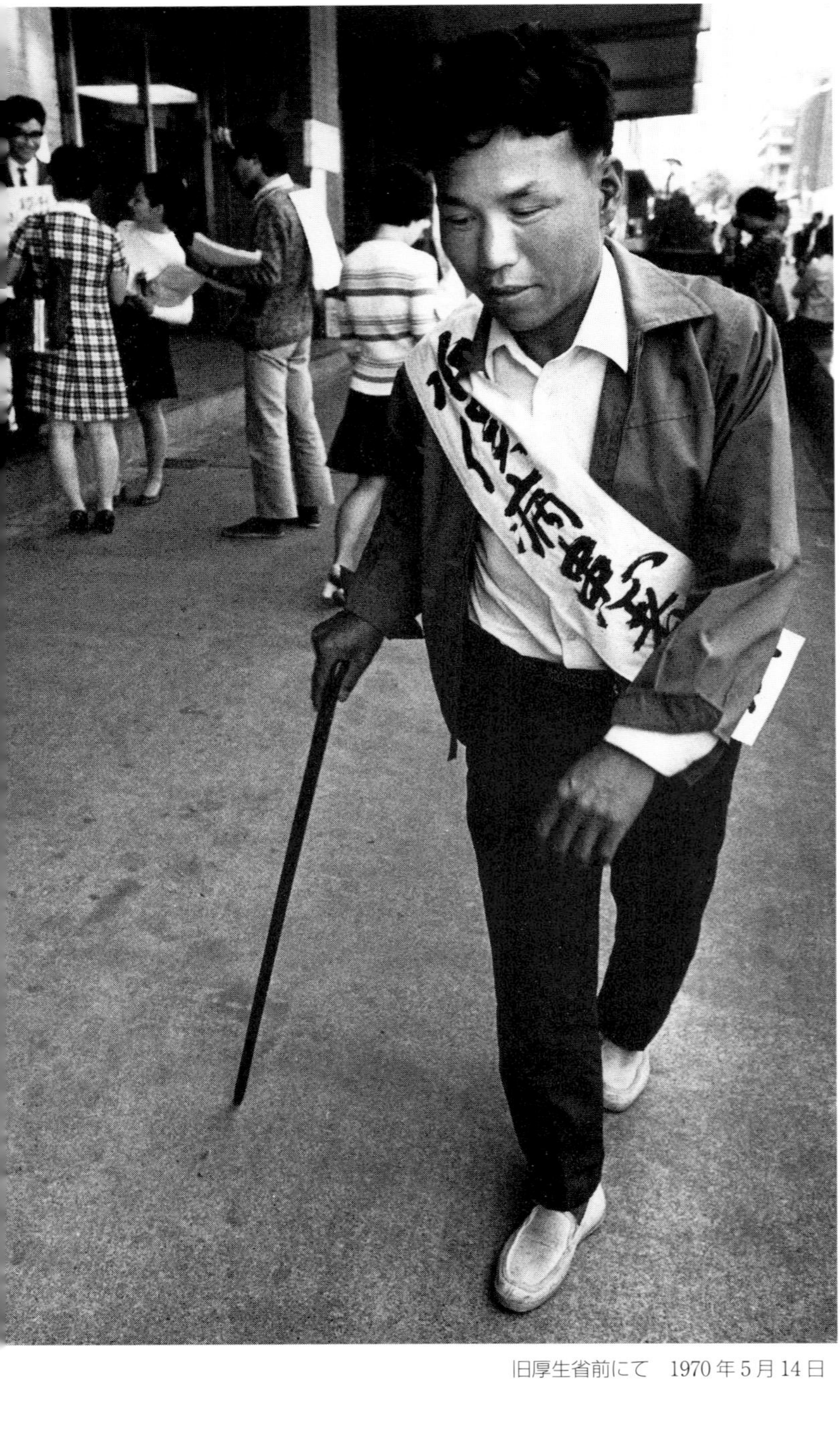

旧厚生省前にて　1970 年 5 月 14 日

すぐ近所に住んでいた浜元二徳《つぎのり》さん。兄とも慕う存在で、よくどこでもついて行った。このころはまだ杖を手に歩けたが、現在は車椅子生活。ストックホルム、カナダ（私も同行した）、ケニアと、杖と車椅子で歩きつづけた。

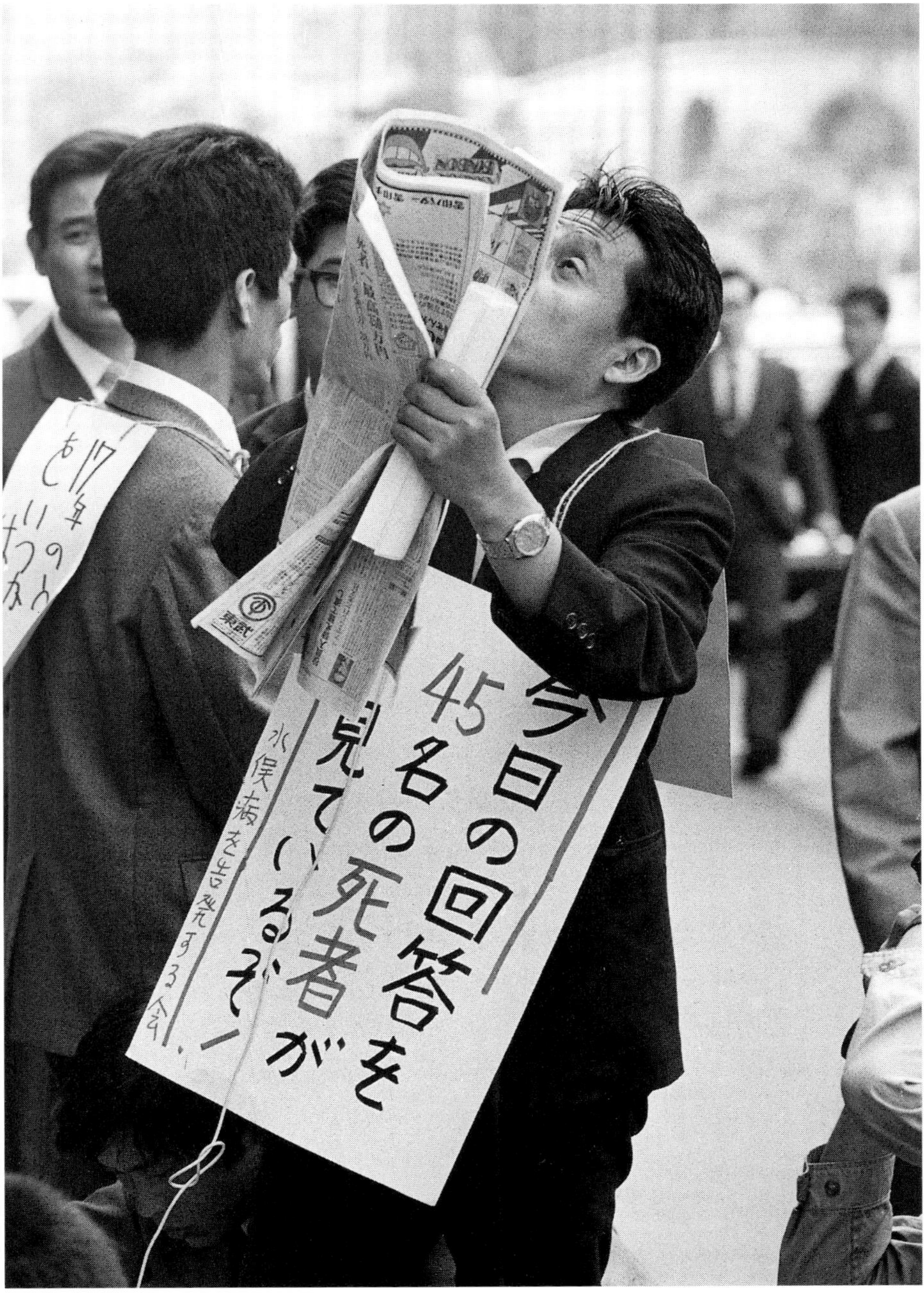
今日の回答を
45名の死者が
見ているぞ！
水俣病を告発する会

厚生省庁舎前で、「厚生省は企業育成省と名前を変えろ！」と叫ぶ、
「水俣病を告発する会」代表の本田啓吉さん　1970 年 5 月 25 日

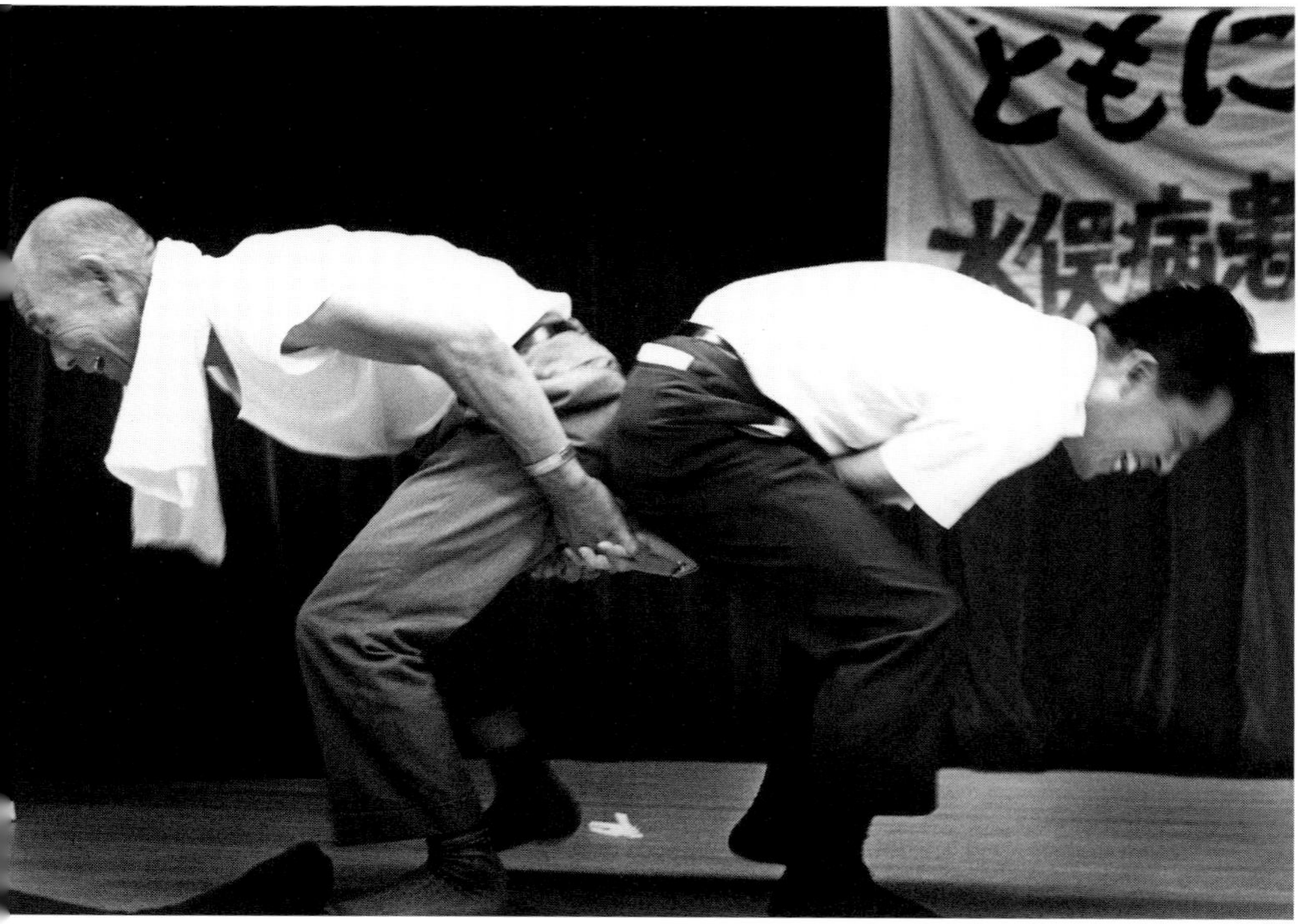


熊本市の交通センターにて　1970年7月9日

第五回口頭弁論の前夜、東京から熊本に支援者の巡礼団がやってきての大交流会。患者、家族、支援者が一体となって盛り上がる中の、尾上時義さんと本田啓吉告発代表との余興の一コマ。この時期、全国に支援団体が次々と生まれ、「告発する会」は二九団体にもなった。

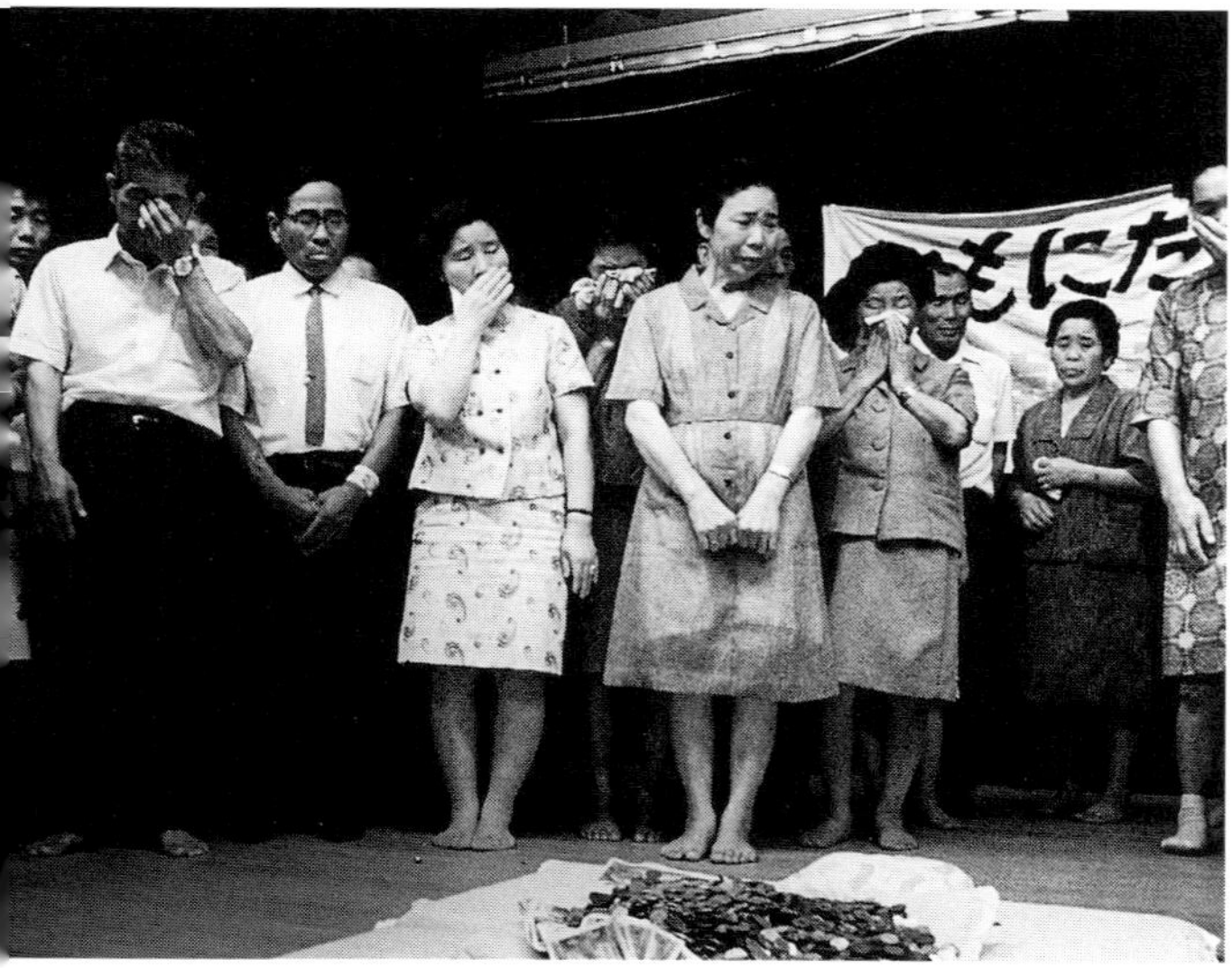


砂田明一行の「巡礼団」が集めた653,144円のカンパを前に

視野狭窄がひどい牛島のじいちゃんは、一九四四年に熊本の郊外から茂道に住み着いた。タコ、ボラ、ナマコなどを「食いも食いよった」。

そのじいちゃんが支援者との交流会で、「私にも喋らせてハイよ」と、こんな話をした。

「わしはここに来とる者《もん》は全部、バカばっかりじゃと思う。わしがこう言うたからて腹《はら》かかんごつしてハイよ。なぜかならば、ほんにあん遠か所からわざわざ裁判ば見に来たり、名前も知らんで手紙もやらす、カンパばやらす。水俣ん如《ご》たっ所まで来て、手伝いはさす。これをバカち言うか利口ち言うか、考えてみればすぐわかる。ばってんな、わしはバカが好く。世の中はバカと利口がおるが、わしゃほんにバカが好く」。

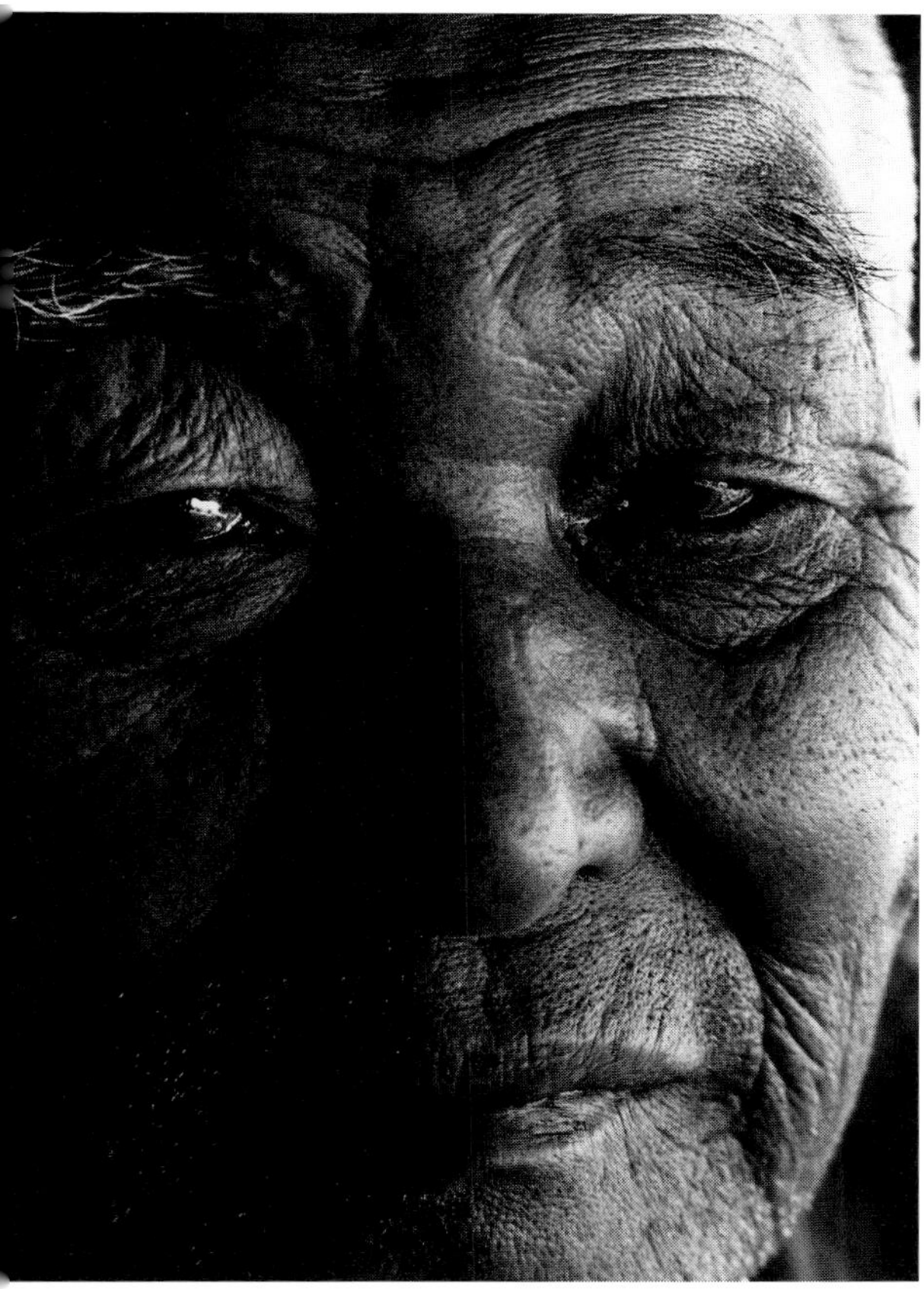

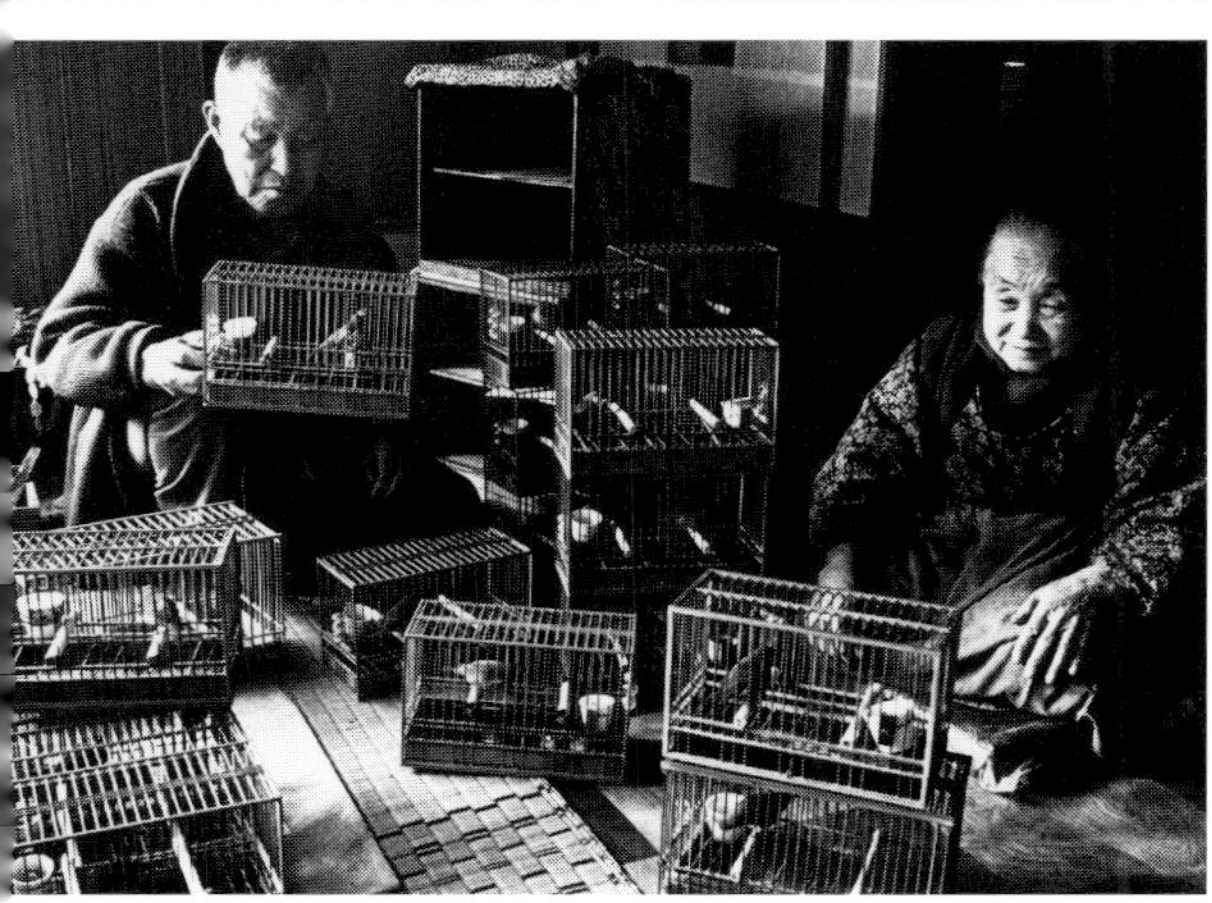

茂道にて　1970年12月

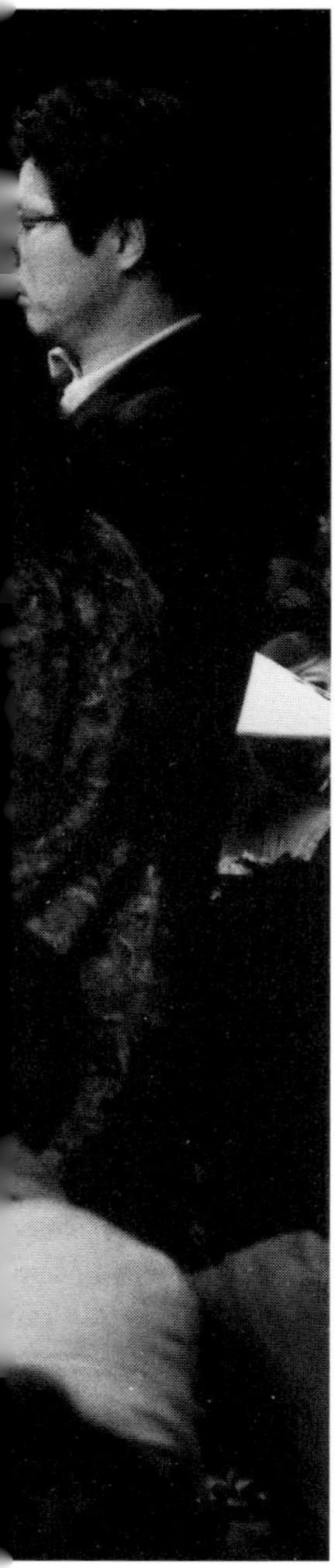

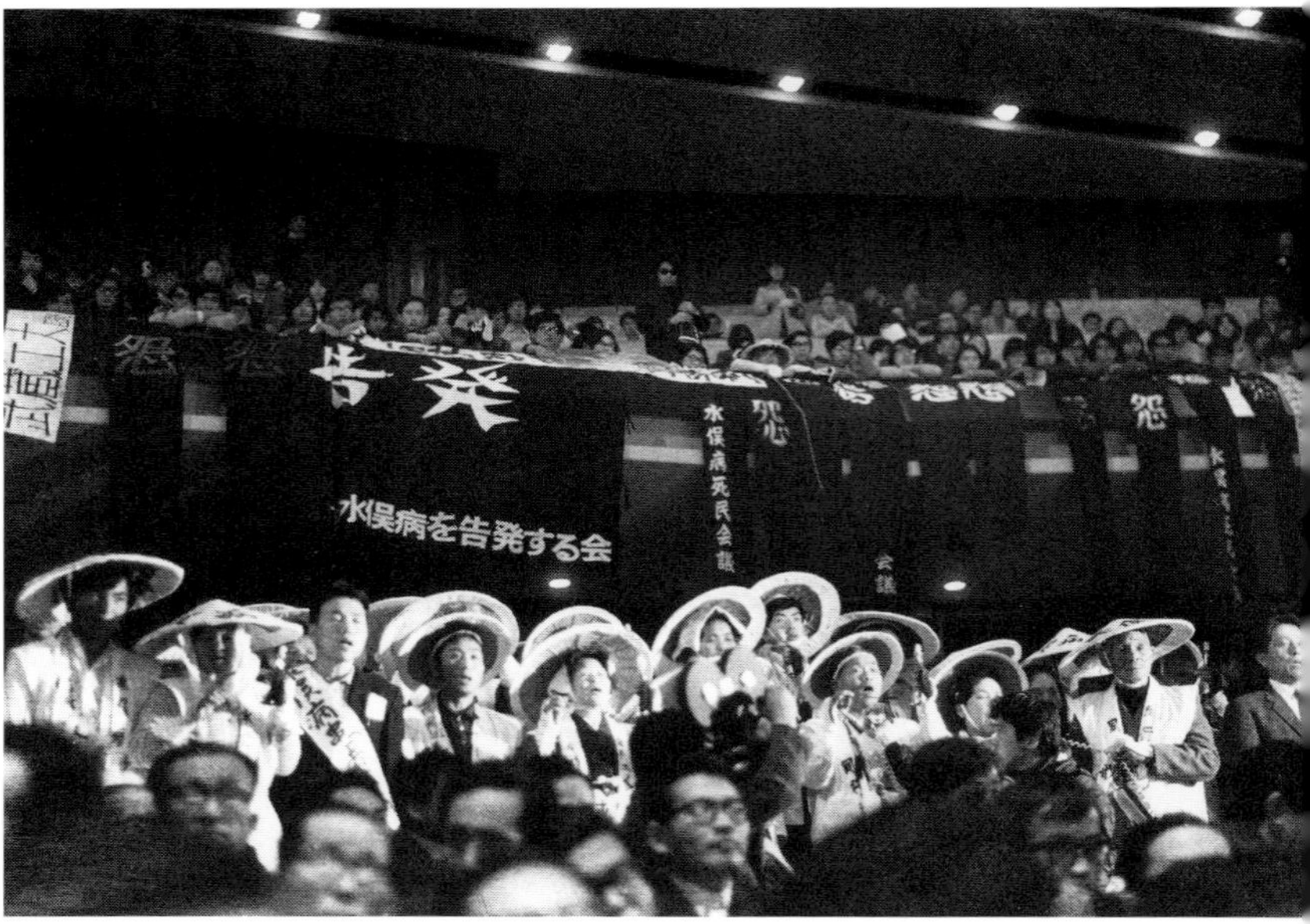


大阪厚生年金会館でのチッソ株主総会　1970年11月28日

社長との直接対話を求めていた患者たちは、告発する会の「一株運動」に助けられ、多くの支援者たちとともに株主総会に出席する。それは水俣から博多、広島、大阪へと、位牌を胸にしての旅となった。

一九七〇年一一月二八日、大阪でのチッソ株主総会は、患者、家族、支援者、市民で埋まった。声を揃えて唱える御詠歌は途中から涙声になり、ふりしぼるように続いた。しかし総会を早く終わらせようとした会社側に対して、場内は騒然となる。壇上に駆け上がる患者、支援者たち。

「親を返せ！」と肉親の位牌を突きつけられて、その激しさに江頭豊社長は思わず土下座する。「両《りょう》親《おや》じゃ、両親を殺したんじゃ。お前も人の親じゃろ。親が欲しい！　この気持ちがわかるか！」と叫ぶ浜元フミヨさん。

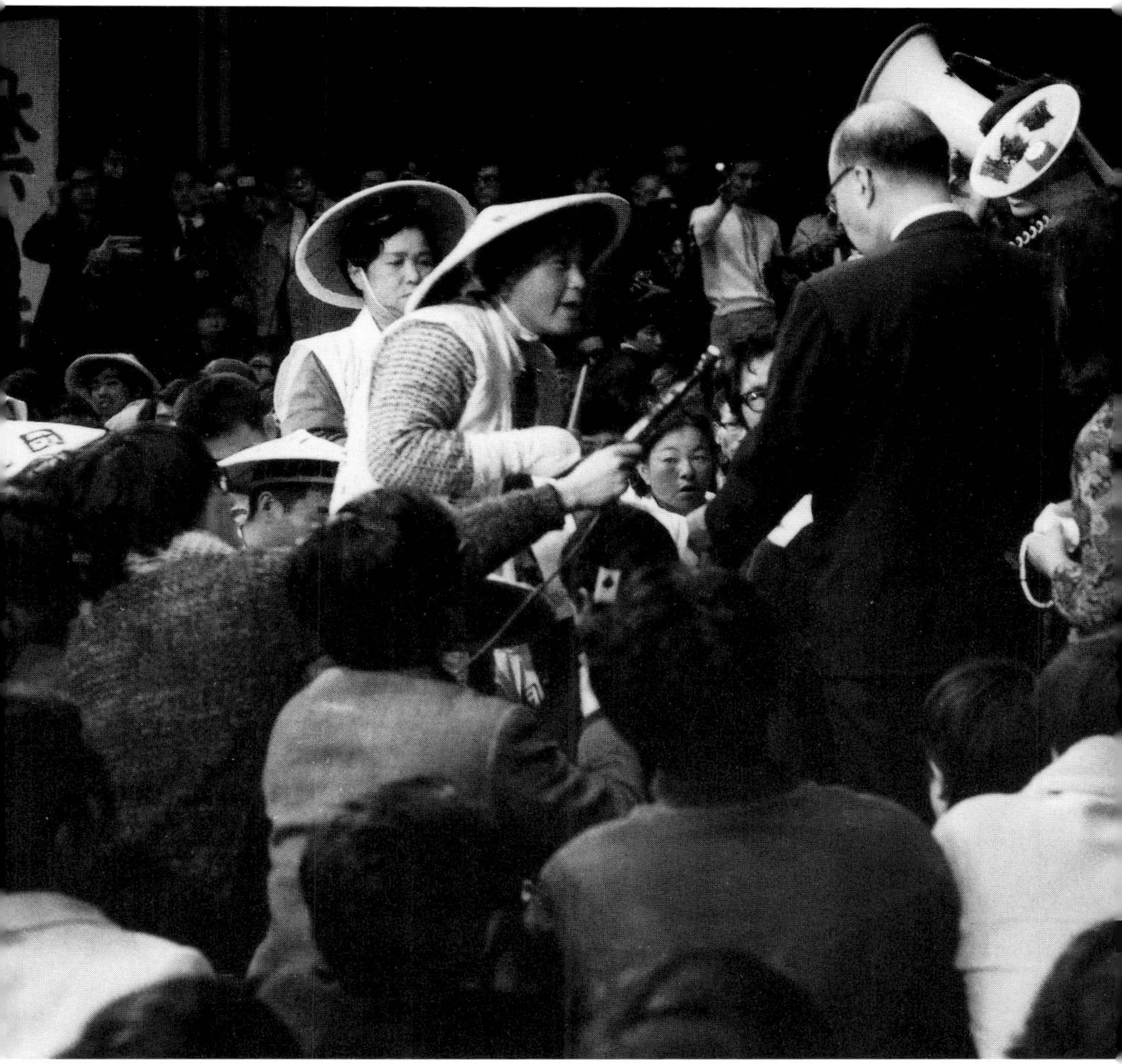

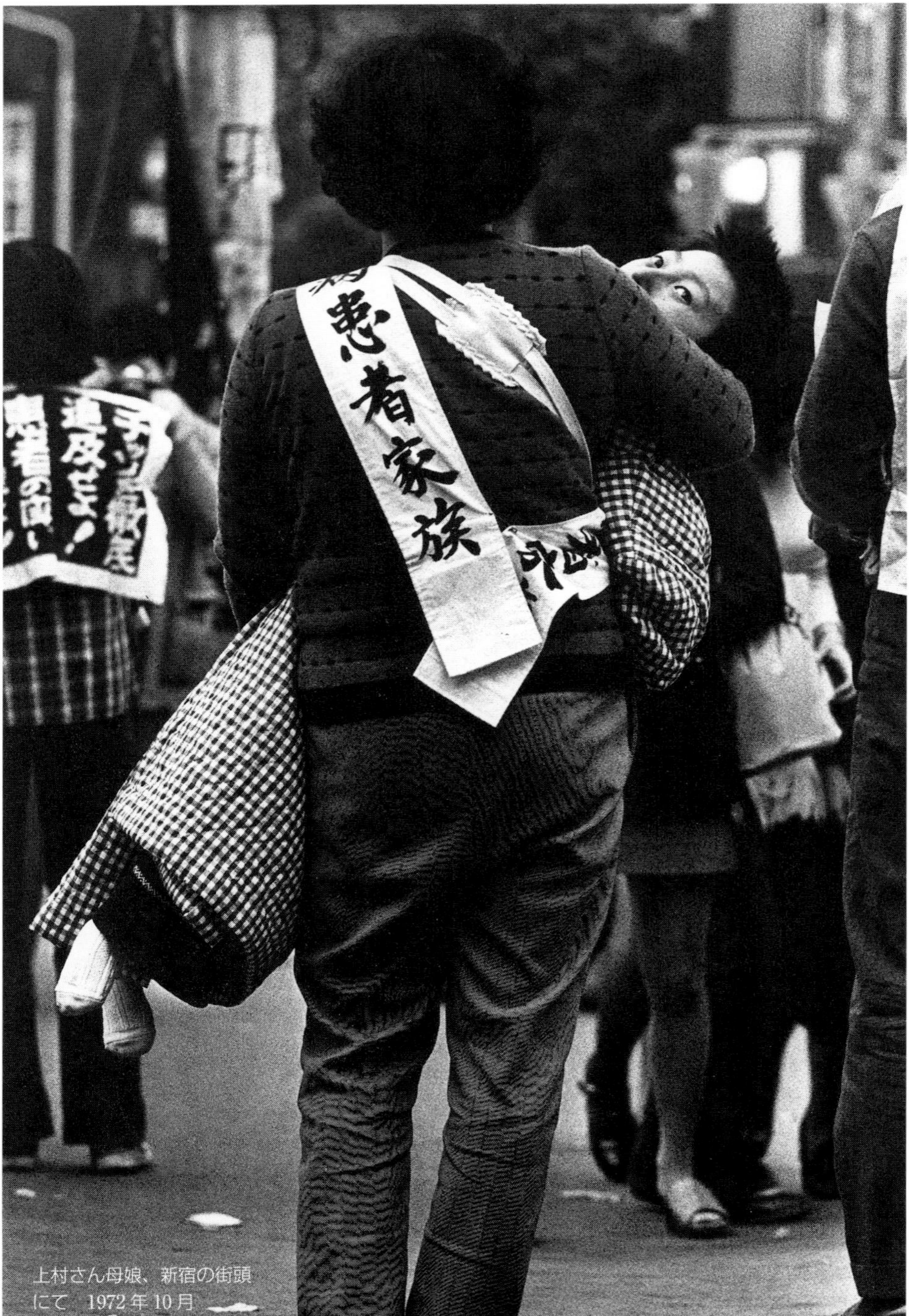

上村さん母娘、新宿の街頭にて　1972年10月

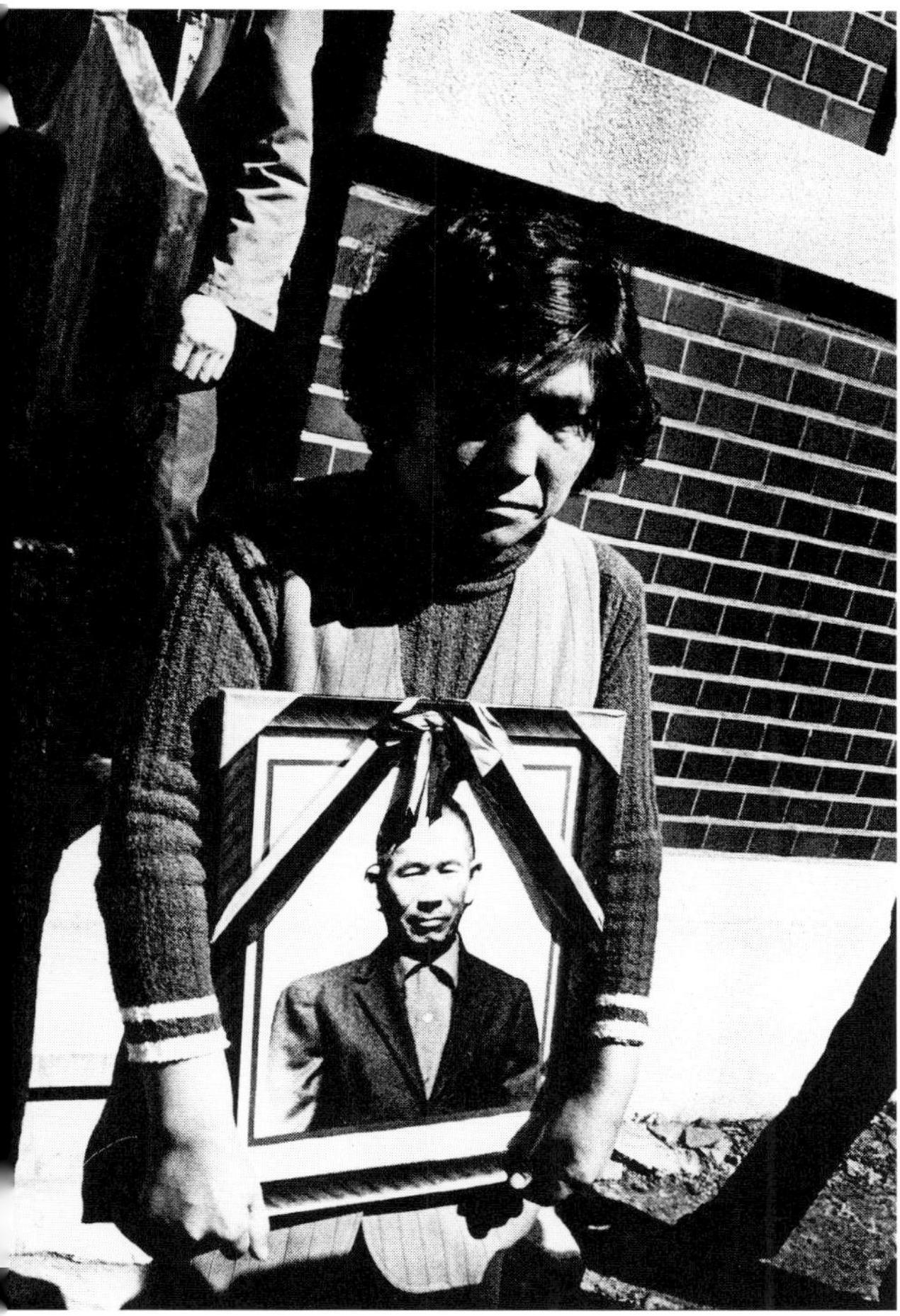

熊本地裁、結審の日　1972 年 10 月 14 日

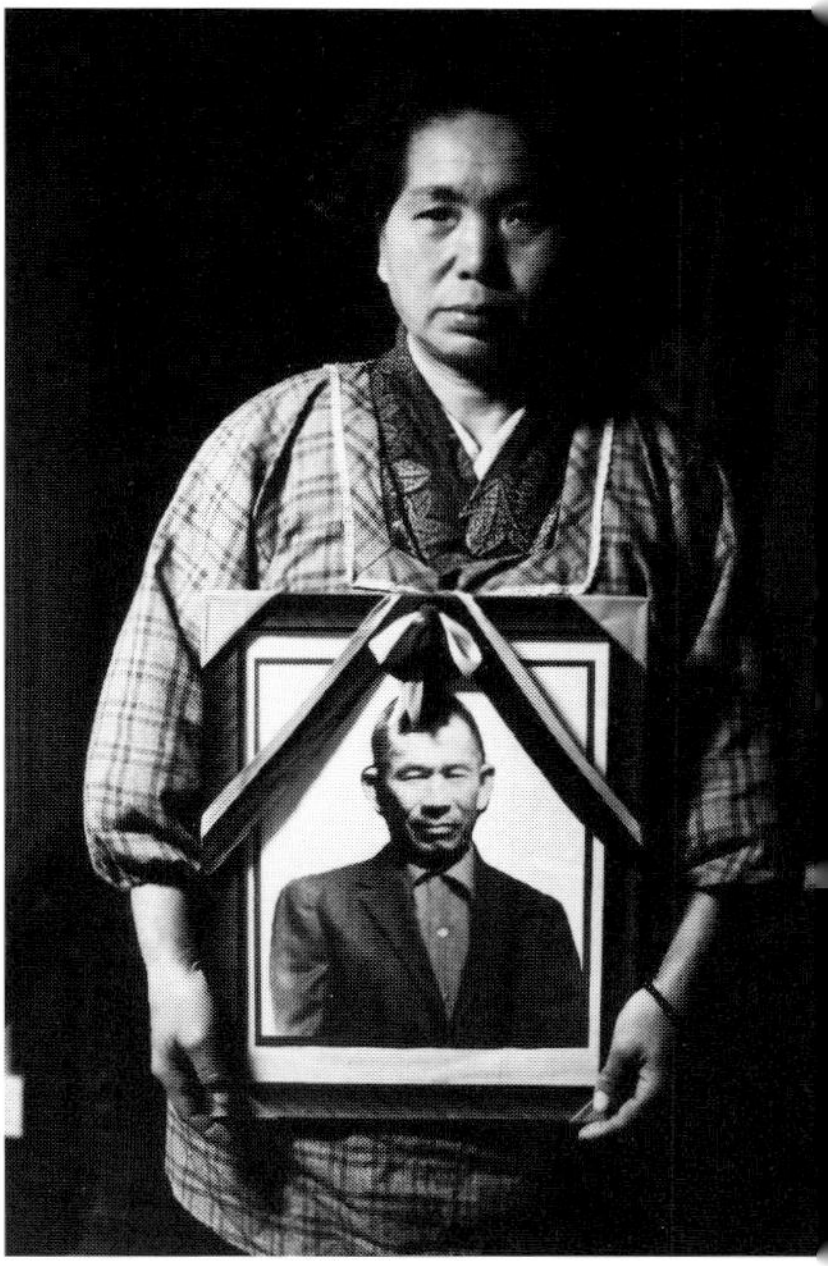

茂道の患者・杉本トシさんは、夫の進さんを亡くした後、遺影を狂ったように拝んでいた。娘夫婦も続いて発病。

父の遺影を持って娘の栄子さんは裁判に臨むが、その提訴を決断したのは進さんその人であった。進さんは、二四ページの杉本家の五人兄弟の、祖父にあたる。

美しい牧島《まきしま》の入江の向こうは御所浦本島。その美しさ静けさゆえに、長い間世間の目から隠されてきた。熊本県衛生研究所が一九六〇年から三年かけて、不知火海沿岸住民二〇〇〇人の毛髪水銀量を調査したことが明らかにされた。その中に、九二〇ＰＰＭというけた外れの水銀が検出された松崎ナスさんがいた（行政さえ五〇ＰＰＭで発症の可能性があるという）。調査時多くの人は目的も知らされず、やみくもに協力させられたという。ナスさんの発病は調査より前の五八年七月。九年後の六七年七月二一日、手足をけいれんさせ、狂死した。辺りに点在する墓の下にも、ナスさんと同じようにのたうちまわり、人知れず死んでいった人々がいたのではと思うと、背筋が寒くなってきた。

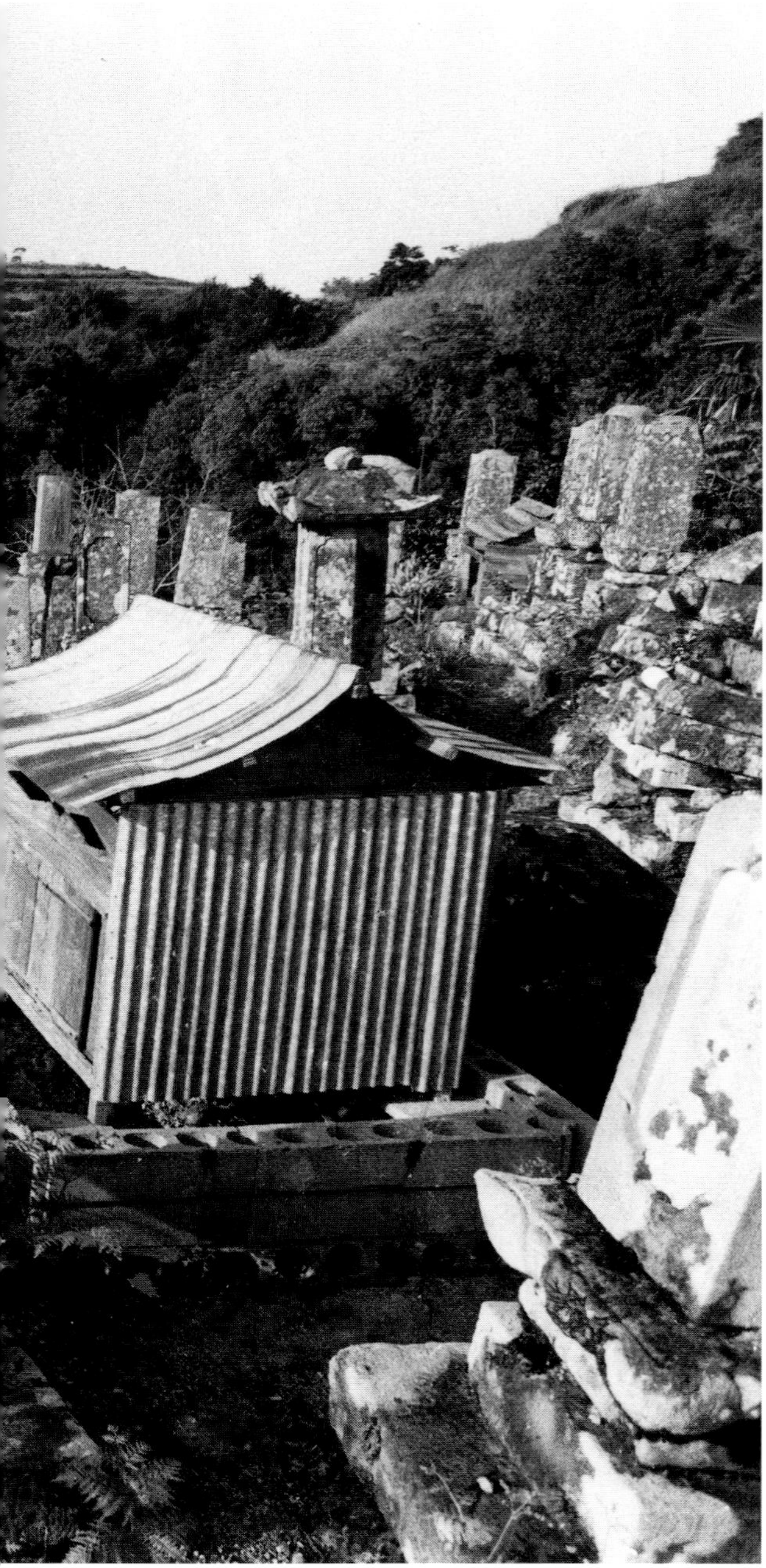

天草御所浦の離島、牧島　椛《かば》の木部落の墓地　1971 年 5 月

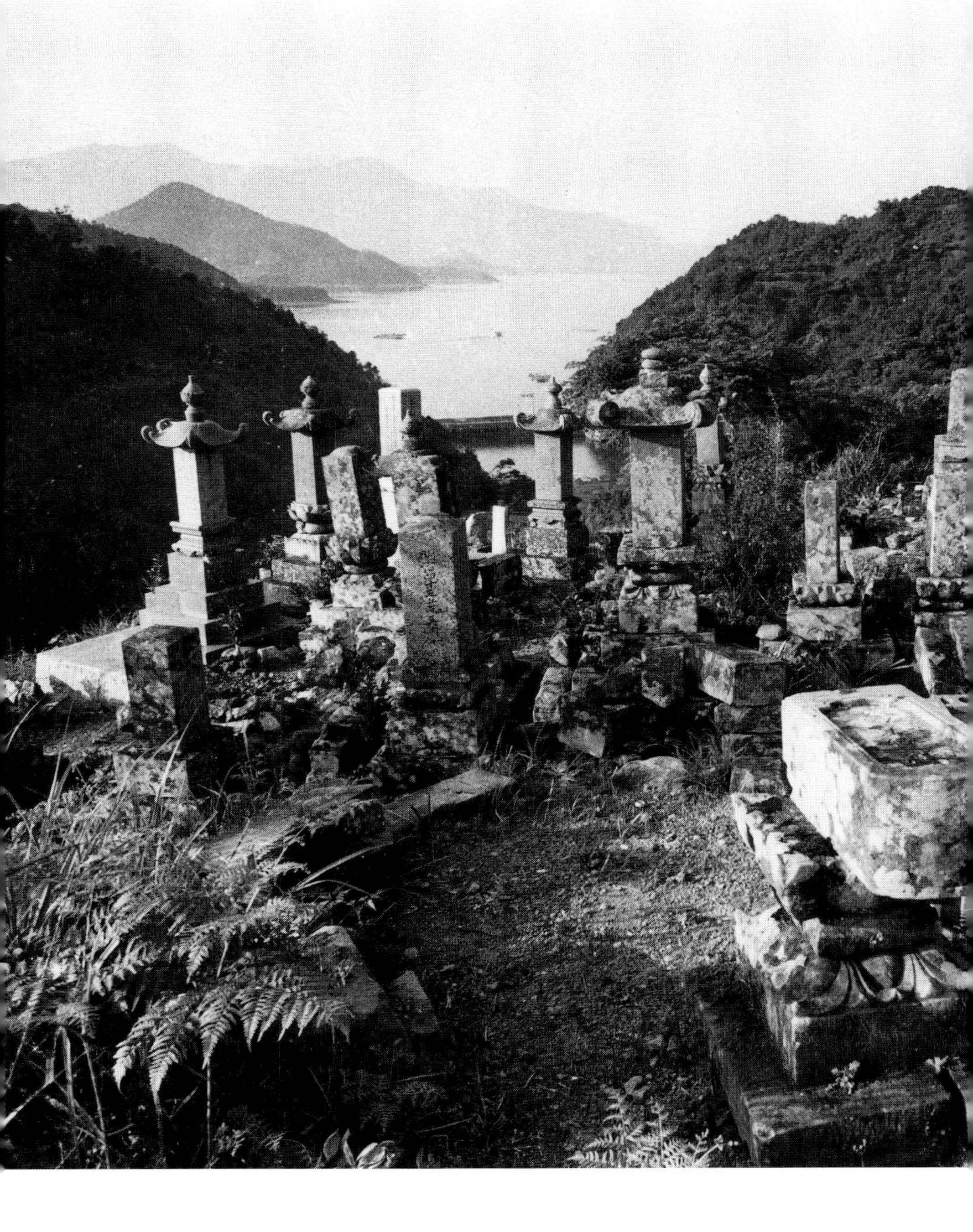

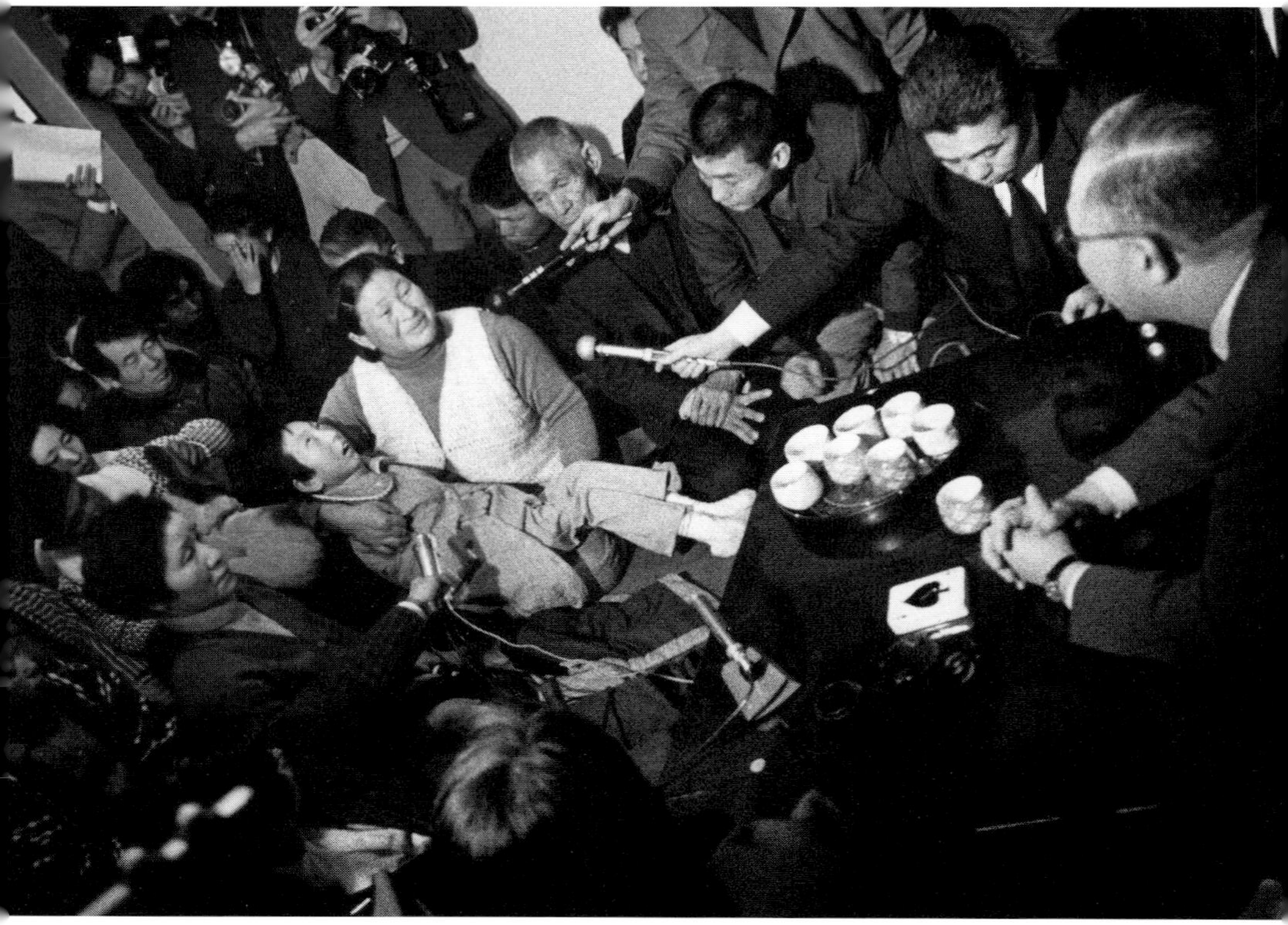

月浦にて　1972年2月27日

「こん娘が水俣病です。こん娘の将来に何があるでしょうか」と笑顔で、しかも涙ながらに訴える上村良子さん。現地視察に来た大石武一環境庁長官は、じっと目を伏せて聞き入った。

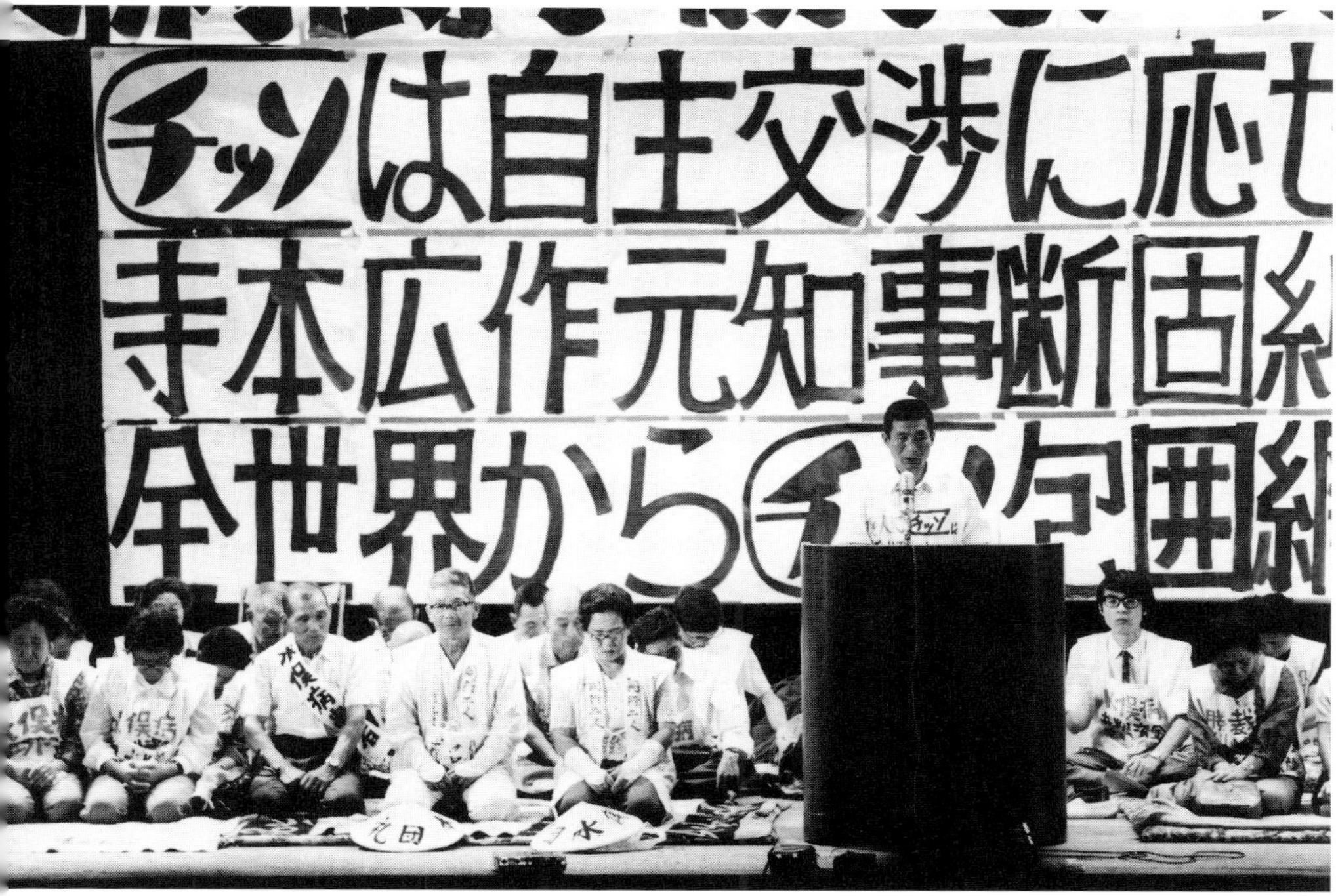


「水俣病闘争勝利！　東京集会」　1972 年 6 月 25 日

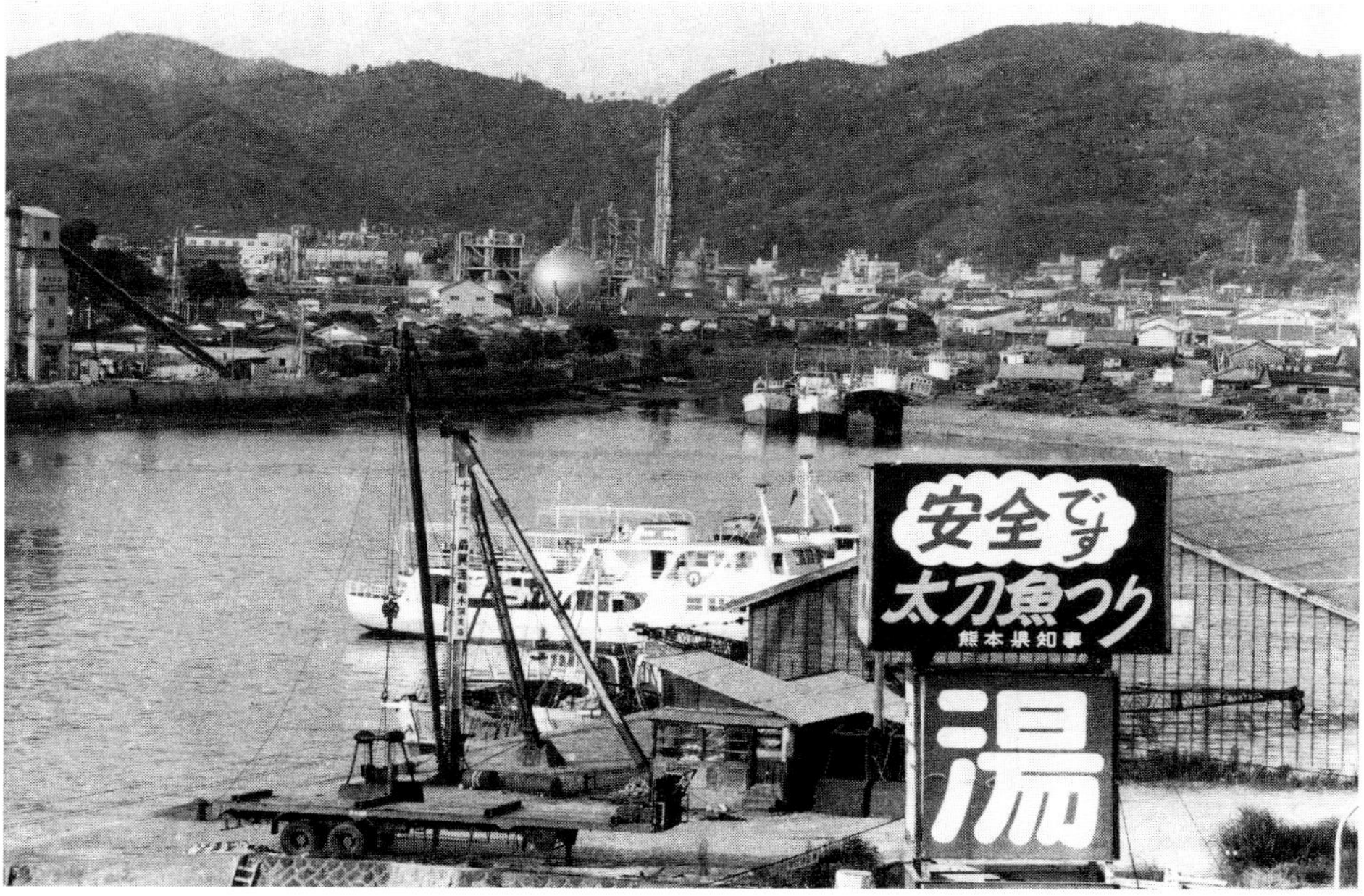


突然、湯の児観光協会が立てた「安全宣言」の看板は、患者たちの反発を招いた。1973 年

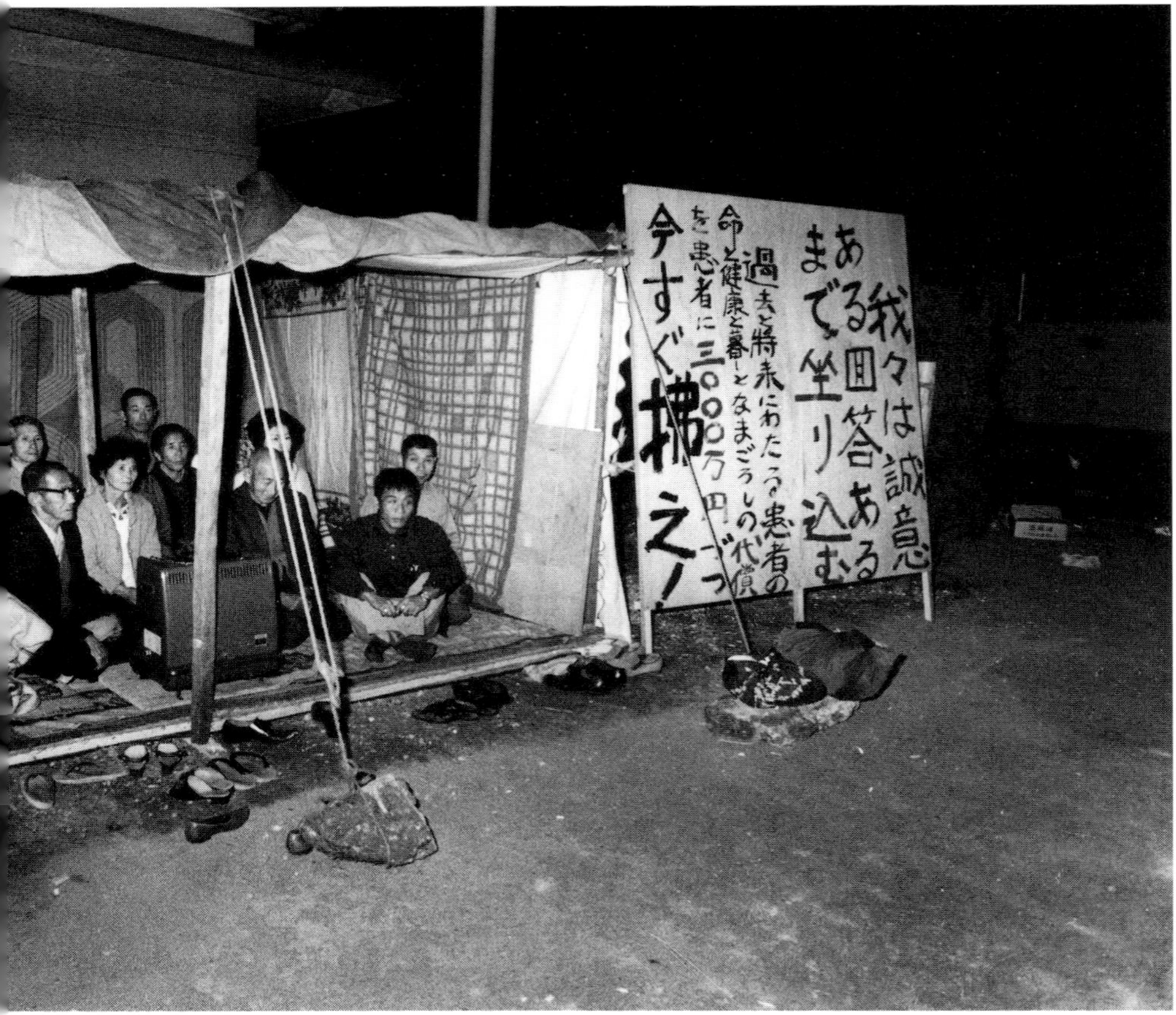
我々は誠意
ある回答ある
まで坐り込む
過去と将来にわたる患者の
命と健康と暮しとなまごろしの代償
を患者に三〇〇〇万円ずつ
今すぐ払え！

チッソ水俣工場正門前　1971年11月1日

裁判が続く一方で、新たに認定された患者・川本輝夫さんたちはチッソに「相対《あいたい》」の話し合いを求めた。それが拒否されると水俣工場前に座り込み、いわゆる「自主交渉闘争」を始めた。まだ出てきていない患者の存在をも視野に入れたぎりぎりの闘いの開始だったが、一見健康に見える患者たちのチッソに対する実力行使は人々の驚きを呼び、「会社を潰す気か」という戸惑いと怒りが町に広がった。

自主交渉派への市民の反発はすさまじかった。「愛される患者さんになりなさい」とのビラが撒かれ、それに対する患者たちの反論、さらにそれへの反論と新聞折り込みビラが連日のように出て、町は二分されていった。

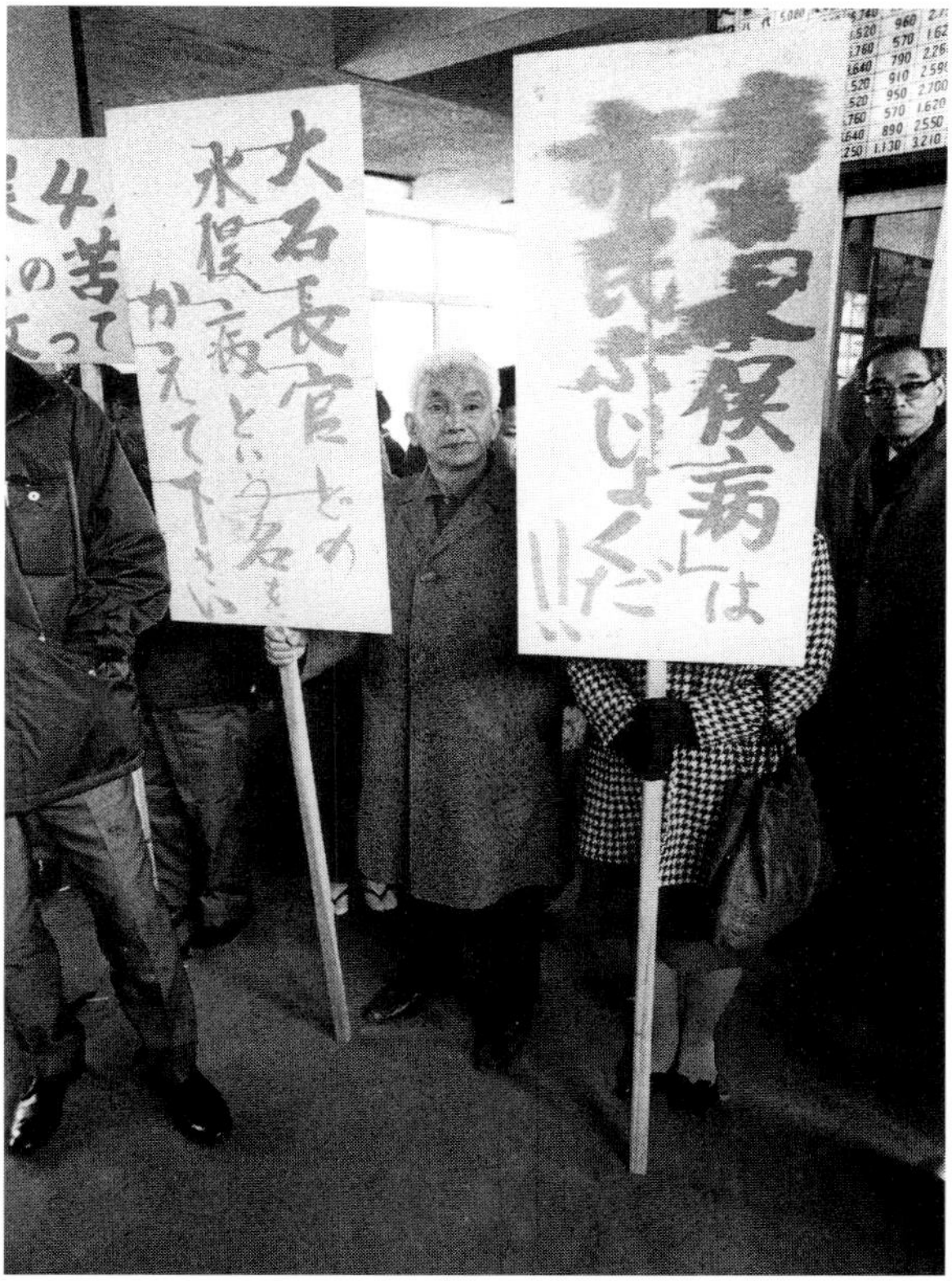
大石長官どの
水俣病という名をかえて下さい
保病は
!!

水俣駅　1972年2月27日

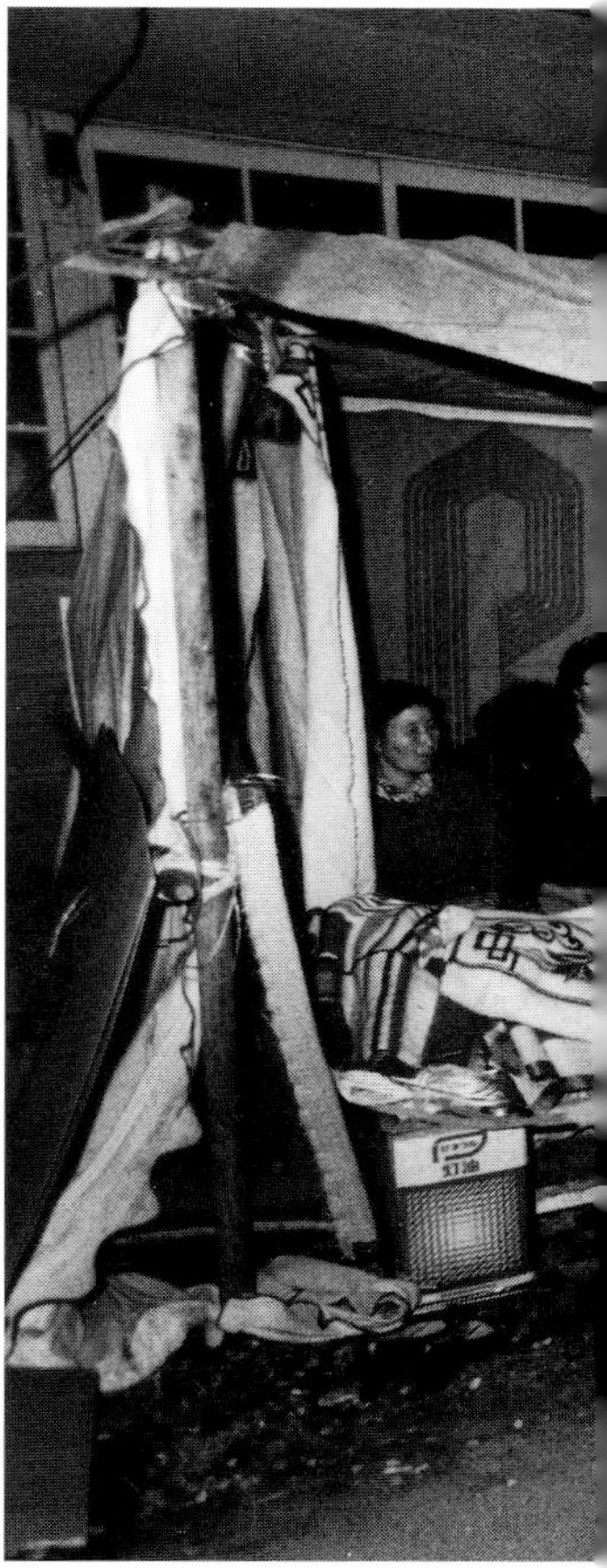

水俣病への誤解偏見、チッソの将来を危ぶみ、町が滅んでしまうのではないかと恐れる心理は、当時水俣病が全国的に知られるようになったこともあり、「病名変更運動」というかたちをとることもあった。

水俣漁協の組合員の中には多くの患者家族もいたが、魚が売れなくなったことを理由に、水俣病の病名変更を決議し、旅館組合や飲食店組合も巻き込んで、環境庁長官に訴えたことが数回あった。またある時は、市長が音頭をとって病名変更を求める市民大会も開かれ、多数の市民が参加した。

社長との話し合いを求めて、連日訪れる川本さんたちを阻むため、一九七二年一月一一日、ついにチッソは本社の入口に鉄格子を設置した。

「何か恐ろしく巨大、そして形のない物に闘いを挑んでいるのではなかろうかとさえ錯覚を起こす。とにかく、毎日毎日支援をしてくださる方々の支えを命として闘うよりほかは生きることはできないのだ」(川本輝夫自主交渉日記より)。

膠着した状況が続く中、裁判の結審を機に上京した訴訟派との合流で、自主交渉派の思いは一気に爆発した。

チッソの川島庸也人事部長を押さえつけ、患者の「顔を見ろ!」と迫る川本さん。

無心に金鋸を使う川本輝夫さん　1972年10月22日

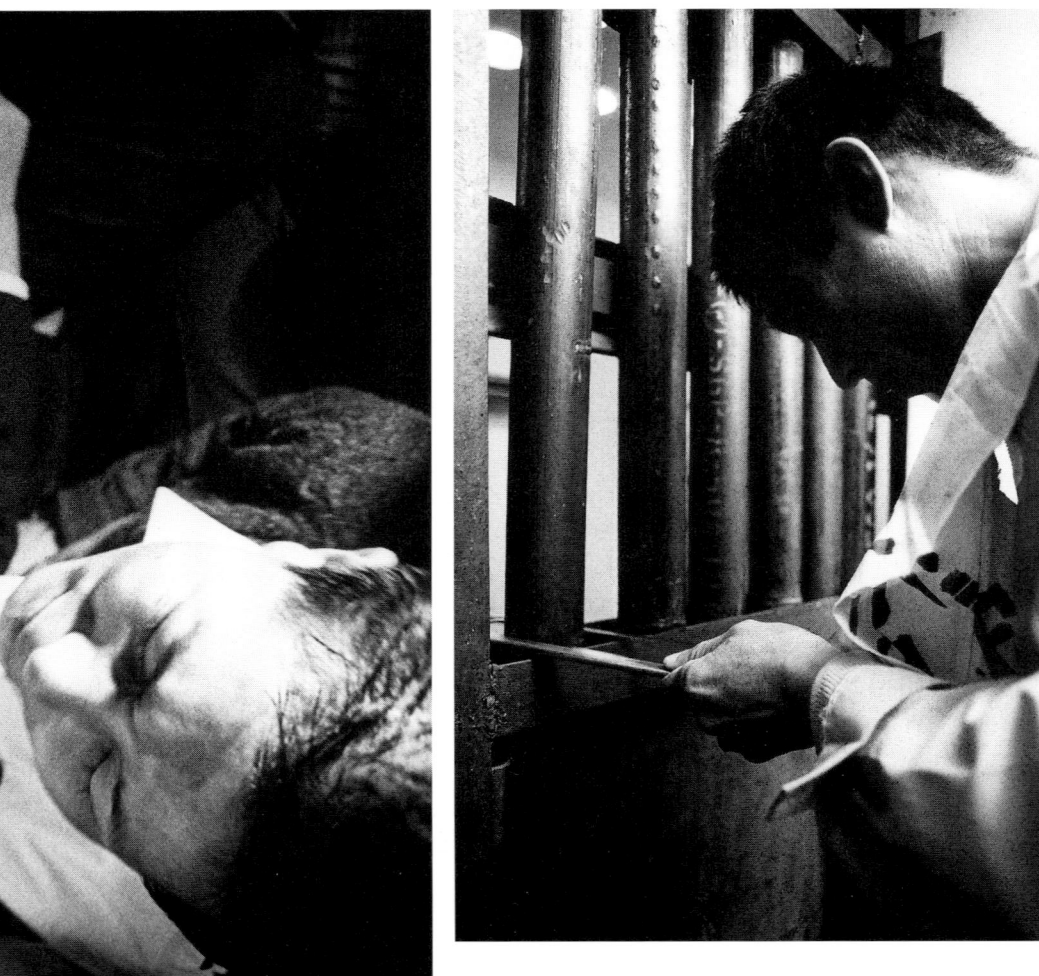

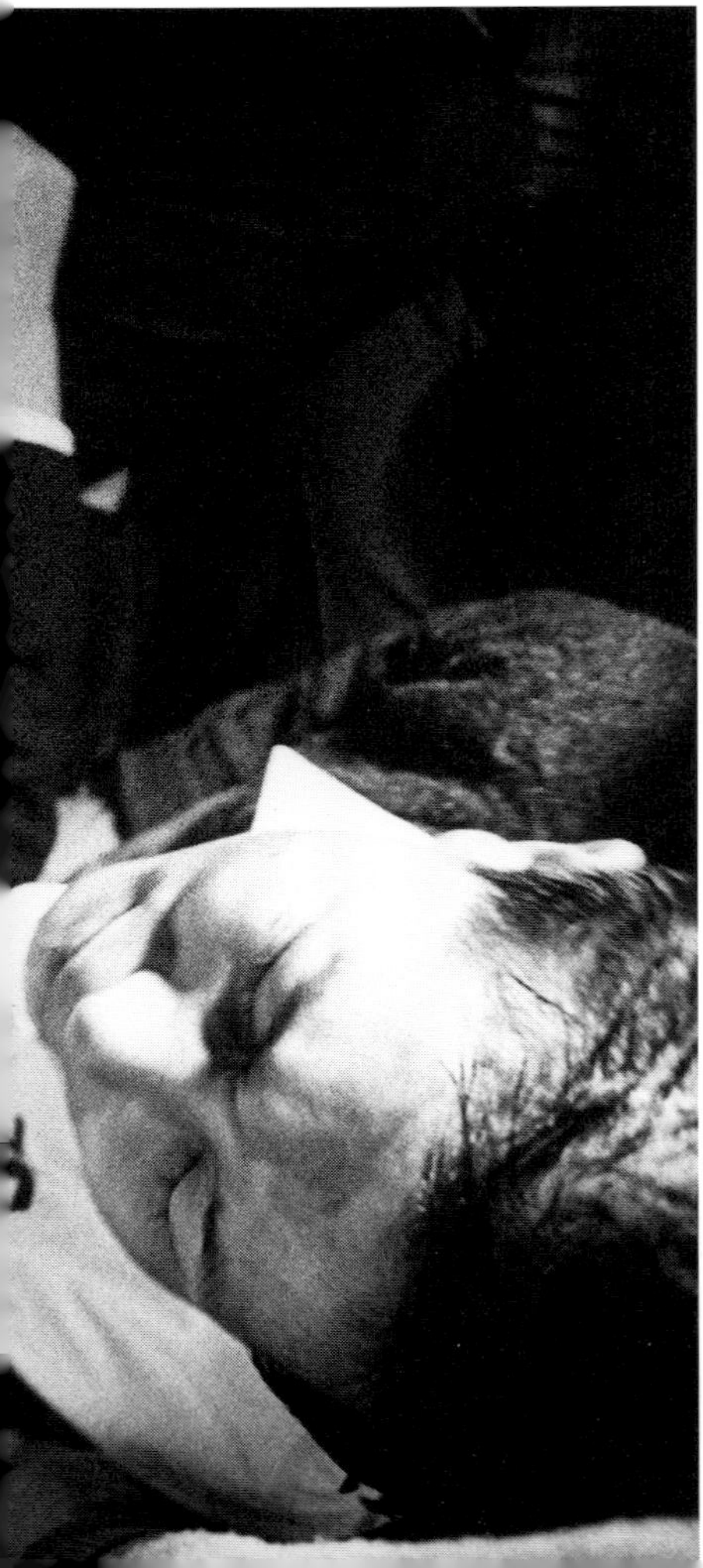
チッソ本社4階にて　1972年10月25日

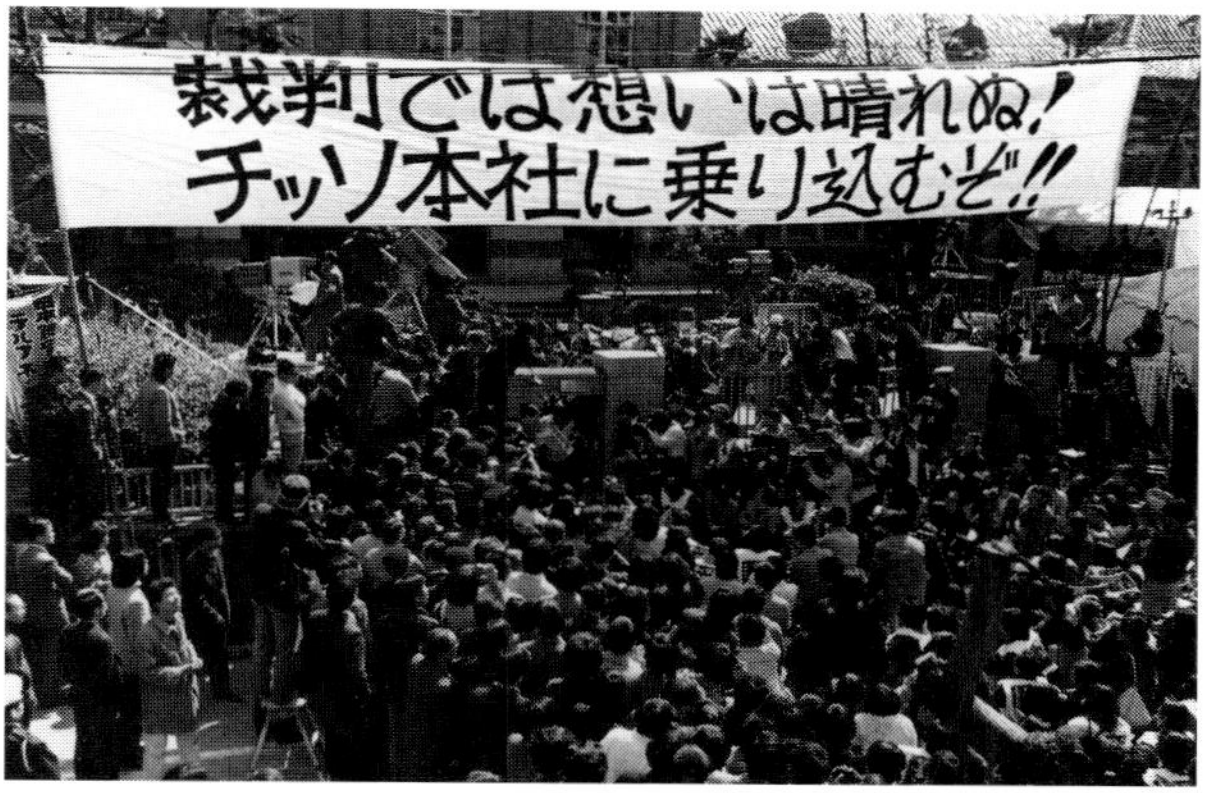


判決の日、熊本地裁前　1973 年 3 月 20 日

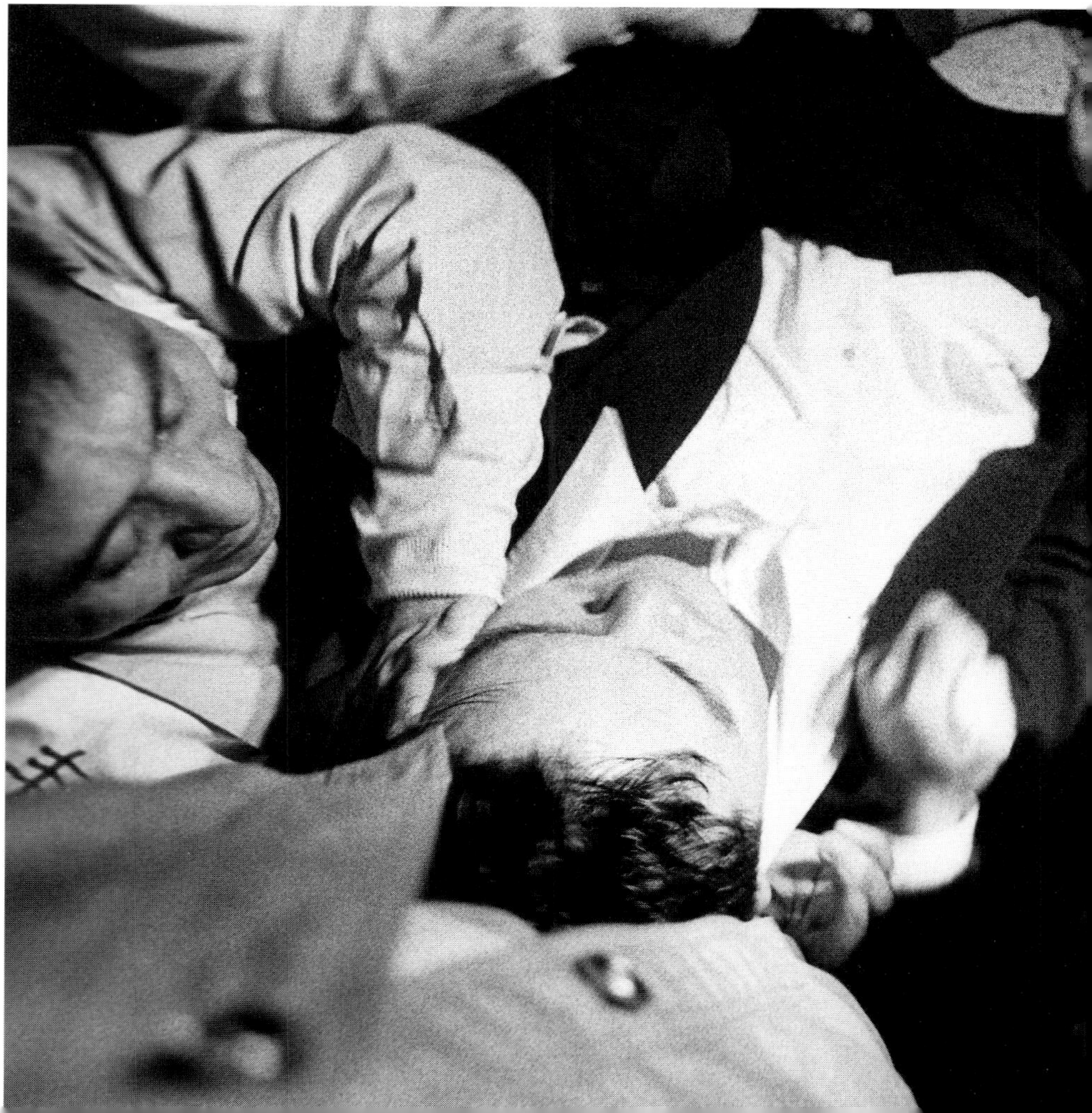

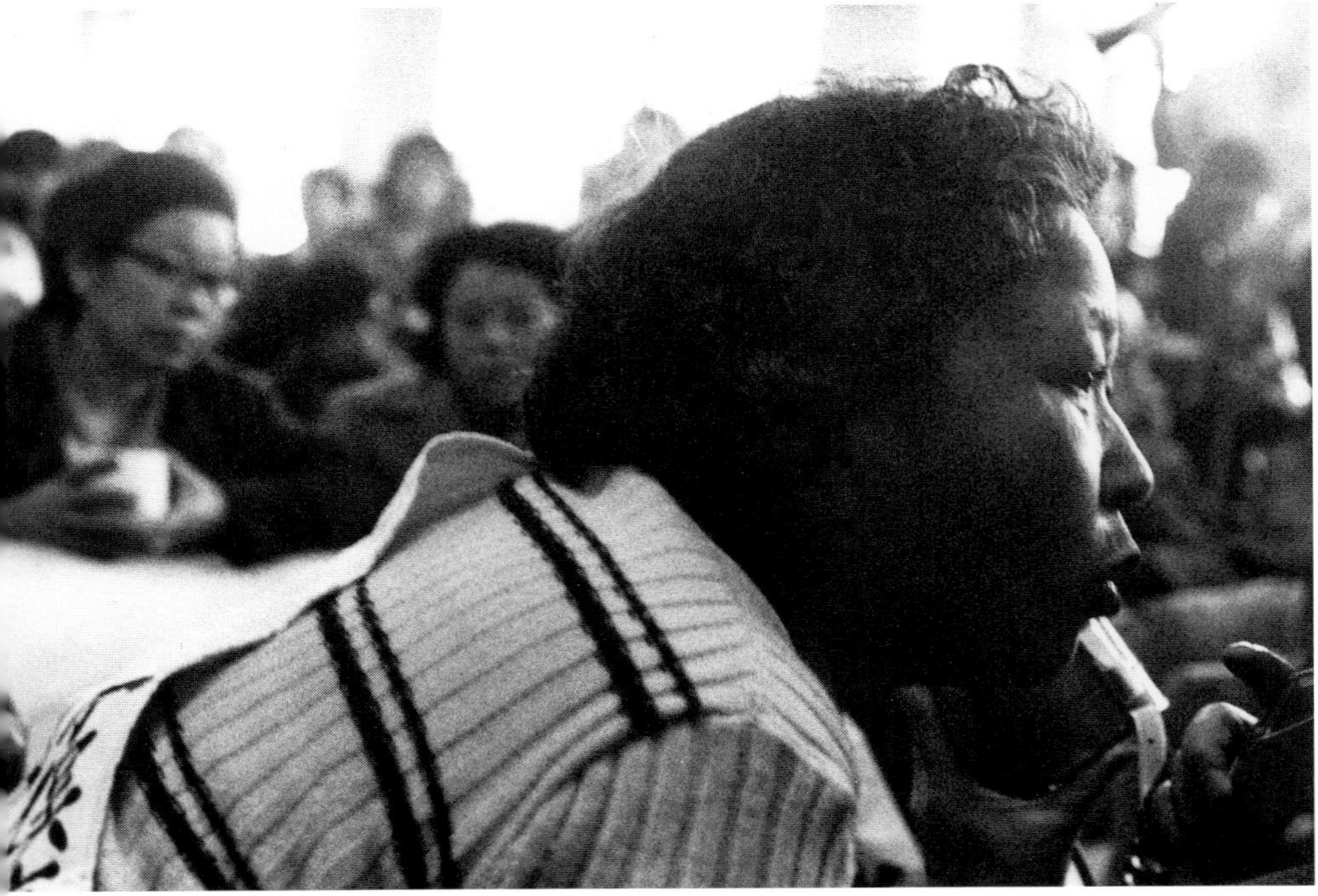

1973年3月28日

判決が出た。患者家族はまず、交渉の前提として「判決に従い、すべての償いを果たす」ことを求めた。その「すべて」を「可能な限り」に変えなければ応じないというチッソ島田賢一社長に、たまりかねて浜元フミヨさんが叫ぶ。

「おなごで生まれたが、わたしゃ愛も知らん、恋をしたこつもなか。この気持ちがわかるか。もう四二ぞ！　銭は返す。ここでバラまいてもよか。カネで何でも片づくと思うな！　人間な、何のために生まれてきたっち、思うか！」

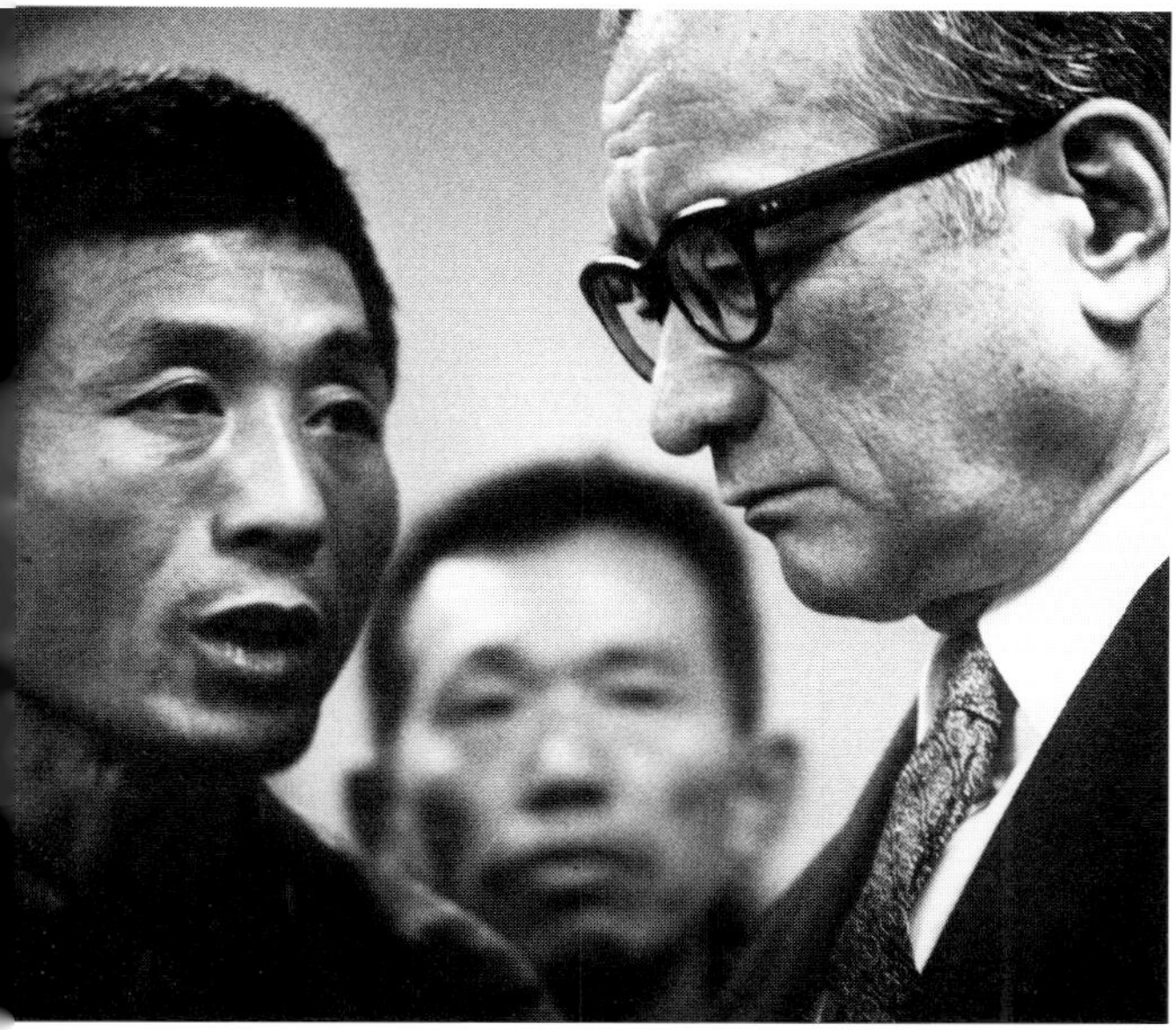

島田社長に向かって諭す川本輝夫さん。
「あんた、俺より年もうんと上じゃ、シャバの経験もうんとある。何万人て、人も使っとる。なあ、とうに見抜いとるじゃろ。人間がどげん生きないかんか、どげん暮らさないかんかいうことぐらい。あんた、ひとかどのものを持っとるじゃろう、家訓か教訓みたいなものを。あなたの座右の銘は何ですか」。

チッソ東京本社第4会議室にて　1973年3月26日

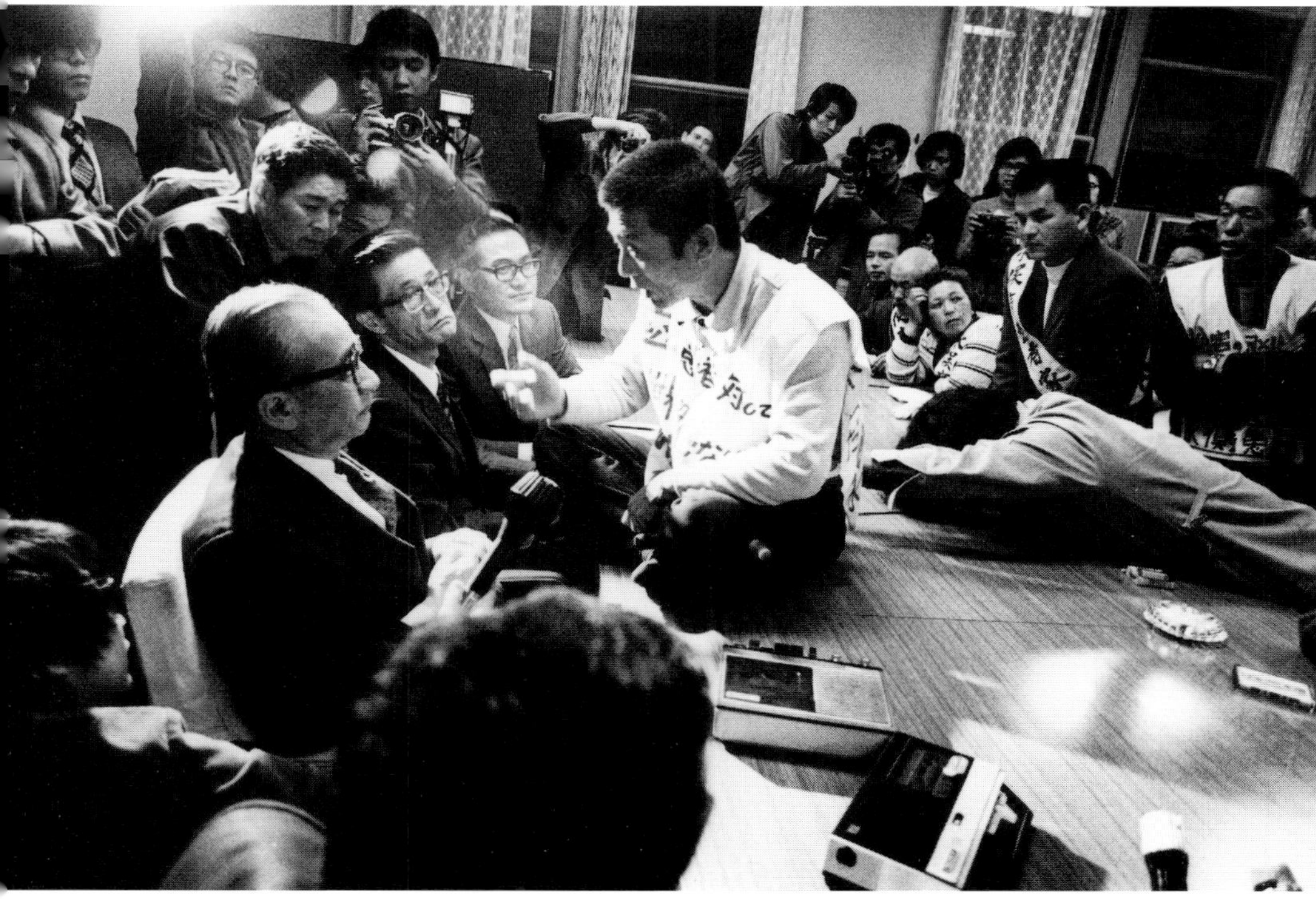

1973年3月28日

胎児性患者の坂本しのぶさんの母フジエさんは切々と訴えた。「しのぶはな、あなたはお嫁に行きますかと人に聞かれて、行きません、水俣病だから、と答えた。それを聞いた時の親の気持ちがわかりますか。弟の嫁に飯ば食わせてもらうて、自分じゃ炊ききらんていう。親の気持ちになってみなさい。カネと換えられるもんじゃなかろうが。弟が養うにも年金がなからんば出来《でけ》んがね」。しのぶさんが不自由な身体でにじり寄る。ハッシとにらむ。社長、身をひく。「カネは返す、判ばつけえ!」ついにチッソの島田社長は土下座。一年以上にわたって患者たちを阻んできた鉄格子も撤去された。

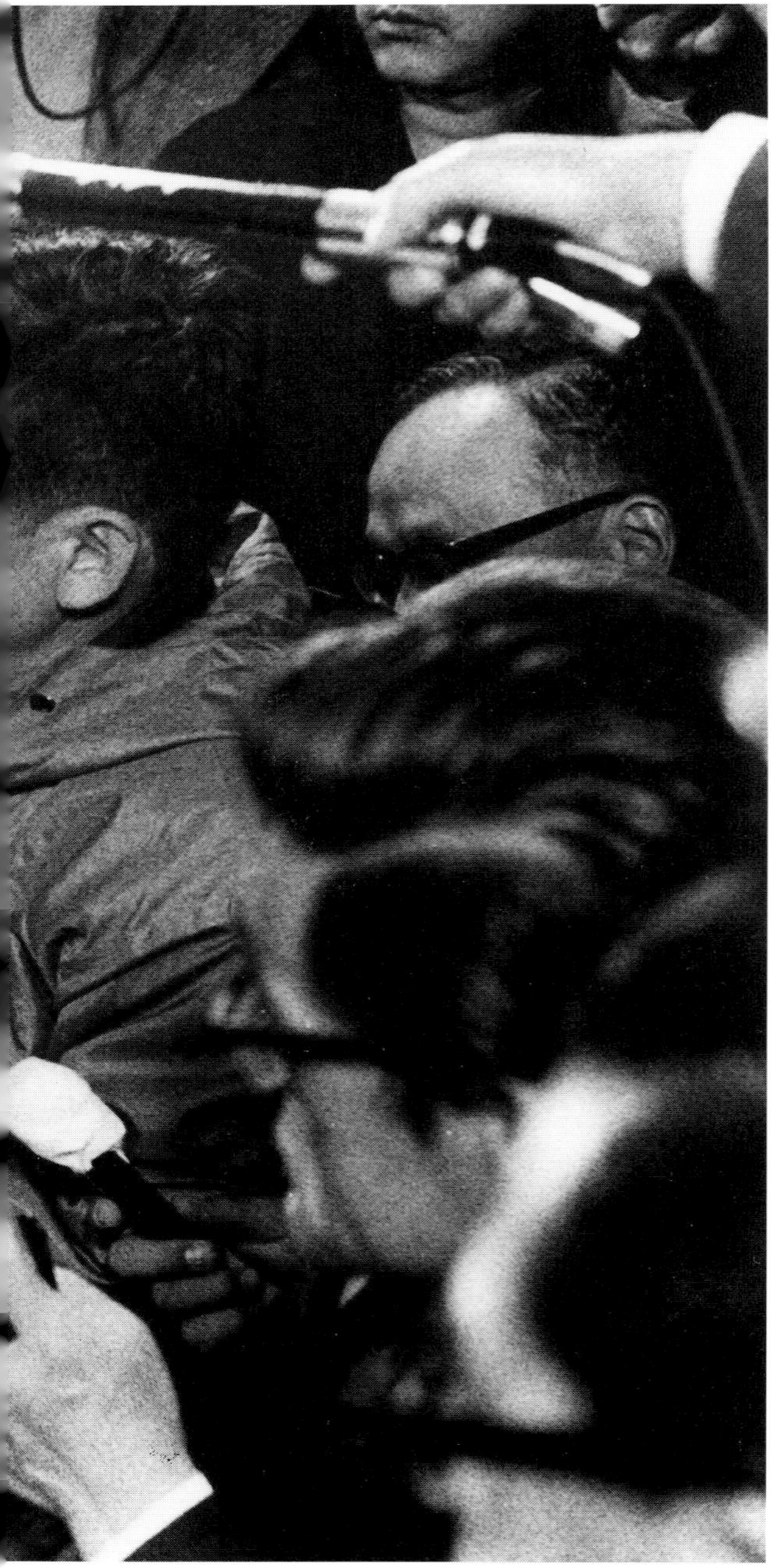

1973年3月22日

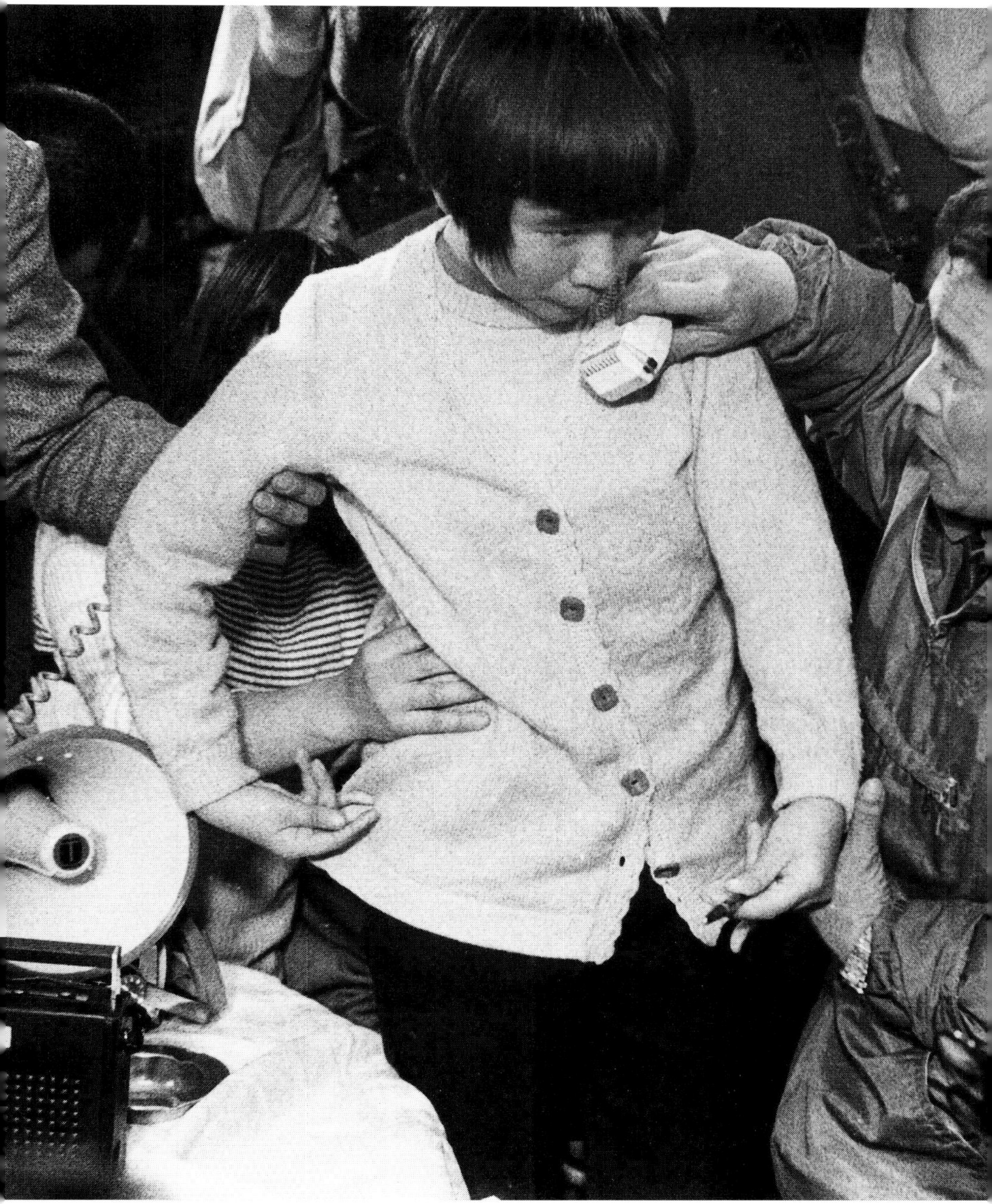

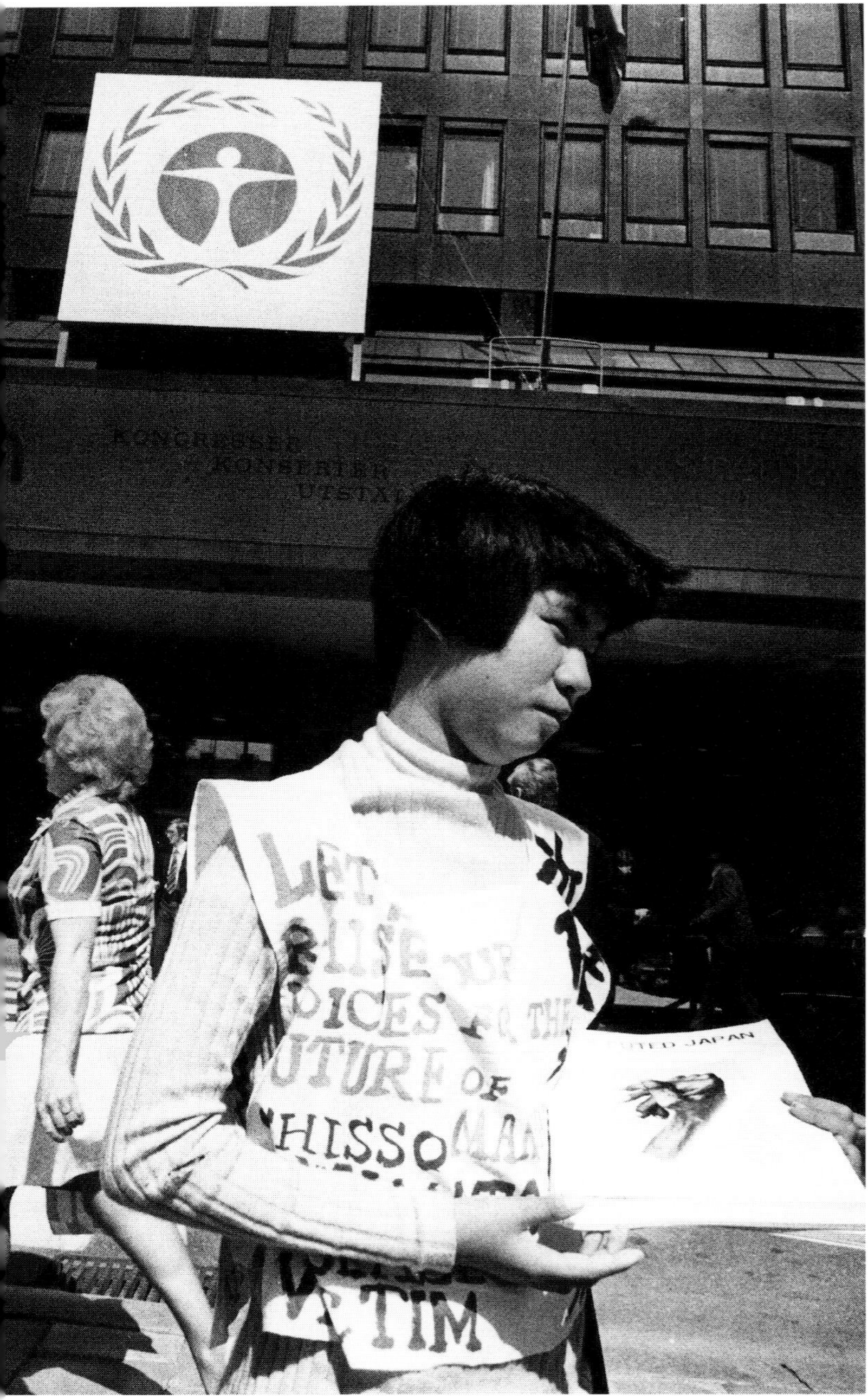

国連会議のオペラ座分科会場前　1972 年 6 月 7 日

水俣病患者によって、初めて世界中の人々が環境汚染の怖さを知った。

国連人間環境会議が開催されたストックホルムで「汚された日本」という英文パンフレットを配る坂本しのぶさん、一五歳。

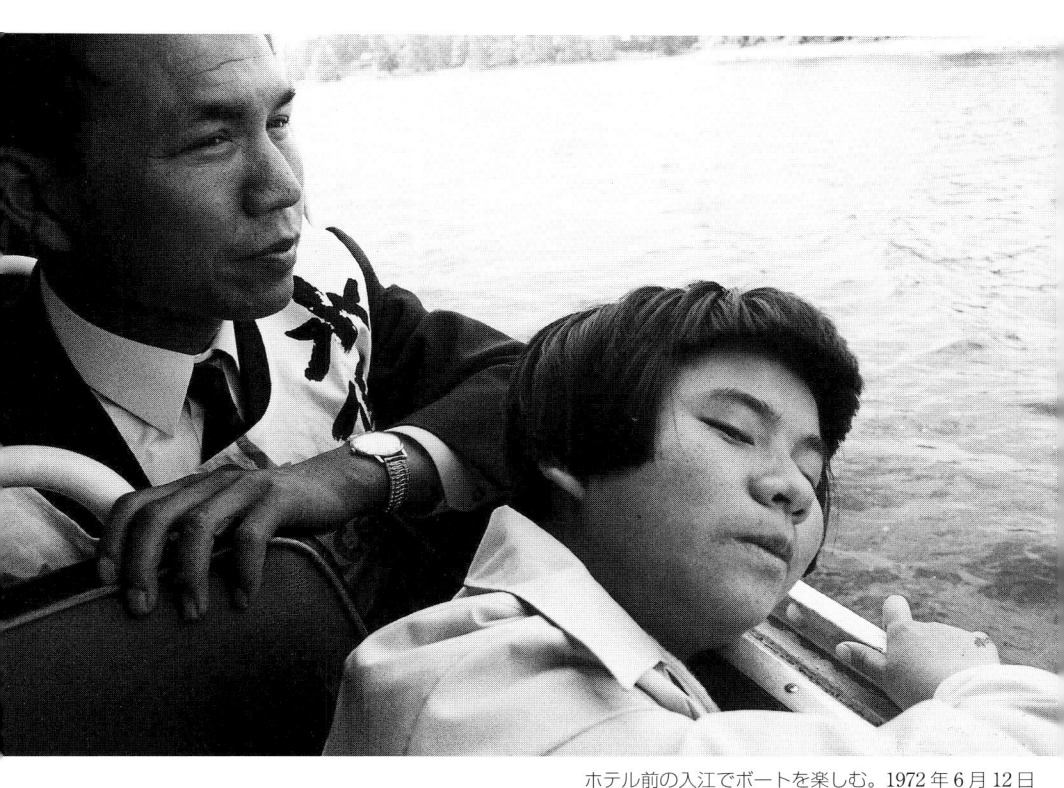

ホテル前の入江でボートを楽しむ。1972 年 6 月 12 日

ストックホルムでのある休日。浜元二徳さんがつぶやいた。「塩田さん、見とかんね、しのぶは大きく成長するよ」。

出発する前、「行きたくない」と言って泣いた坂本しのぶさんはストックホルムに着いてから、不自由な身体が見られることにずっと耐えつづけているようだった。

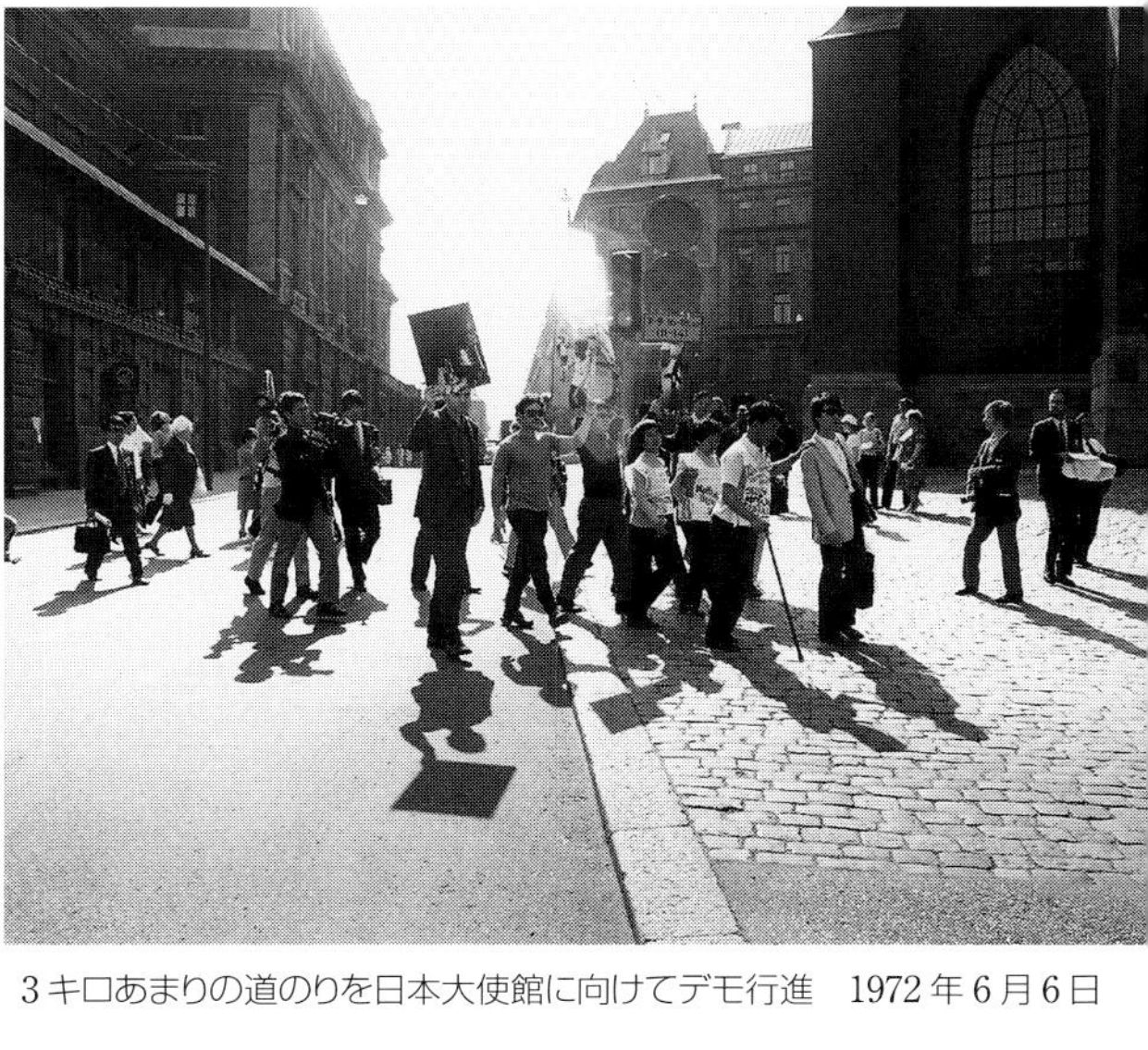

3 キロあまりの道のりを日本大使館に向けてデモ行進　1972 年 6 月 6 日

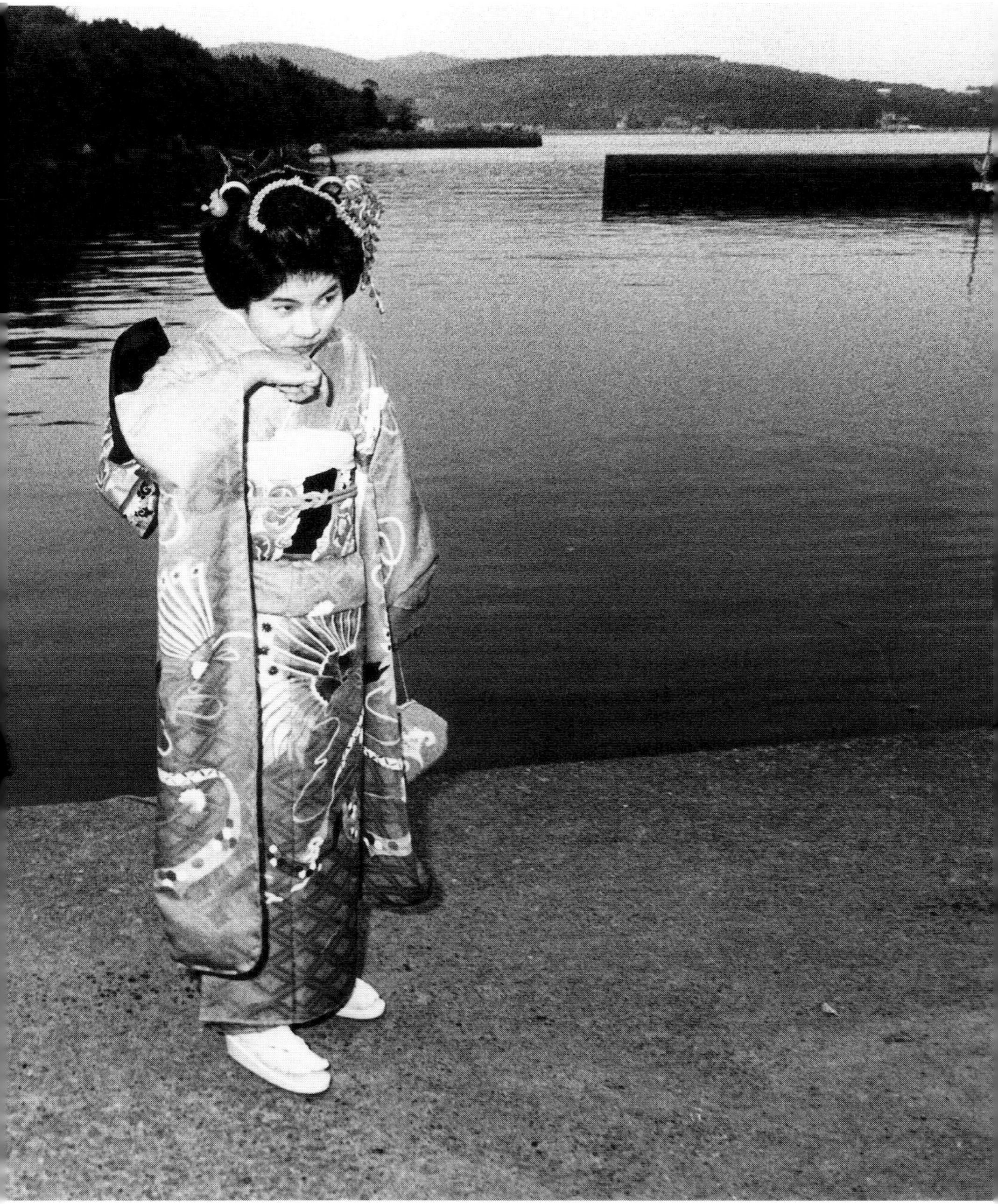

# 歳月

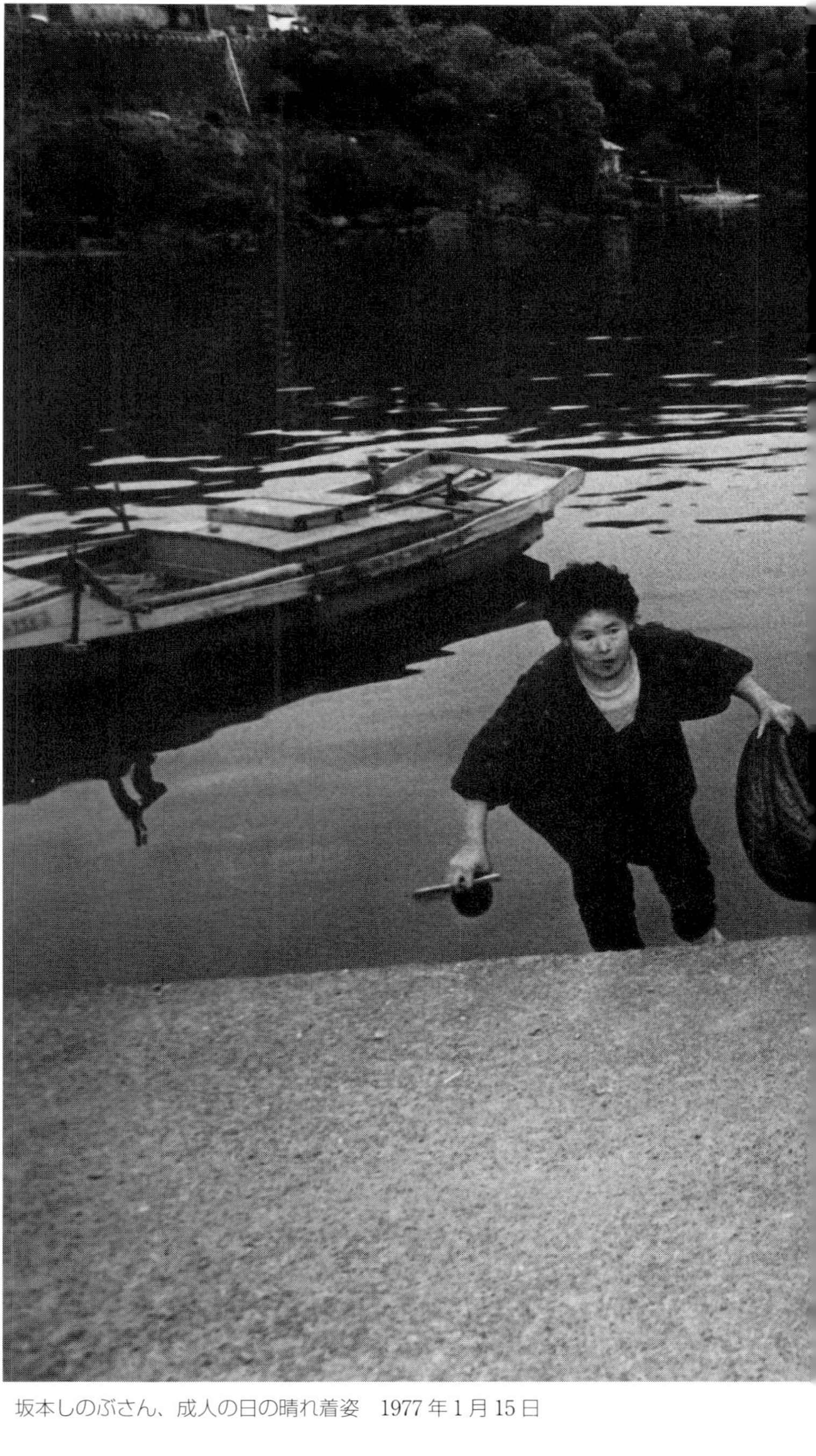

坂本しのぶさん、成人の日の晴れ着姿　1977年1月15日

自宅のある湯堂の海岸から、国道三号線への坂道をひょうひょうと歩く坂本しのぶさん、一四歳。まだ、母親から受け継いだそのあり余るエネルギー、行動力を持て余していた頃。

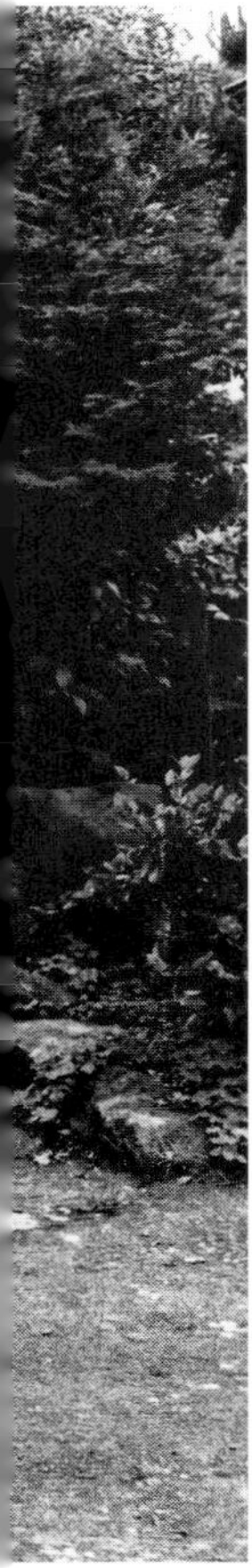

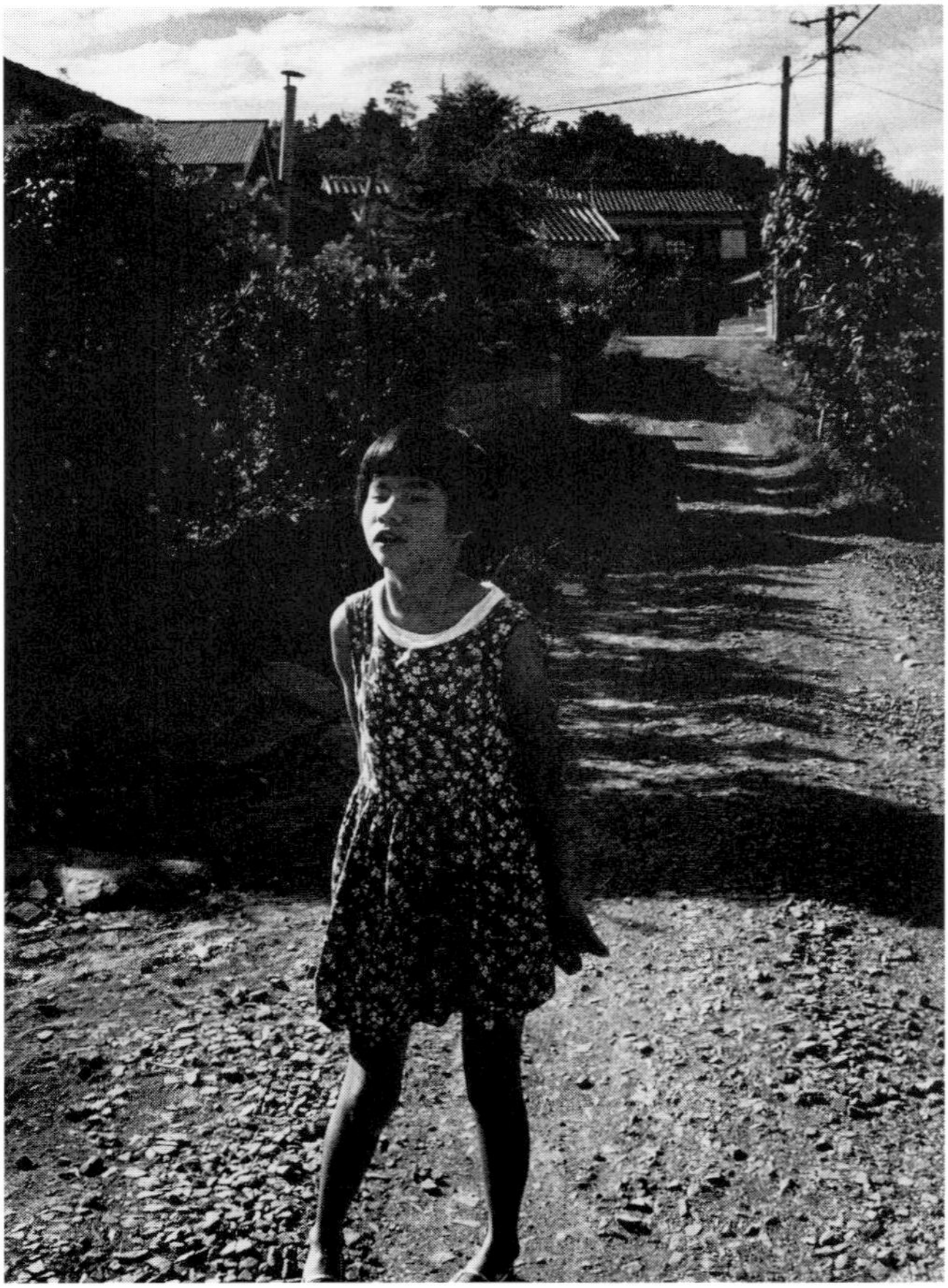

1970年8月

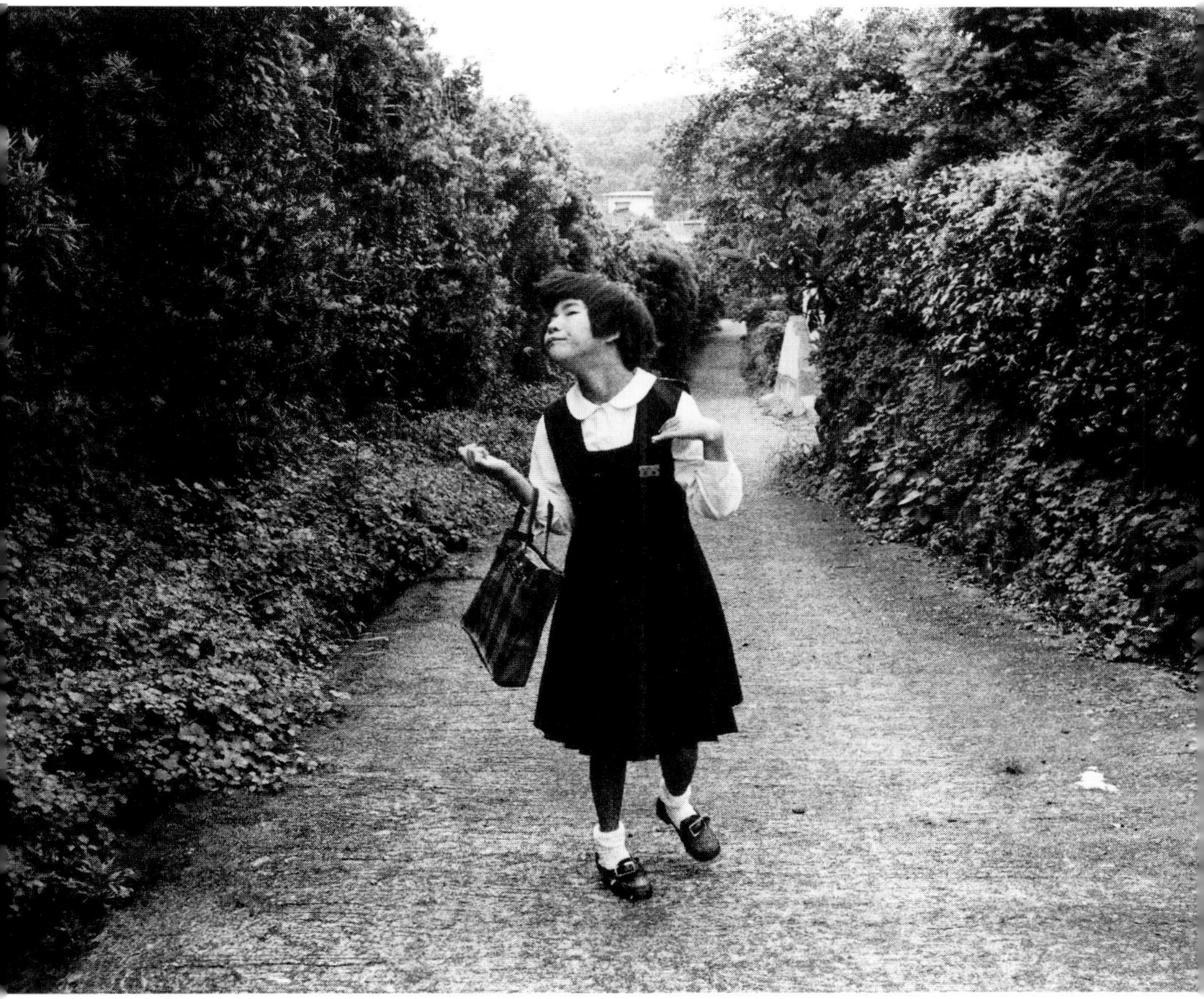
通学路の坂道をバス停に向かう坂本しのぶさん　1972年6月

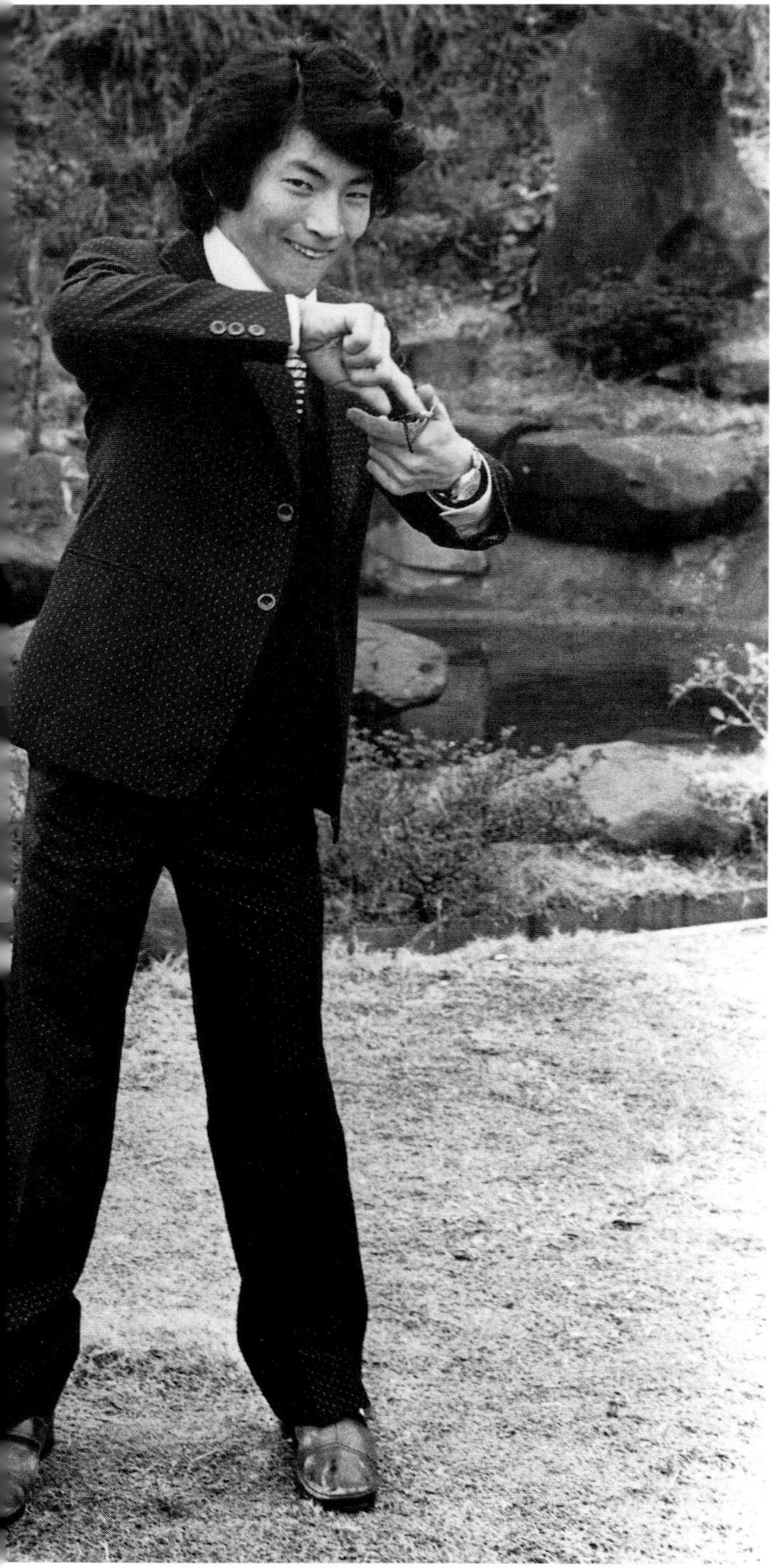

背広がよく似合う、成人の日の金子雄二さん。両親も兄も患者。この日、明水園では四人の胎児性水俣病患者が成人の日を迎えた。

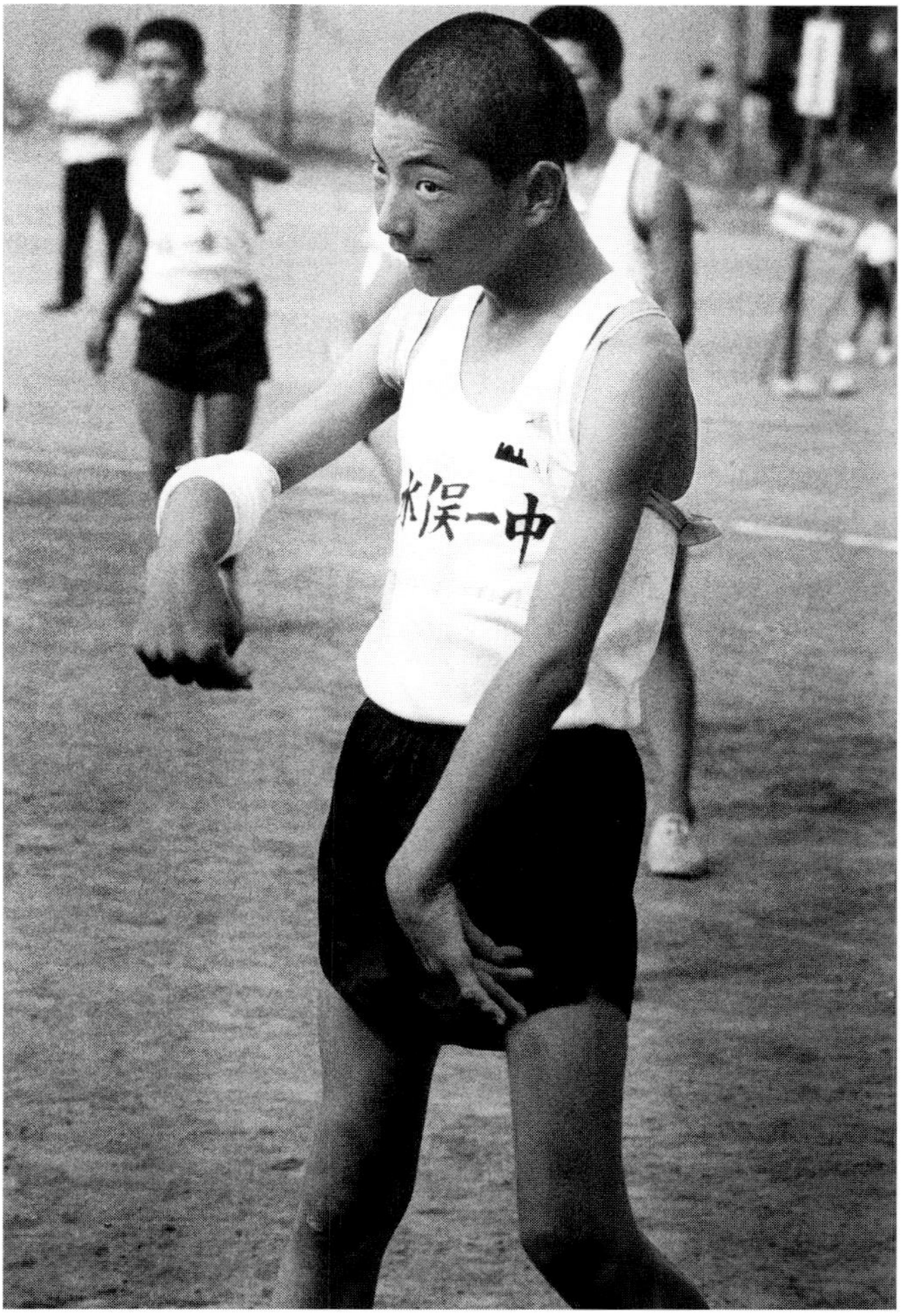

必死にラジオ体操を行う、水俣一中の運動会での
金子雄二さん、14 歳　1969 年 10 月

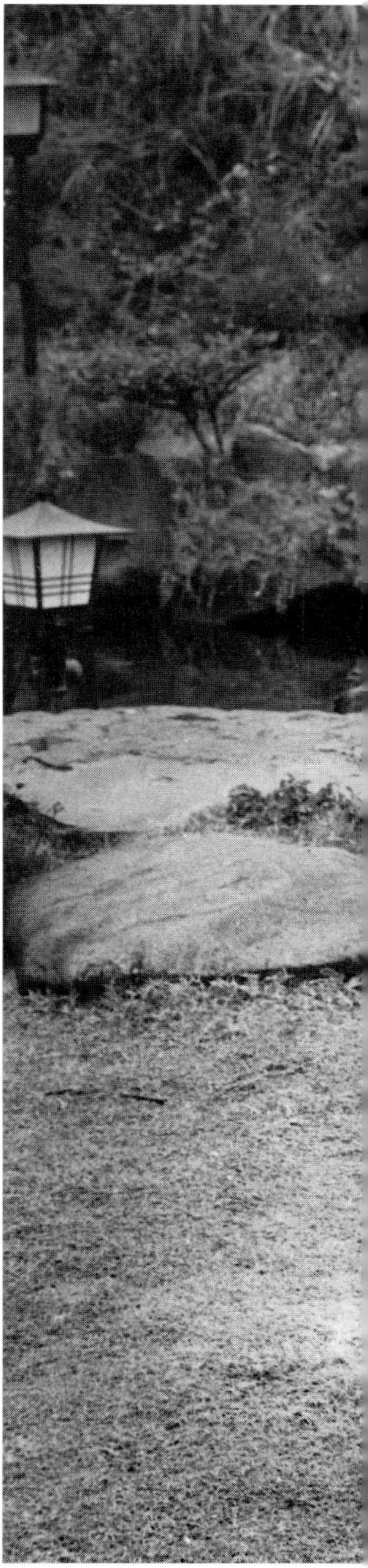
明水園にて　1976 年 1 月

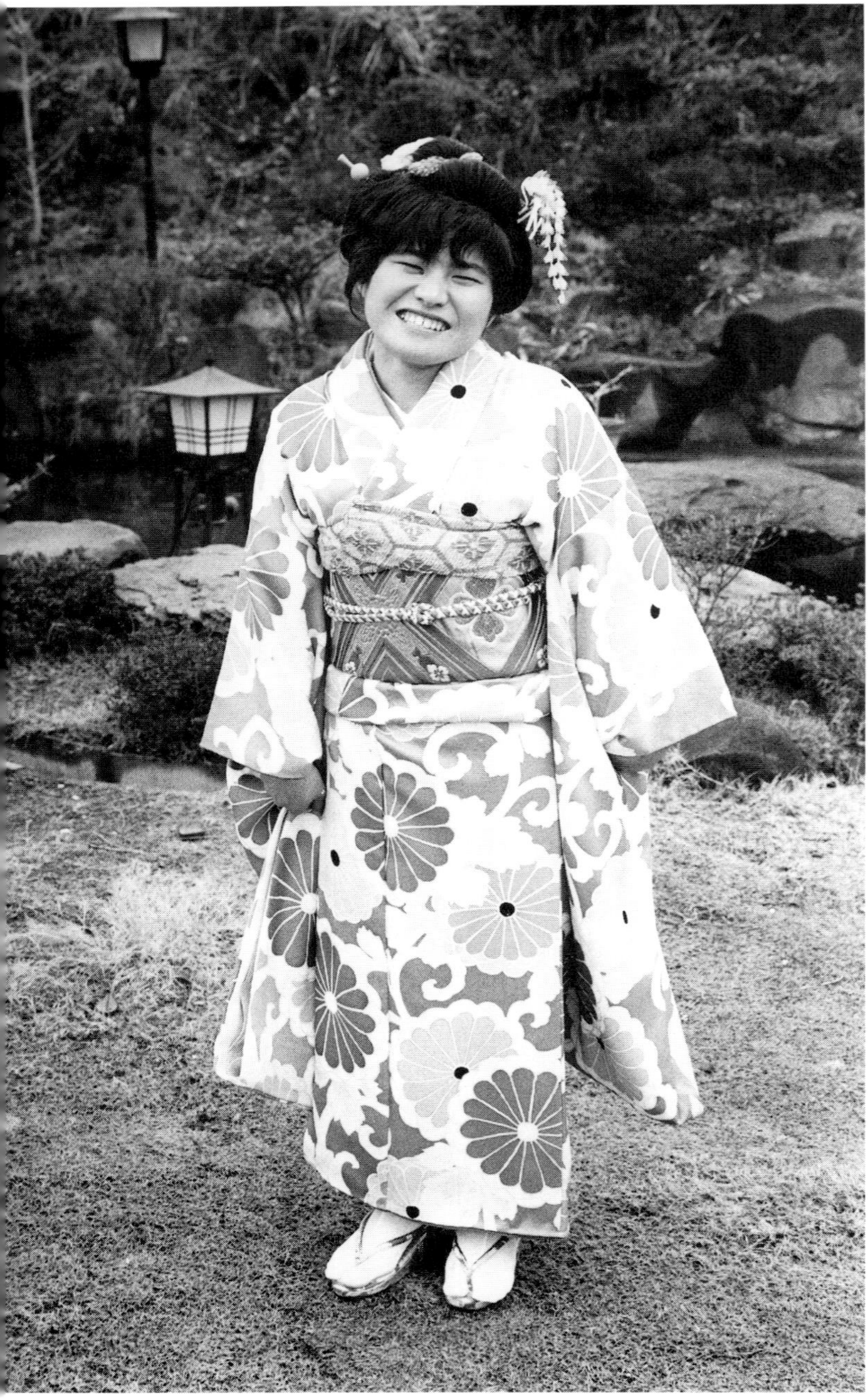

明水園にて　1976 年 1 月

成人の日の加賀田清子さんの晴れ着姿。

誰に対しても心優しい彼女は、入院している明水園で、自分より重い胎児性患者の食事の世話をしたり、話すことができない患者の通訳をしたり、私もずいぶん助けられた。

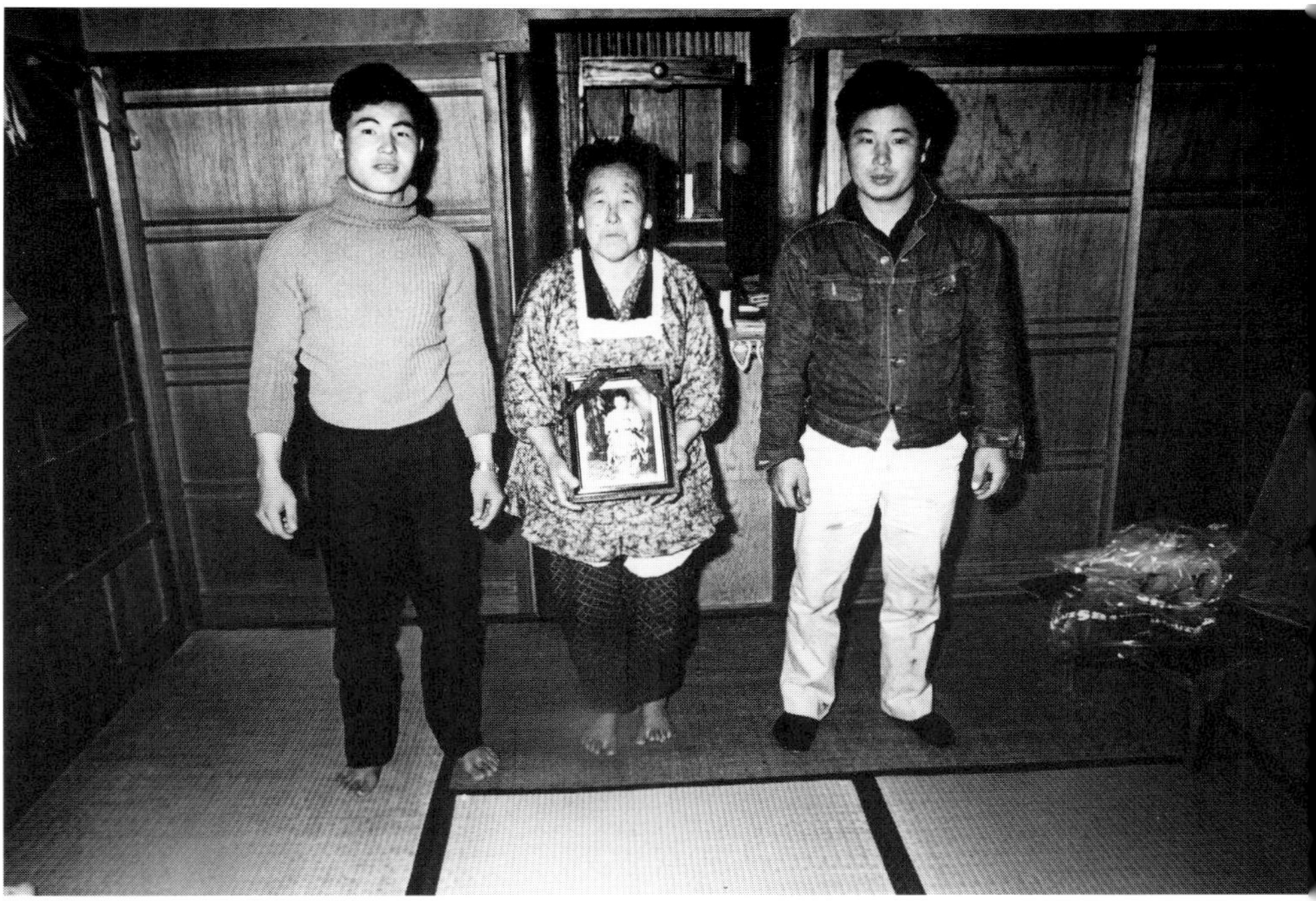

坪谷にて　江郷下マスさん母子　1971年5月

「和子（四歳で死亡した三女）はですな、解剖しなはったですもん。戻りにゃですな、子供ちゅても死人でしょうが。縫いあわせて包帯してあるとですもんな。私にすればはらわたの無かでもわが娘じゃが、運転手さんの気色悪して、乗せなはらんですもん。往き還りもですな、死人を帯で背負《かろ》うとれば通る人たちに悪かろうと思うて、線路の上ば歩いて連れ帰ったですばい。縫いあわせてあるところの千切れて落ちゃせんか心配で、一里ばかりの線路道も、苦にゃなりませんでした。まだ奇病ちゅうて、はじめの頃でしたけん」。

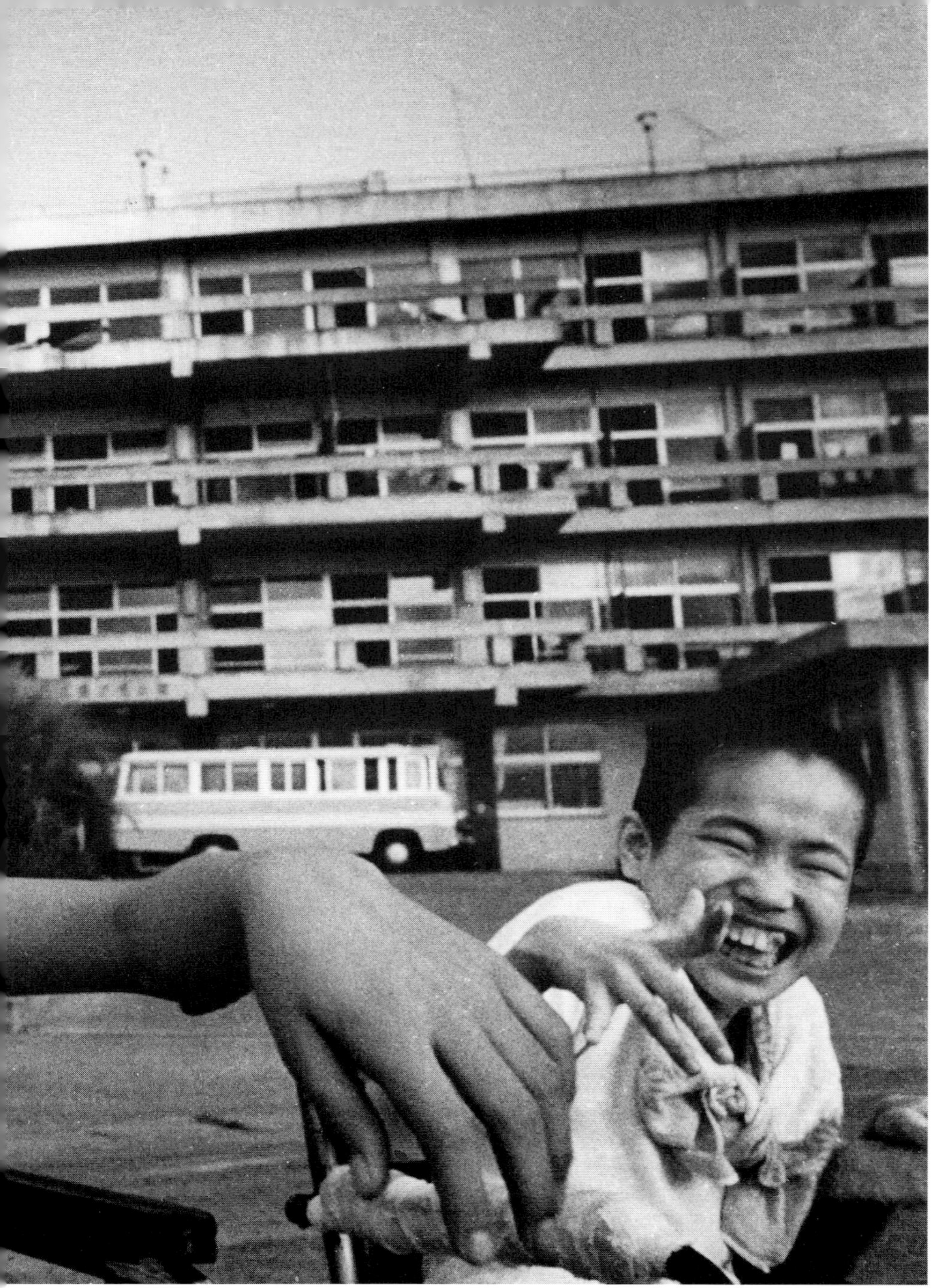

「カメラ貸して！」湯の児リハビリテーションセンター前にて
左から金子雄二、長井勇、半永一光　1968 年 8 月

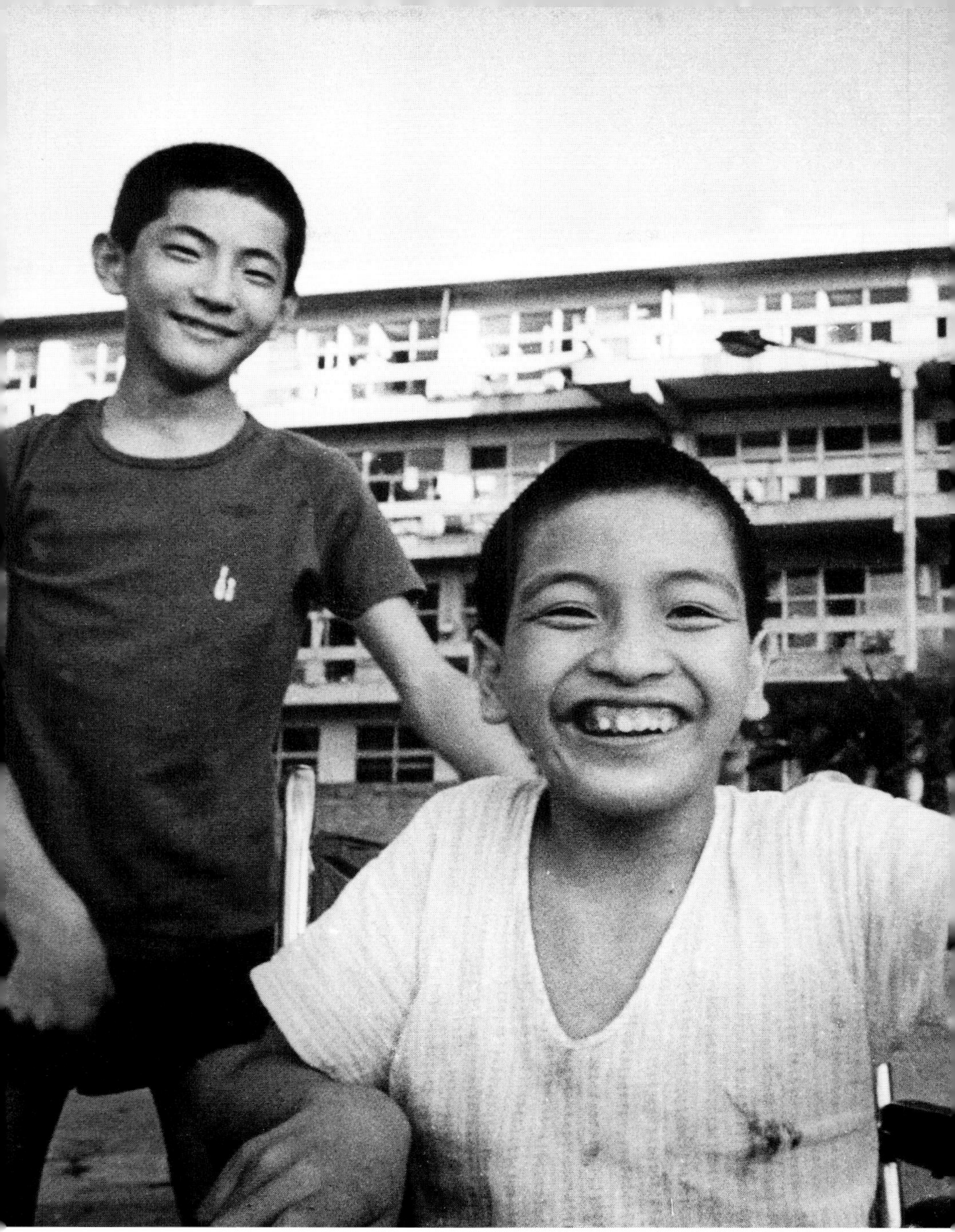

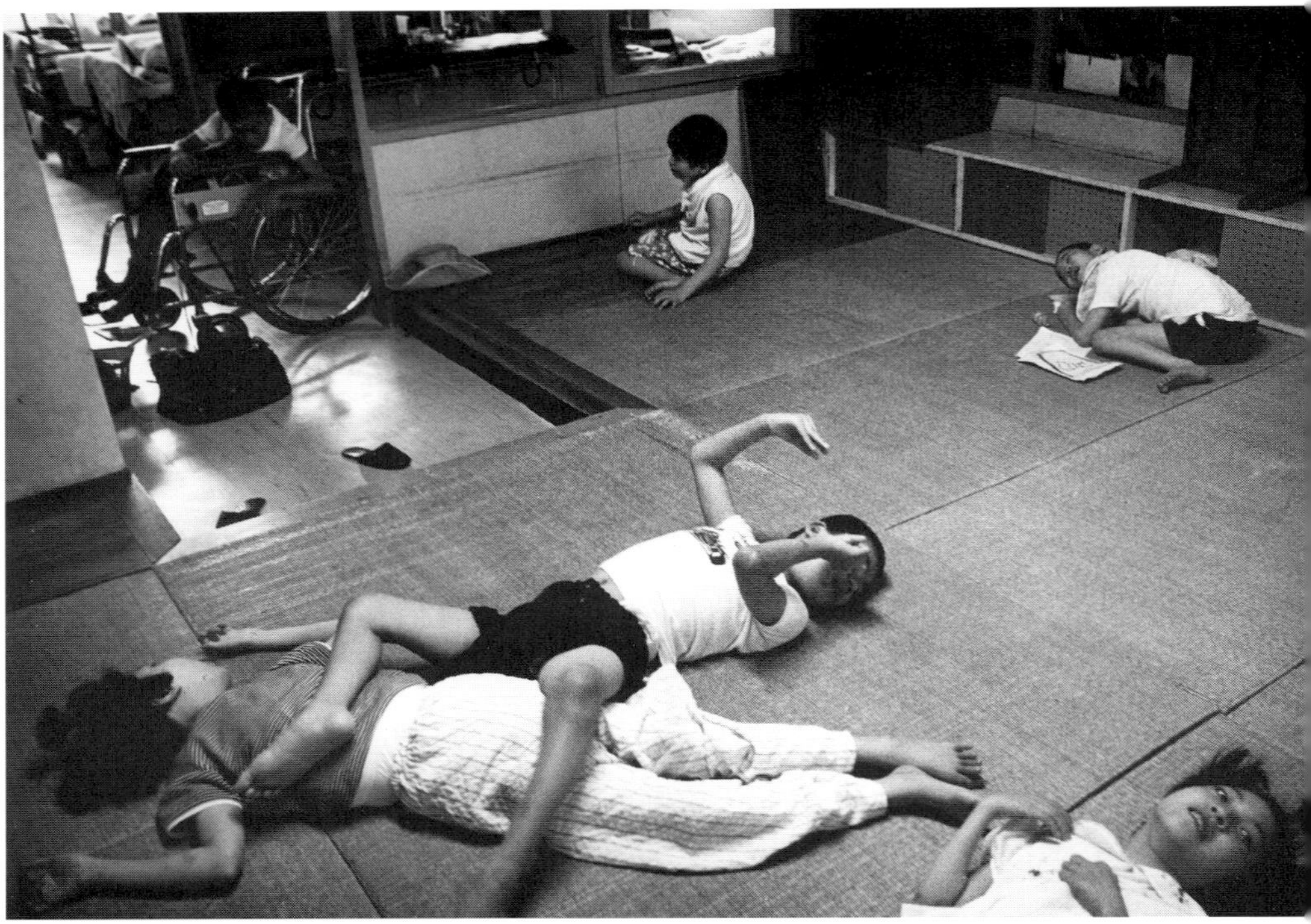

湯の児リハビリテーションセンターの小児病棟にて　1969 年 5 月 15 日

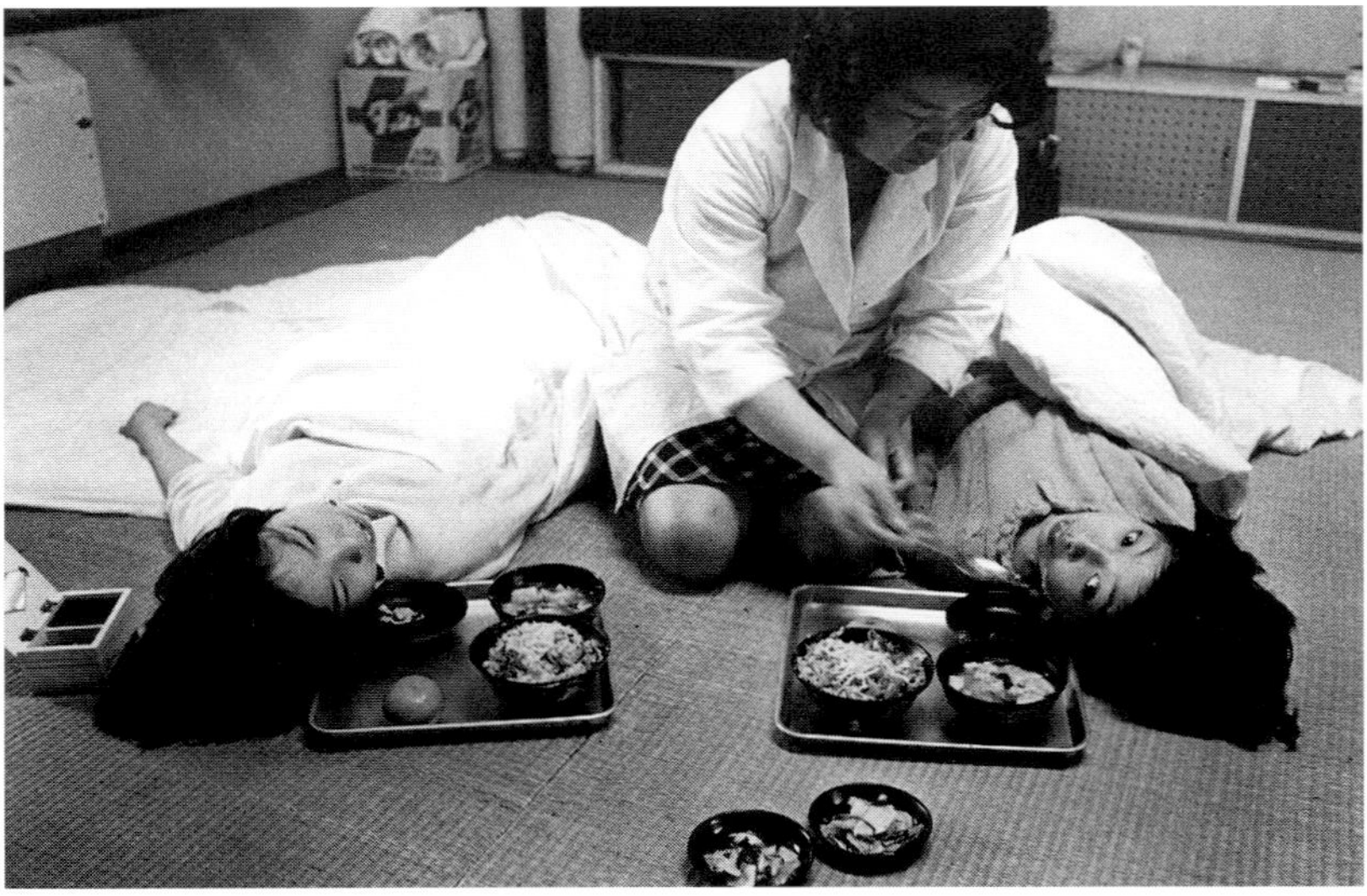

辛抱強く食事が与えられる。1969 年 5 月 15 日

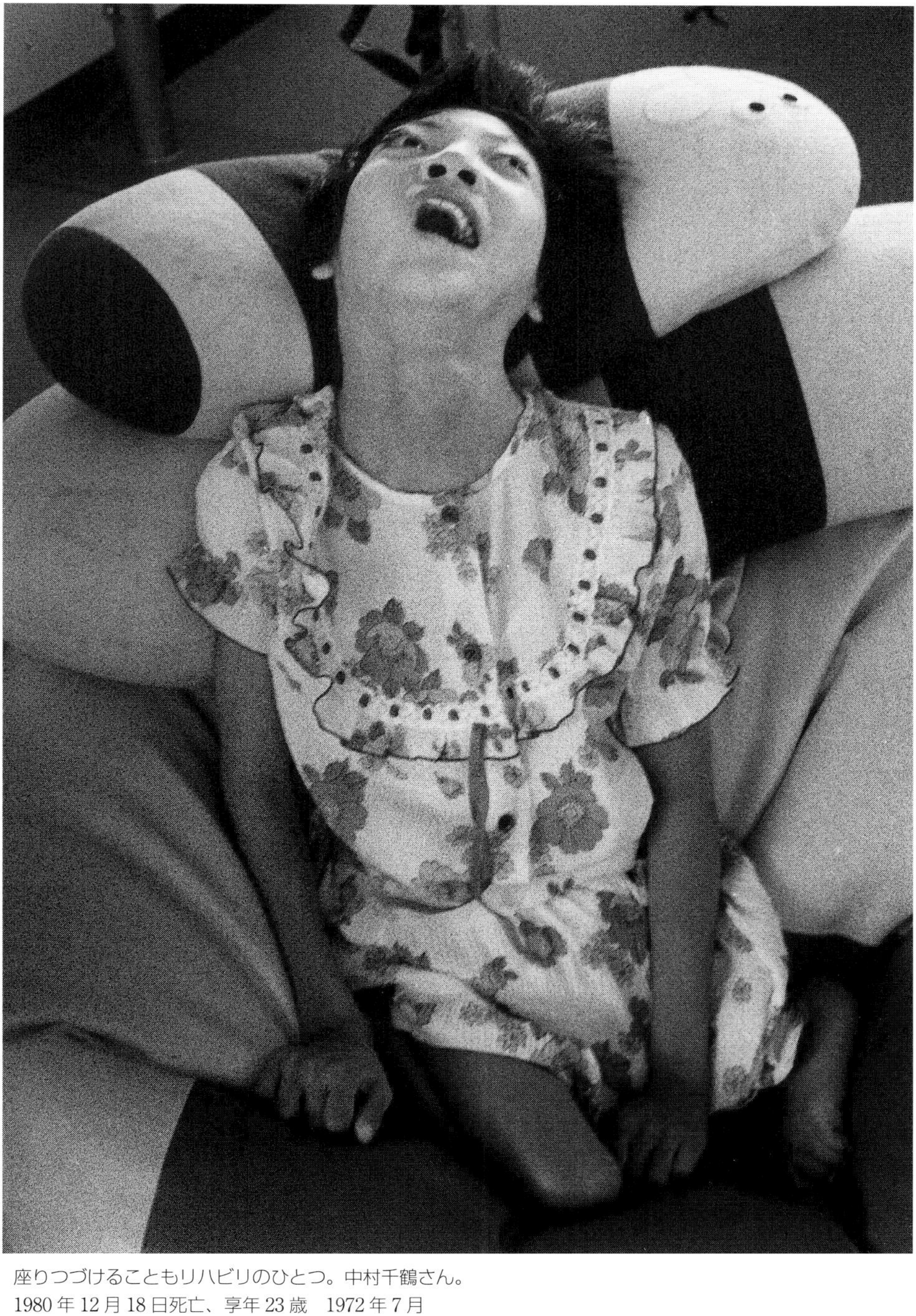

座りつづけることもリハビリのひとつ。中村千鶴さん。
1980年12月18日死亡、享年23歳　1972年7月

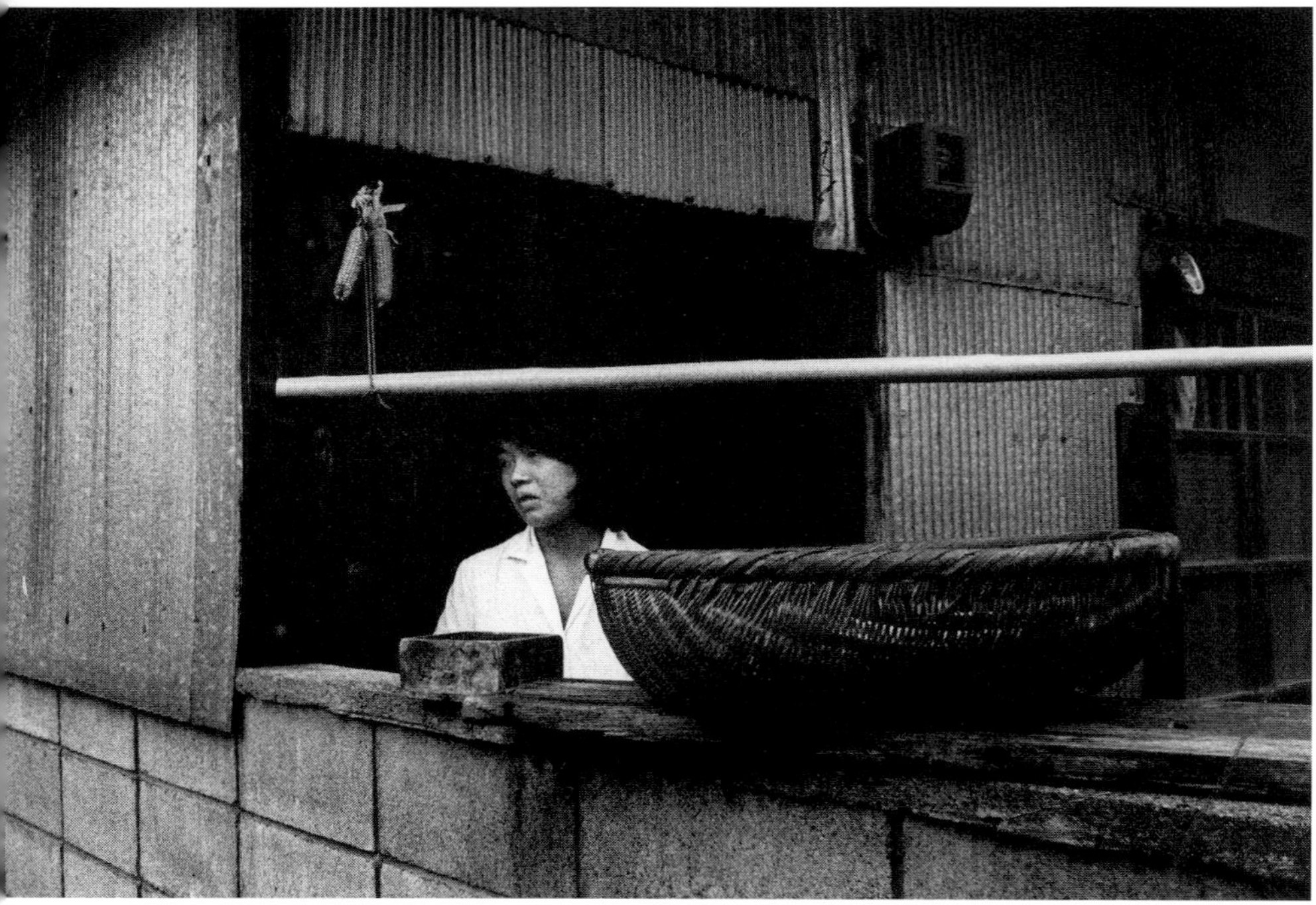

湯堂にて　1970年9月

荒木康子さん、二五歳。一九七一年にやっと認定された。小学校五年生から手足がしびれ、言語障害が起こる。「私と同い歳だね」と言った時、淋しい表情になったのが印象的だった。

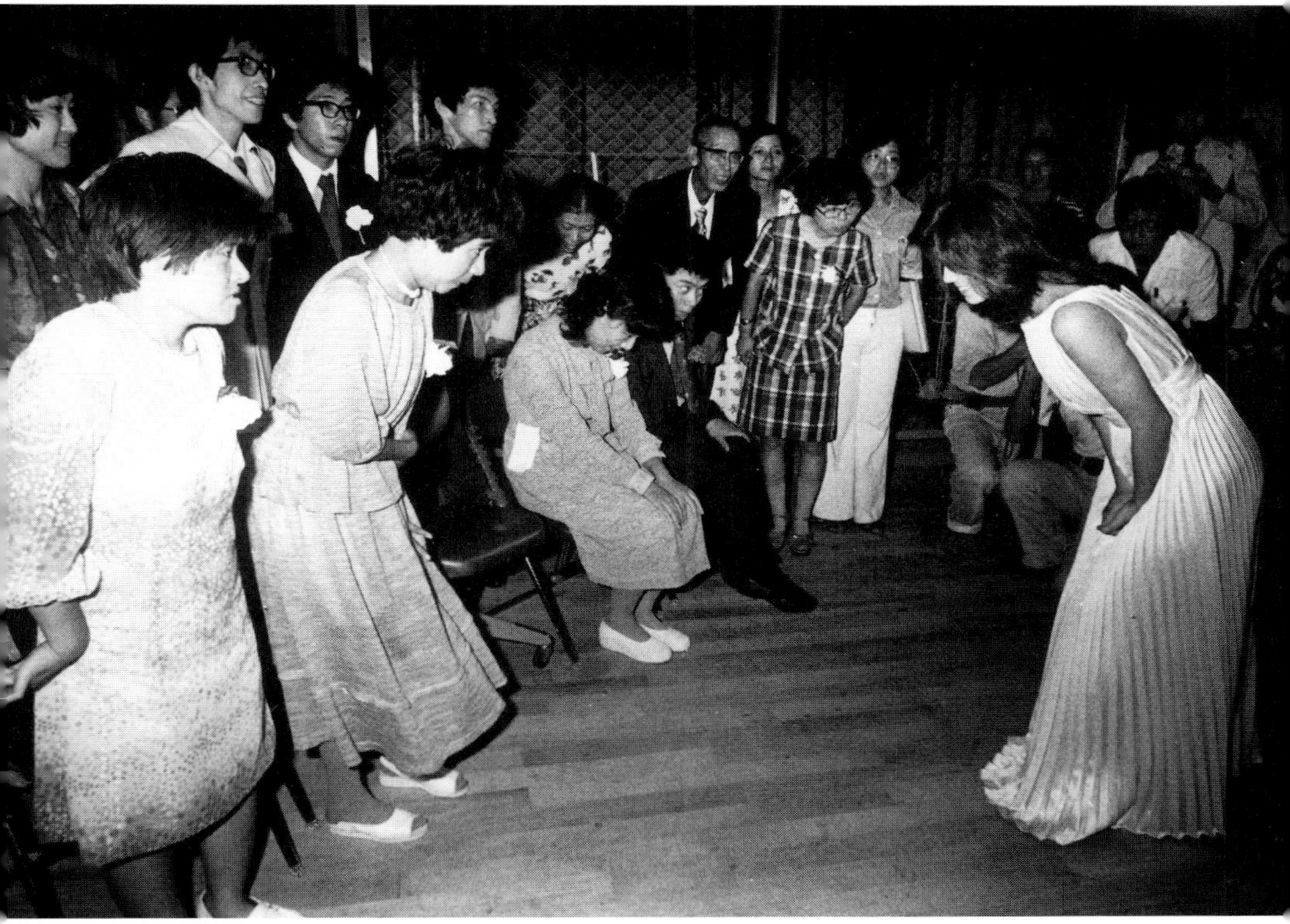

水俣市文化会館の楽屋にて　1978年9月22日

石原慎太郎環境庁長官は水俣視察の際、胎児性患者の面会を拒否した。さらに彼ら患者に対する発言は物議を醸した。しかしその後さまざまないきさつを経て石原プロは、彼らが希望した「石川さゆりショー」開催のための仲介を引き受ける。実現が決まると、成人を迎えていた彼らが支援者の助けを借りて運営を担った。

生まれた日が発症の日だった胎児性患者の存在は、水俣病の象徴として長くタブーとされて、その多くが家や施設に閉じこもりがちだった。仕事がしたい、結婚もしたい。その気持ちは当然のものだった。「ぼくたちは、今まで何かしようと思ってきましたが、みんな家にいてばらばらだったので、できませんでした」。このショーの壇上でのあいさつは、そんな彼らの叫びだった。

【解説６】 その後の水俣病事件

一九七三年七月のチッソと患者の補償協定成立によって、この事件はやっと終息に向かうと思われた。しかし、患者として認定されれば人並みの補償を得られるようになったことで、これまで堪え忍んでいた患者たちが次々と認定申請に踏み切って、一一月には二〇〇〇人に達した。

遅滞する熊本県の認定業務は七六年一二月の熊本地裁判決でも違法が確認され、認定を求める申請者は県庁や環境庁への抗議、座り込みを繰り返す。しかし、補償倒産を恐れるチッソからの要請を受けて、政府は七八年六月熊本県債発行によるチッソ救済を決定するとともに患者認定基準を変更して、補償の門を絞り込む。未認定患者の団体は新たな患者の発見と組織に努める一方、認定制度を問う訴訟と並行して、チッソだけでなく国・熊本県にも損害賠償を求めて次々に提訴。新潟水俣病患者によるものも含めて、それは全国六地域で原告二〇〇〇人に達した。

申請しても棄却され、裁判に踏み切っても長年かかり、判決で勝っても被告は控訴。一万人を超す未認定患者たちは九六年、一人二六〇万円の低額で和解に応じる。良かれ悪しかれ、今度こそ、この事件は終息に向かったと思われた。

しかし、不知火海沿岸から関西に来て発病に気付いた患者たちによる訴訟は和解を拒否し、ついに二〇〇四年一〇月、最高裁判所は水俣病事件の加害責任が国と熊本県にもあることを確定する判決を下す。さらにこの判決は行政が認めていない者も水俣病患者だと認めたことから、隠れていた患者たちが次々に申請して、その数二万人。しかし、政府は患者認定の基準を変えず、新たな患者たちはまたもや訴訟に踏み切る。二〇〇八年二月現在、水俣病訴訟は損害賠償請求訴訟と棄却処分取消訴訟の二種五件に原告患者約一五〇〇人。

このような展開が何度繰り返されてきたことか。水俣病事件は半世紀をへて、いまだに患者補償問題を中軸としている。

チッソの社長・工場長の刑事責任は確定した。が、被告は二人だけ、患者は七人だけについての、殺人罪ではなく業務上過失致死傷罪である。

水俣湾の水銀含有ヘドロも処理された。が、取り除かれたのではなく埋め立てられただけで、その護岸はあと二〇年しかもたない。ヘドロ処理の後、チッソが今度は高濃度のダイオキシンを垂れ流していたことも判明した。

水俣市には水俣病の資料館もできて水俣病はタブーとは言えなくなった。が、多くの市民はまだ口を閉ざしたままだ。

この五〇年、患者たちの病身を押しての訴えと、それに触発された人々の献身によるもの以外、何か明らかになった事実が存在しただろうか。その貴重な事実から何を読み解くのか。水俣病事件は、それを私たちに問い掛けている。

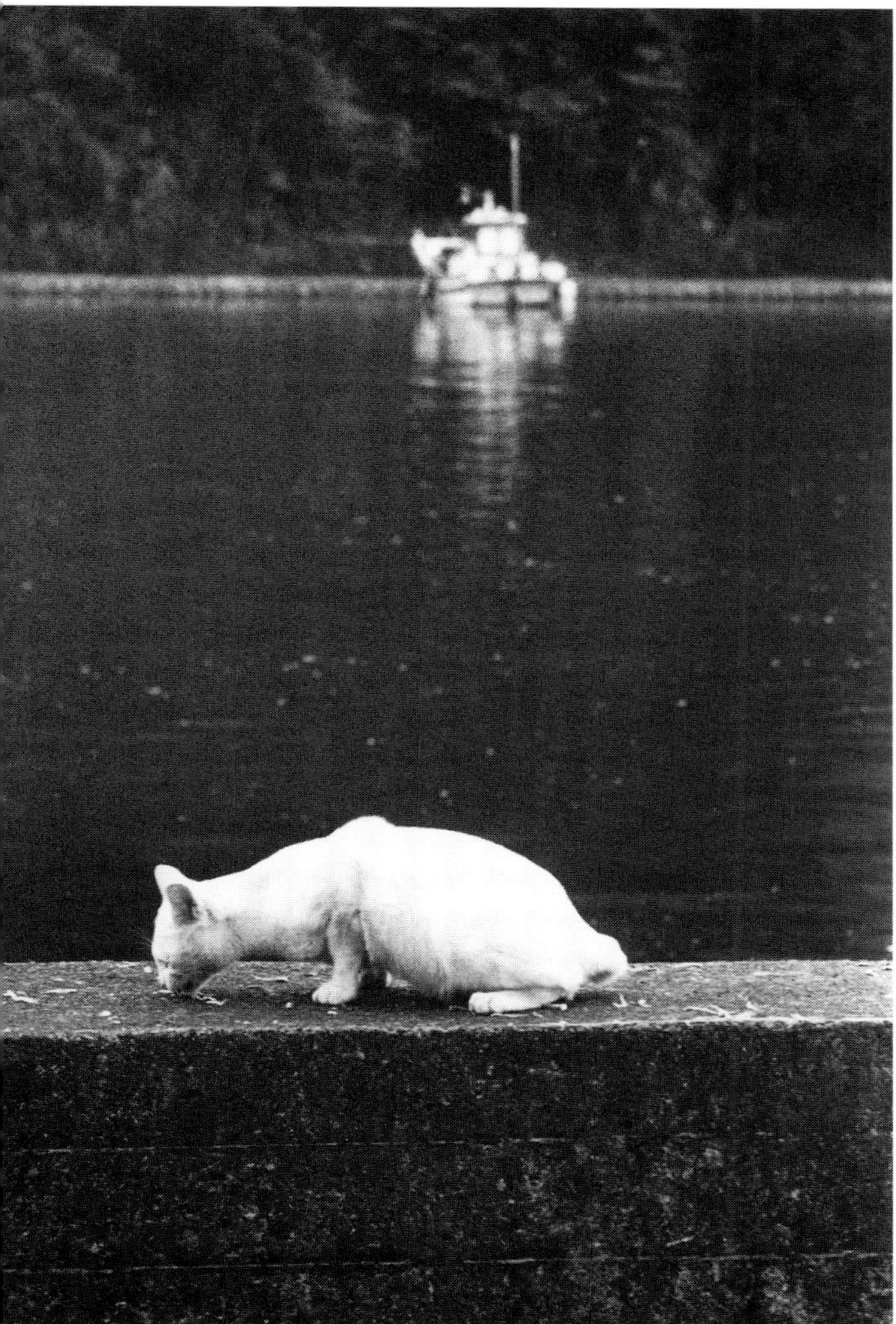

茂道にて　1969 年 7 月 26 日

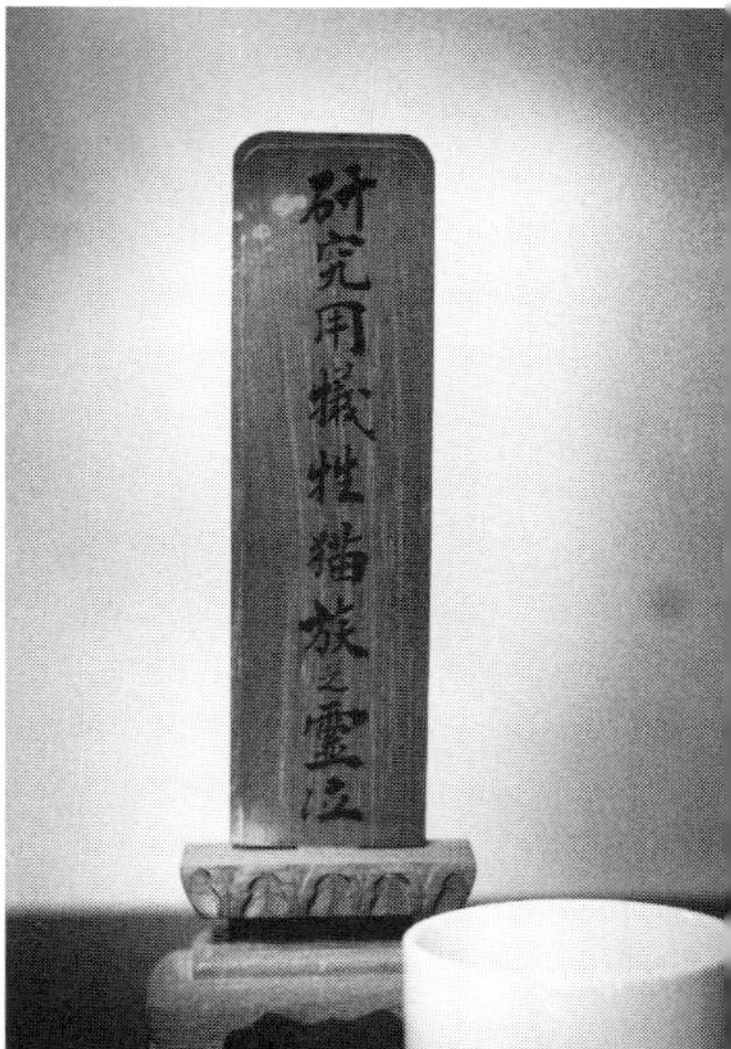


支援の運動で生まれた水俣病センター相思社にある、実験の犠牲となった猫の位牌

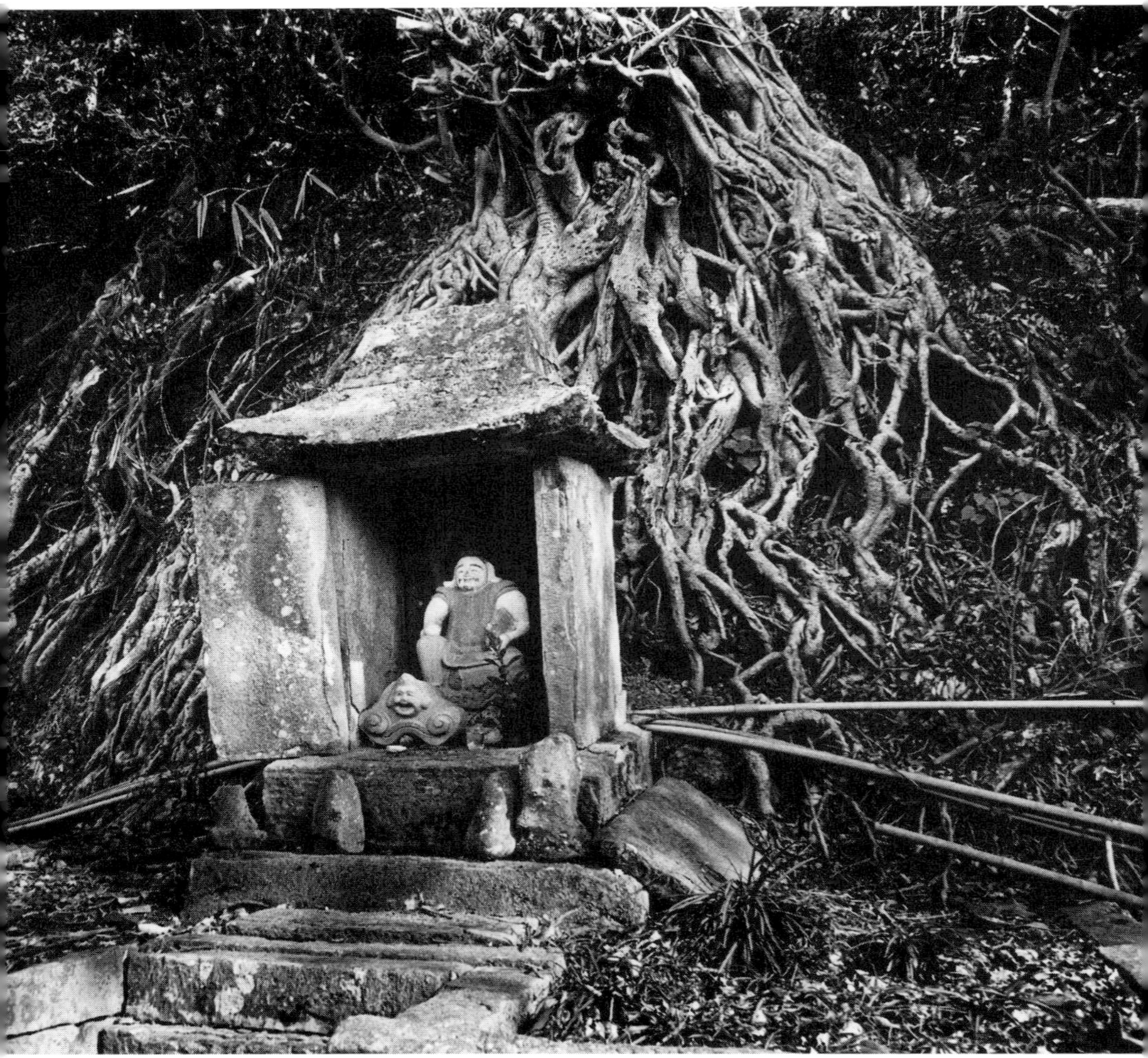

ここらの漁村・漁港には必ずえびす様がまつられている。
アコウの大樹とえびす様　天草・洲本　1976 年

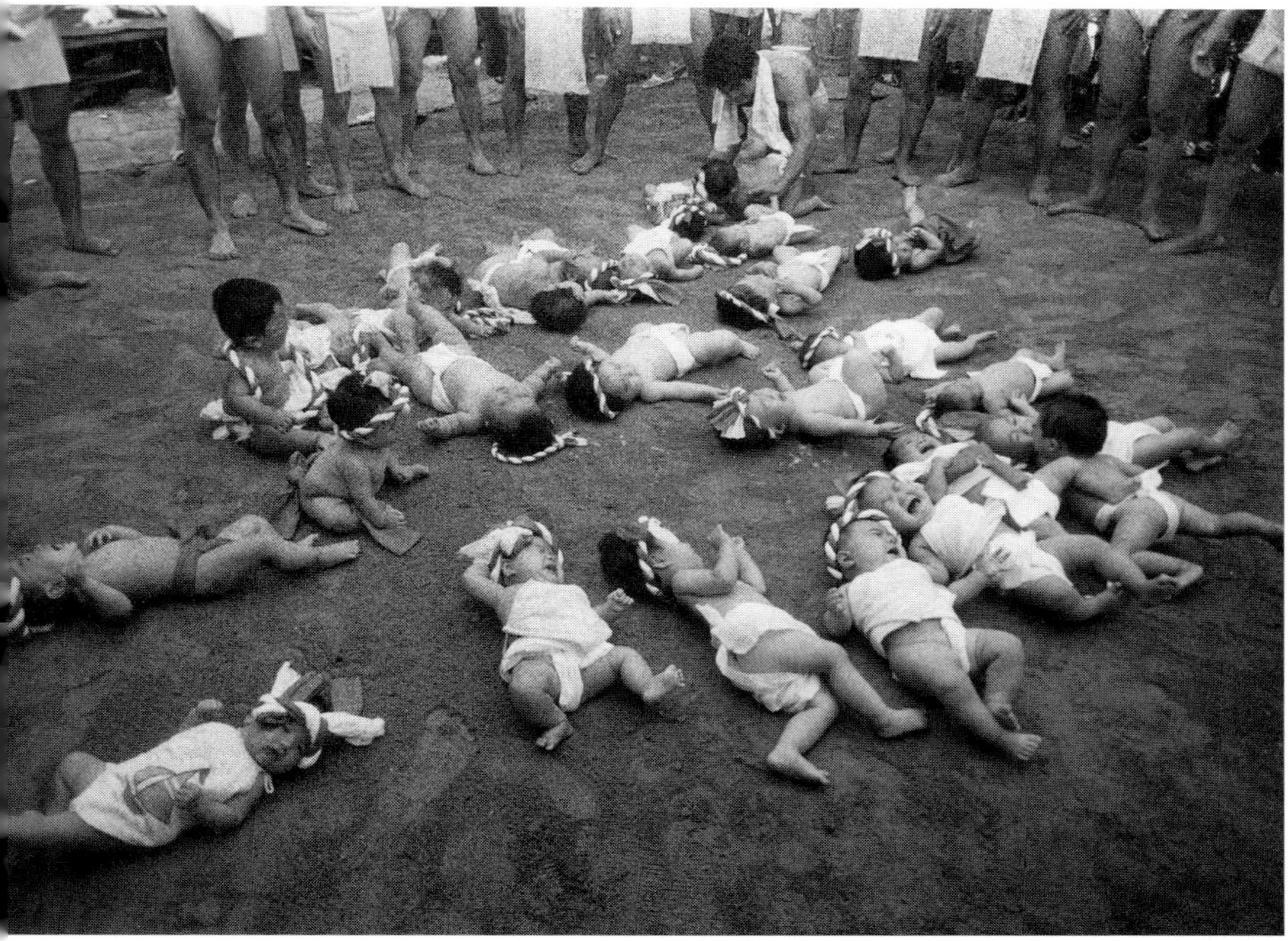

天草・桶の島の「泣き相撲」 1977 年夏

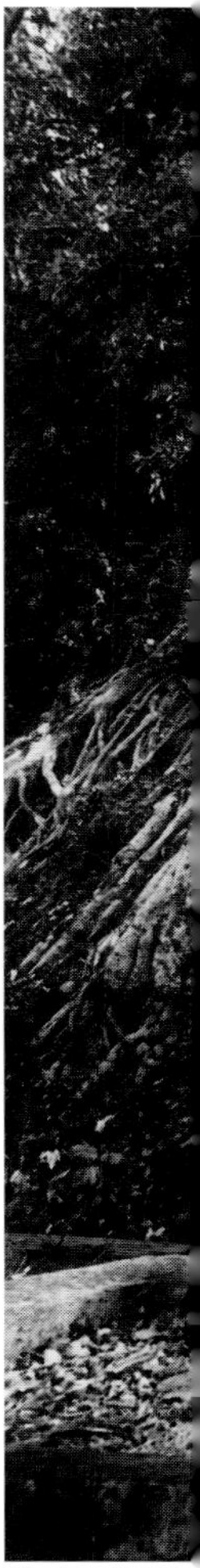

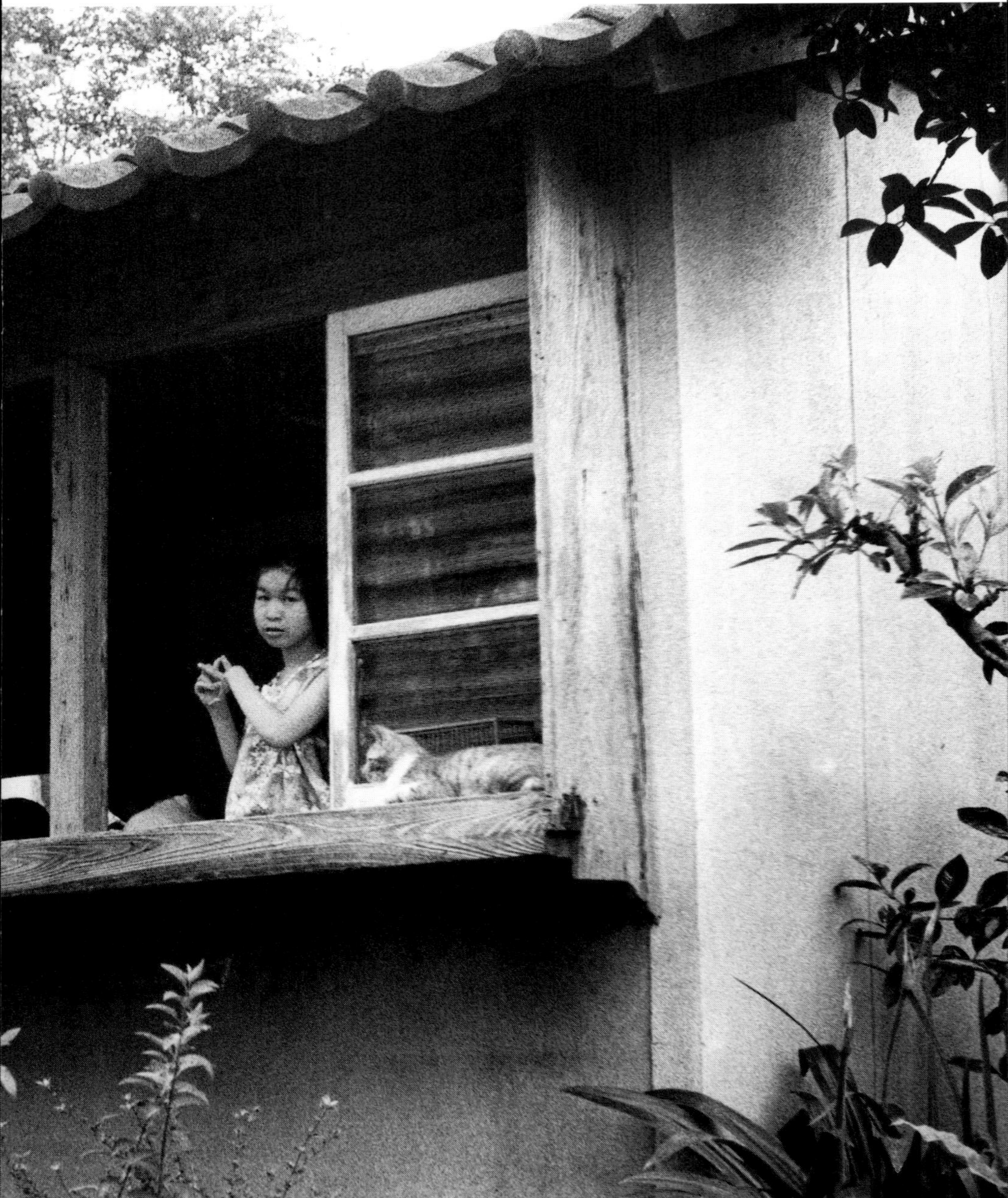

いつもの場所から坪谷の波止を、あるいはその先にある恋路島を眺める田中実子さん、一九歳。視線のもっと先は、二歳一一カ月で発病した遠い昔の日々か。五歳五カ月で発病し、八歳一カ月で亡くなった姉しず子さんのことか。

自分で撮っておきながら、撮る時も、ネガを見ても、猫が寄り添っているのに気がつかなかった。写真を大きくして初めて気づいた。

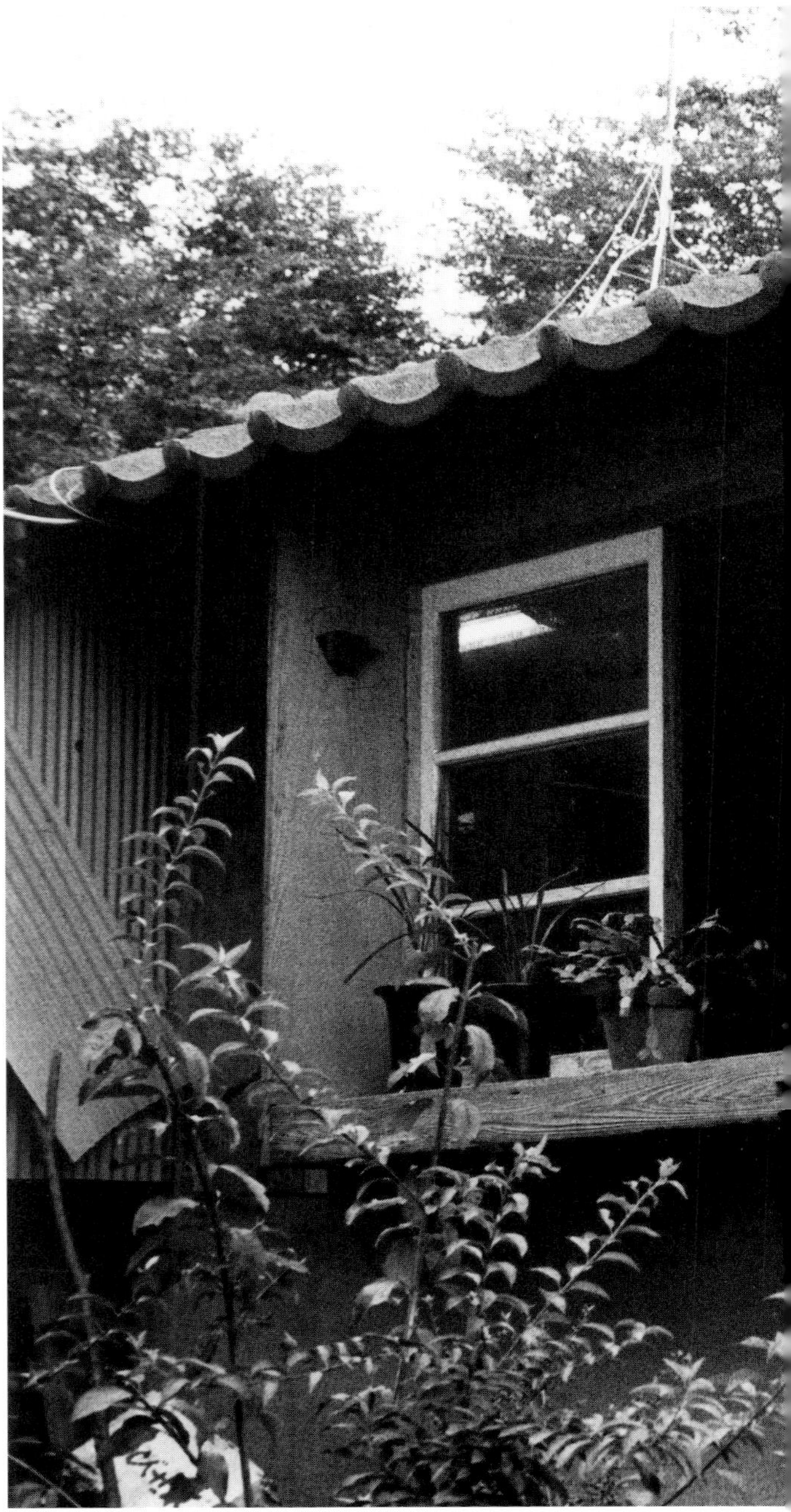

坪谷にて　1972年8月

髪をとかし、よだれかけを取り替える母親アサヲさん。私は何度も撮らせてもらったが、この一枚が一番好きな写真だ。写真に撮れば何でもないように写るが、彼女は話せない、歩けない、自分で食べられない。オムツもとれないし、およそ人間としての営みは何もできない「大きな赤ちゃん」(母談)だ。

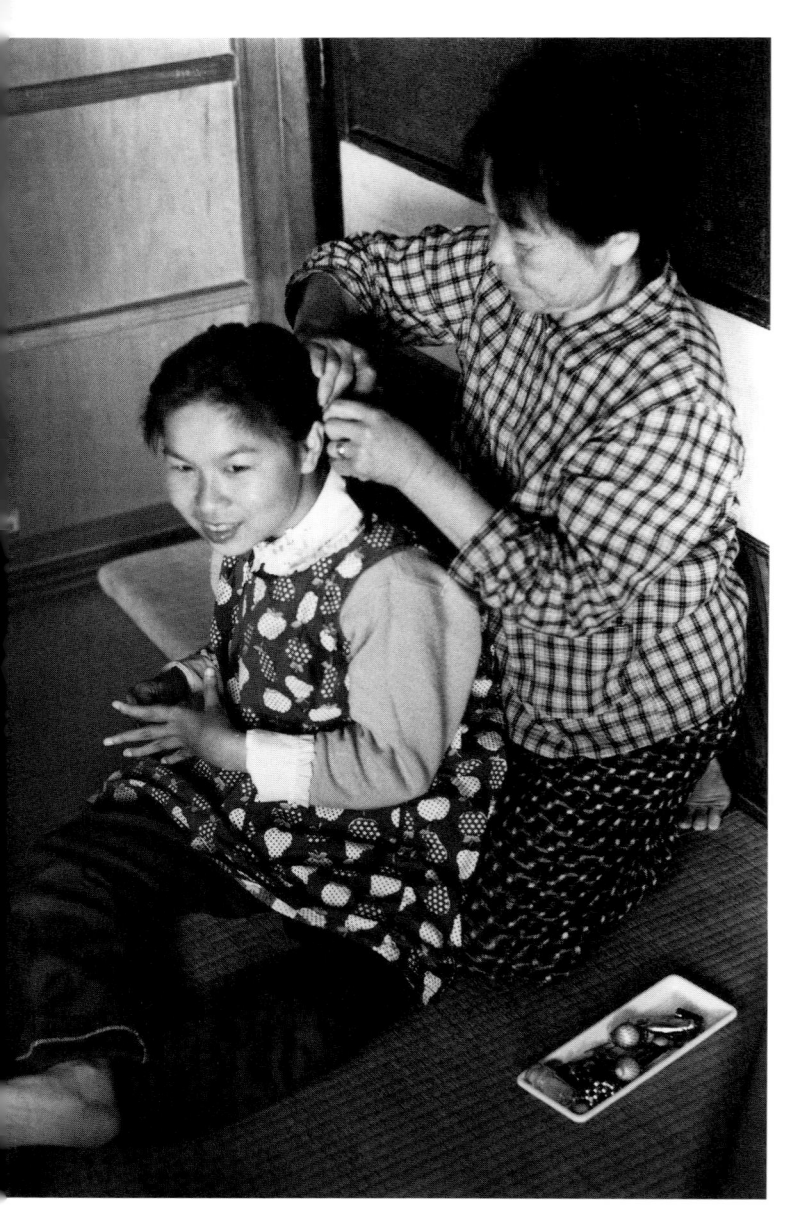

1971年10月21日

現地検証で訪れた裁判長の前、原田正純医師の助けで立ってみせた田中実子さん。私はいつも写真を撮っていたが、実子さんがこのように立てることは、不覚にも知らなかった。そのためあわてて、カメラはぶれている。

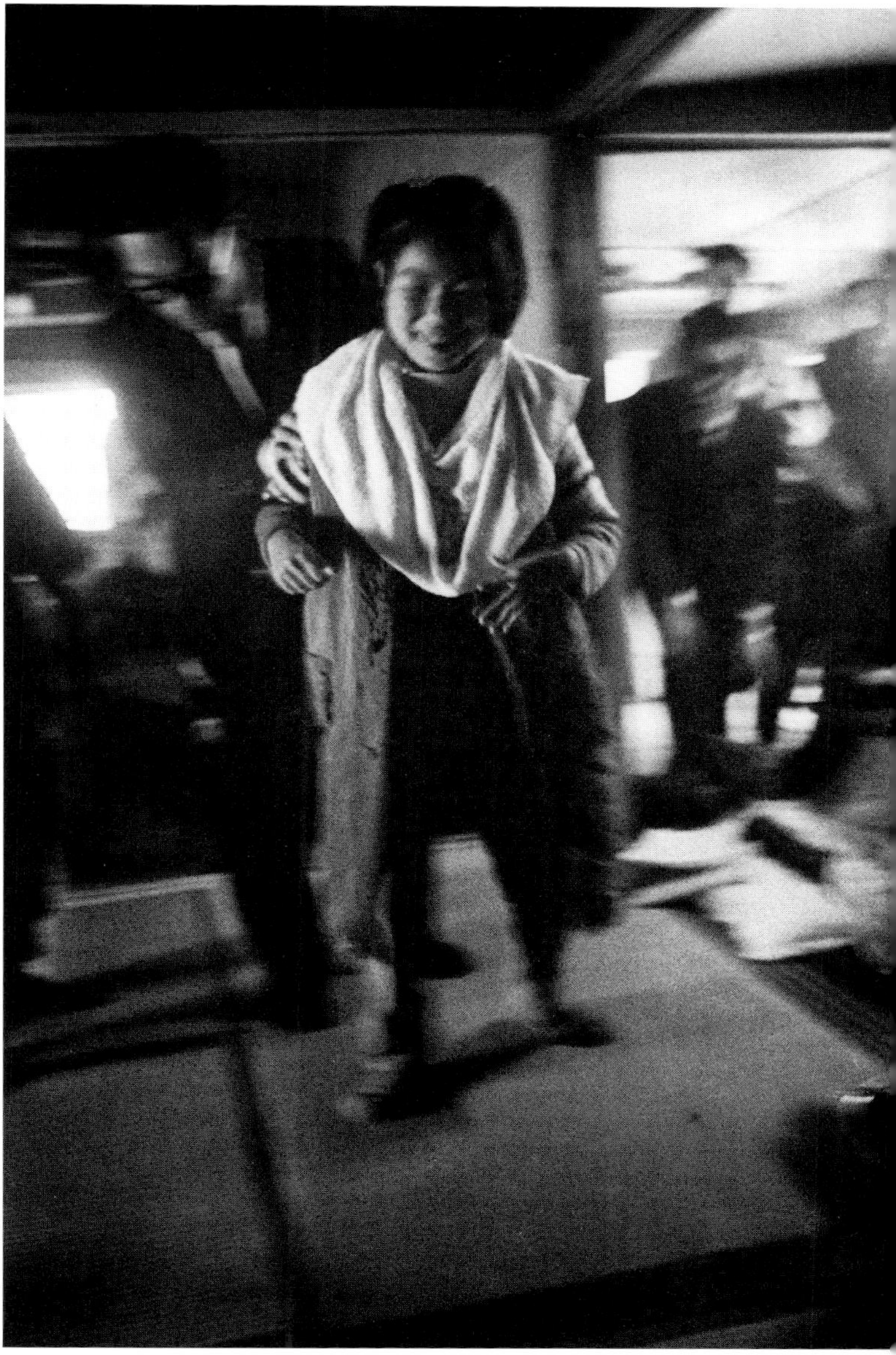

1971年1月9日

実子さん、成人の日の記念写真。この一四年後、両親は相ついで死亡。その後の介護に努める長姉夫婦によると、水俣病の症状は進行し、三日寝て、三日起きる毎日を送っているという。

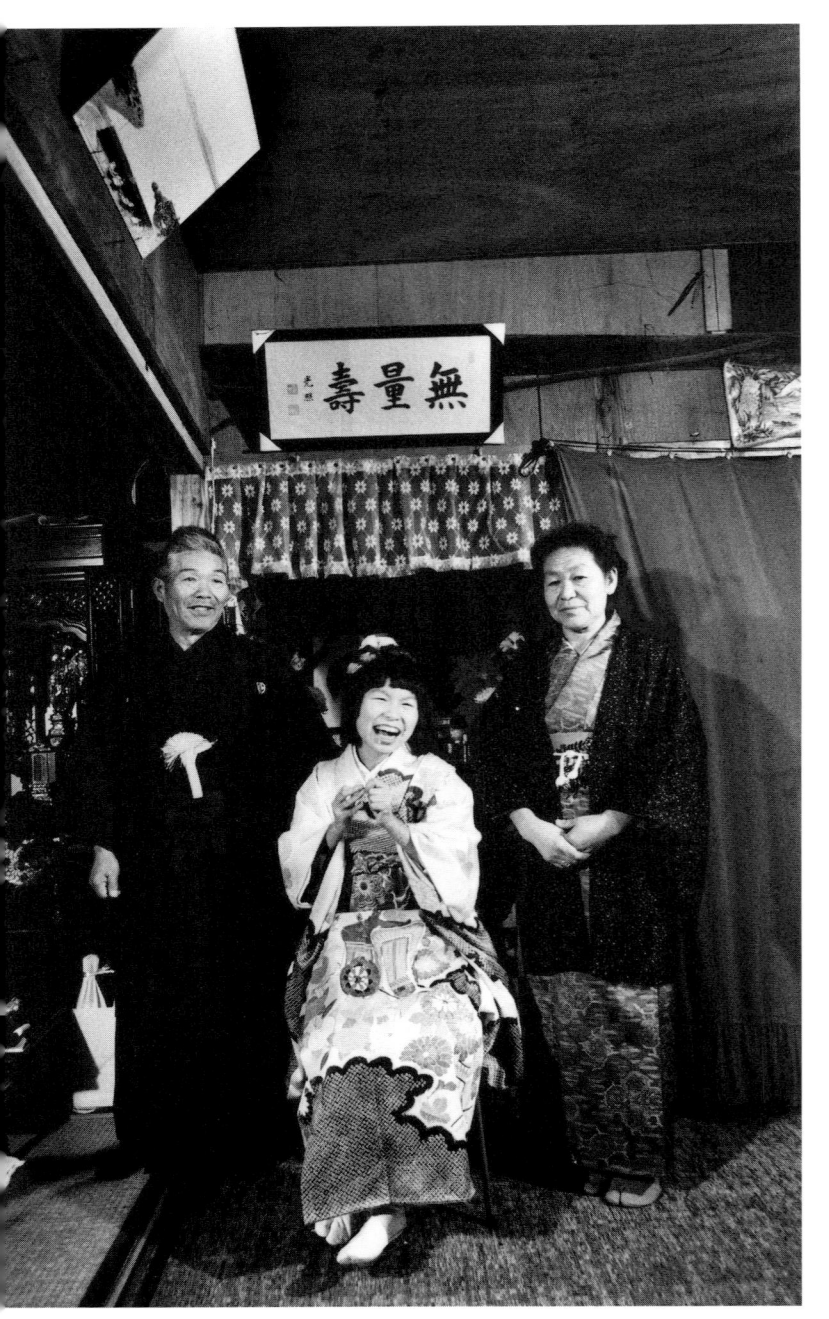

1973年1月15日

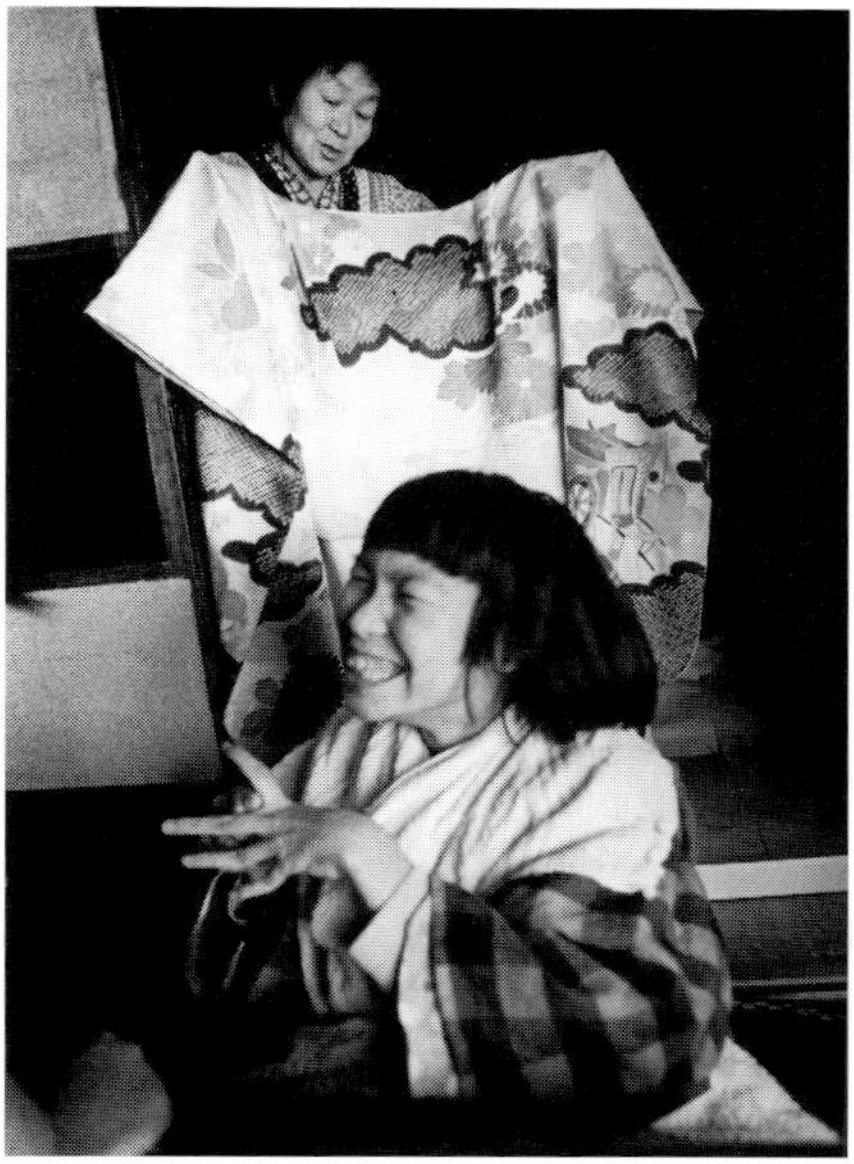

次のページの二枚の写真を見ていただきたい。三五年前に出した写真集に、よだれを流す右の写真を載せた。カメラを向けるたびに母親は「美しゅう撮ってもらわんばよ」と声をかけた。これを単なる挨拶、あるいは私への社交辞令と考えていた。若かった日の苦い思い出である。

家族は嫌だったろうな……。今度載せる機会があれば必ずきちんと、まさに「美しい」カットをと思っていた。成人式の日、娘に晴れ着姿を見せようと、母親はそっと娘の前に手鏡を手向けた。娘はかすかにはにかむような表情を浮かべ、小さな笑みさえ見せたように私には思えた。

写真はシャッターを押せば写るので、そのときにしか表現できないことが確かにある。そのときはこれだと思い、撮った。両親がこの写真を見てどう思ったのかは知らないが、暗い背景に浮かびあがったはじけるような笑顔は、水俣病の悲しみを伝えていると思いたい。私にはこのカットがずっと気になり、捨てがたい一枚となっている。これは写真を撮る人間の業のようなものかもしれない。

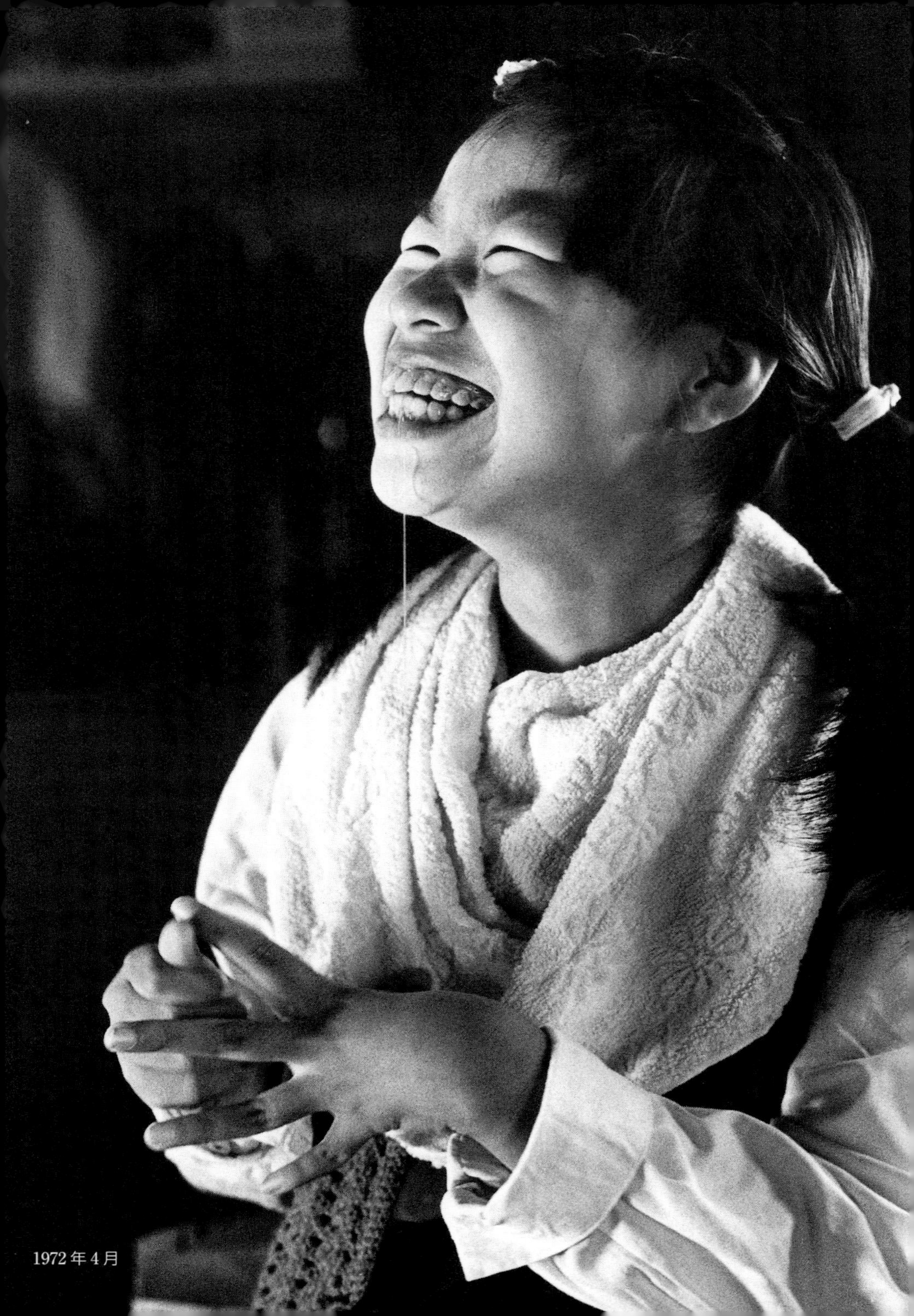

1972年4月

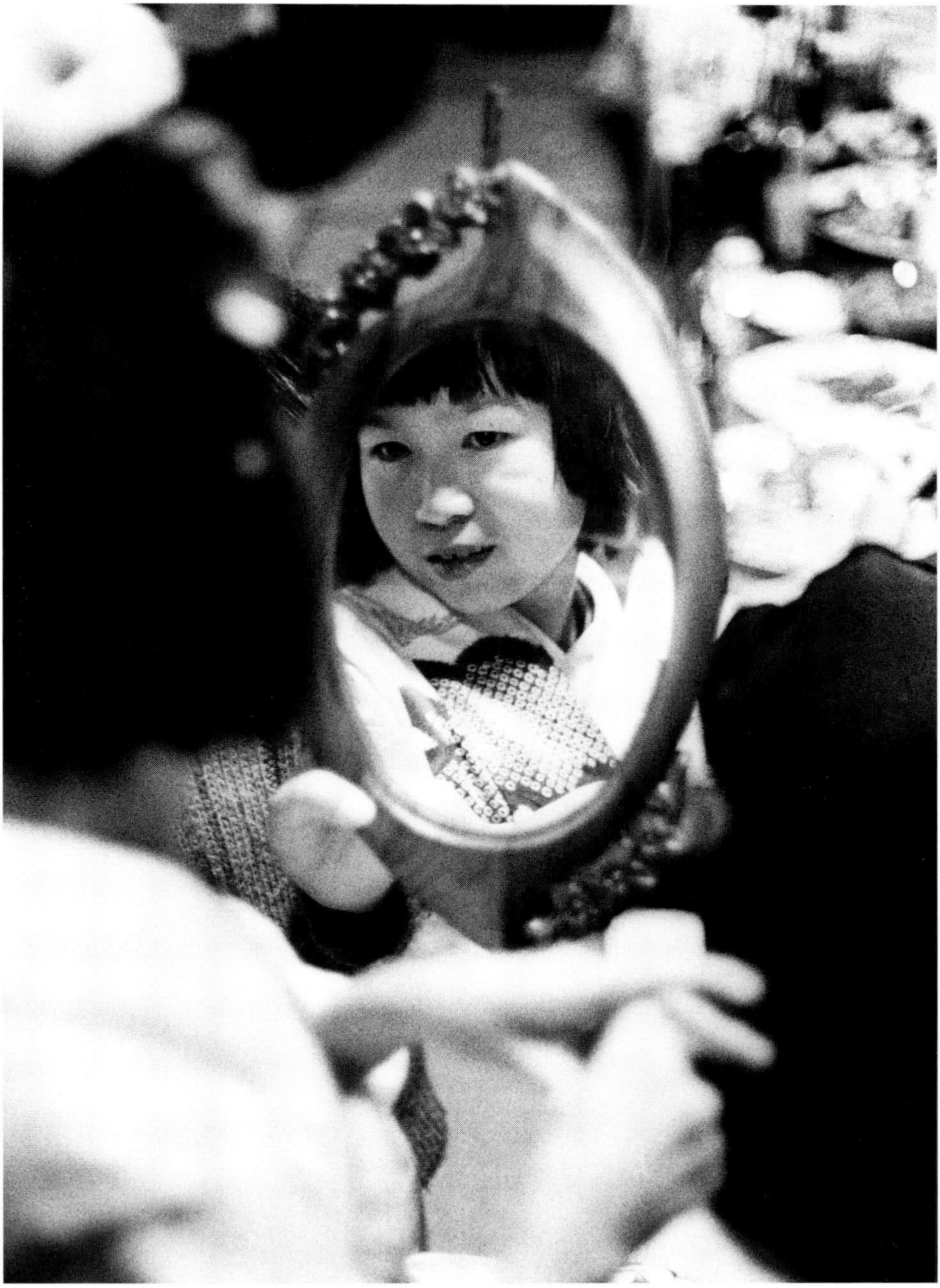

成人の日　1973年1月15日

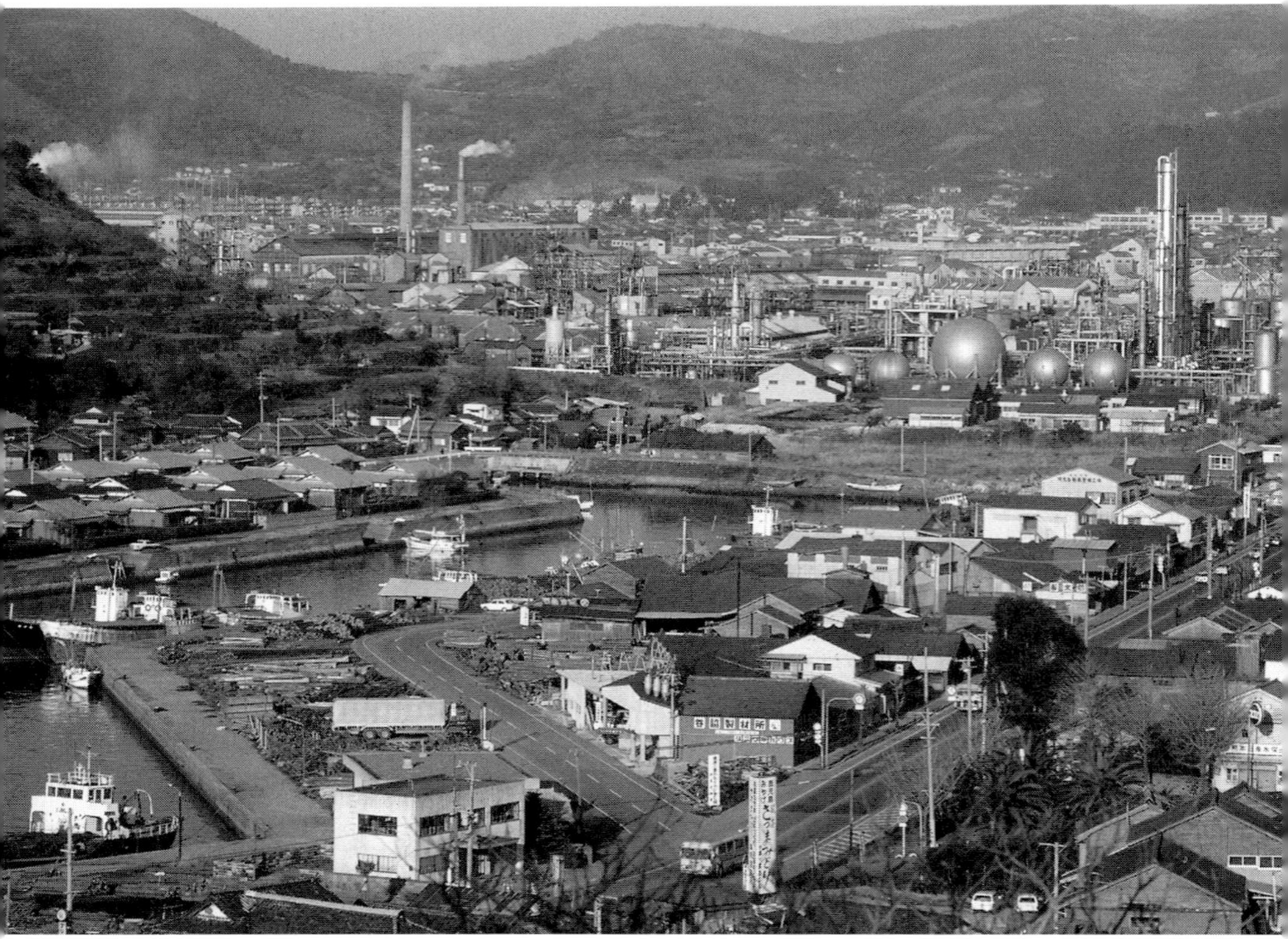

チッソ水俣工場と水俣の町　1973 年 8 月

## 水俣病年表

**一九〇八（明四一）年**　八月二〇日、日本窒素肥料（株）設立（一九五〇年一月新日本窒素肥料（株）、一九六五年一月チッソ（株）と社名変更）、水俣村で工場の操業開始。

**一九一二（大一）年**　一二月一日、水俣村、水俣町となる。

**一九三二（昭七）年**　五月七日、日窒水俣工場、アセトアルデヒド製造開始。有機水銀を含む排水を水俣湾百間港に流し始める。

**一九四九（昭二四）年**　四月一日、水俣町、水俣市となる。この頃の市の人口は四万二二七〇人。

**一九五三（昭二八）年**　この頃より水俣湾周辺で原因不明の患者散発。

**一九五六（昭三一）年**　五月一日、新日窒付属病院から水俣保健所に原因不明の脳症状患者四名発生と報告（**水俣病発生の公式確認**）。

**一九五七（昭三二）年**　四月四日、水俣保健所の実験で、水俣湾の魚介類を食べさせたネコ発症。八月一日、水俣奇病罹災者互助会（後の水俣病患者家庭互助会）結成。九月一一日、厚生省、熊本県の照会に対し、食品衛生法による水俣湾の魚介類の販売禁止措置はできないと回答。

**一九五八（昭三三）年**　九月、水俣工場、排水の放流先を百間港から水俣川河口へ秘密裡に変更（五九年一一月まで）。患者発生が不知火海南部全域に広がる。

**一九五九（昭三四）年**　七月一四日、熊本大学研究班報告会で、有機水銀原因説が初めて注目される。一〇月六日、新日窒付属病院の実験で、アセトアルデヒド排水投与の「ネコ四〇〇号」発症（この事実の判明は一九六八年）。一一月二日、不知火海沿岸漁民、排水停止など求め水俣工場に乱入（いわゆる漁民暴動）。一一月一二日、厚生省食品衛生調査会、水俣食中毒部会の結論により、**有機水銀説を厚生大臣に答申**。大臣、同部会を即日解散。一一月二八日、水俣病患者家庭互助会、一律三〇〇万円の補償を要求して水俣工場前に座り込む（〜一二月二七日）。一二月二五日、厚生省、「見舞金」受給資格の判定のため患者認定制度を創設。一二月三〇日、患者家庭互助会、新日窒と**「見舞金契約」締結**。成人年金一〇万円、子供年金三万円など。

**一九六一（昭三六）年**　八月七日、水俣病診査協議会、胎児性水俣病患者を初めて診定。

**一九六二（昭三七）年**　水俣工場で大労働争議。これにより労組分裂。

**一九六三（昭三八）年**　二月二〇日、熊本大学研究班、原因物質はメチル水銀と正式発表。注目されず。

**一九六五（昭四〇）年**　六月一二日、新潟水俣病発生の公式確認。

**一九六七（昭四二）年**　〈八月、著者・塩田、初めて水俣を訪問〉

**一九六八（昭四三）年**　五月一八日、化学工業の原料石油化により、水俣工場のアセトアルデヒド製造停止。水銀の流出止まる。九月二六日、**政府、熊本水俣病を公害病と認める**正式見解発表。

**一九六九（昭四四）年**　一月二八日、石牟礼道子『苦海浄土――わが水俣病』刊行。四月五日、患者互助会、補償問題をめぐり、チッソの勧めによる厚生省一任派と、訴訟派に分裂。四月二〇日、水俣病を告発する会、発足（熊本）。以後、全国で患者支援運動。六月一四日、患者互助会訴訟派、チッソに損害賠償を求め熊本地裁に「水俣病裁判」提訴。同日、川本輝夫ら未認定患者、初めて会合。九月八日、二八人で認定申請。

**一九七〇(昭四五)年** 〈五月、著者・塩田、水俣市に移住〉 五月二七日、一任派とチッソ、厚生省の補償処理委員会の斡旋案に調印。チッソの責任にはふれず、生存者一時金八〇～二〇〇万円など。六月一九日、認定審査会、川本らを否定。八月一八日、厚生省に行政不服審査を請求。一一月二八日、チッソ株主総会(大阪)に「一株運動」による患者・支援者約一〇〇〇人が出席、加害責任を直接追及。

**一九七一(昭四六)年** 七月一日、環境庁が発足し水俣病関係業務を厚生省より移管。八月七日、環境庁、川本らの行政不服審査請求で棄却処分を取り消し、患者認定を拡げる事務次官通知。一〇月六日、熊本県、川本らを認定。一〇月一一日、川本ら、水俣工場で交渉開始(いわゆる自主交渉闘争開始)。一一月一日、チッソ交渉拒否、川本ら水俣工場前で座り込み開始。一一月一六日、自主交渉派に対し、水俣市民有志の攻撃ビラが出始める。一二月六日、自主交渉派、チッソ社長との直接交渉を求め東京本社座り込み開始(～七三年七月一二日まで続行)。

**一九七二(昭四七)年** 六月五日、国連人間環境会議のストックホルム・人民広場で水俣病患者アピール。一二月二七日、東京地検、チッソ従業員への暴行を理由に、自主交渉派川本代表を起訴。「川本裁判」はじまる。

**一九七三(昭四八)年** 三月二〇日、熊本地裁、**「水俣病裁判」判決**。一人一六〇〇～一八〇〇万円など全患者原告勝訴。同日、訴訟派と自主交渉派、「水俣病東京交渉団」結成。三月二二日、生涯にわたる補償を求めてチッソと交渉開始。五月二二日、朝日新聞の「有明海に第三水俣病」のスクープにより、全国で水銀パニックが発生(七四年六月七日に環境庁は第三水俣病を否定)。七月九日、**「補償協定書」に調印**。判決に加え年金・医療費など。これにより、潜在患者の認定申請が進む。

**一九七四(昭四九)年** 七月一日、熊本県、認定業務促進のための集中検診を開始(～八月三一日)。八月一日、水俣病認定申請患者協議会結成。翌日「集中検診はデタラメ検診」と抗議(以降、認定問題をめぐって、環境庁・県と認定申請者の対立激化)。

**一九七五(昭五〇)年** 一月一三日、東京地裁、「川本裁判」で被告患者に執行猶予付罰金判決。傍聴患者ら、歴代チッソ幹部を殺人・傷害罪で告訴。八月七日、熊本県議会議員による「ニセ患者発言」に抗議の未認定患者緒方正人ら逮捕される(発言側も名誉毀損の損害賠償訴訟を起こされる)。

**一九七六(昭五一)年** 一二月一五日、熊本地裁、認定業務の遅れは県の怠慢で違法と判決。以後、県は改善策を環境庁に強く要望。

**一九七七(昭五二)年** 三月二八日、水俣病関係閣僚会議、初開催。患者救済制度の見直しを目的に以後継続。六月七日、チッソ、倒産回避のため患者補償金の融資を県知事に要望。六月一四日、東京高裁、「川本裁判」で被告患者への起訴を取り消す史上初の公訴棄却判決。七月一日、環境庁、「後天性水俣病の判断条件」を提示。「患者認定を狭める」として申請者団体一斉に反発。一〇月一一日、熊本県、水俣湾のヘドロ処理工事に着工。汚染魚封じ込めの仕切り網設置。一二月、チッソ水俣工場の存続強化を求める水俣市民運動始まる。

**一九七八(昭五三)年** 一月二四日、申請協ら未認定患者団体、行政による患者認定業務遅滞の解消を求めて環境庁に座り込み。三月一九日、同庁、患者らを強制排除。六月一六日、**政府、チッソ支援のための県債発行**、患者認定に高度の蓋然性を求める新次官通知など決定。一二月一五日、申請協の二二人、県の認定業務の遅れについての慰謝料を求めて「待たせ賃訴訟」提訴。

**一九七九（昭五四）年**　三月二八日、未認定患者がチッソを相手取り七三年一月二〇日提訴の「第二次訴訟」で、熊本地裁、行政の認定基準を採らず患者勝訴の判決。

**一九八〇（昭五五）年**　五月二一日、未認定患者、チッソに加え、国と熊本県を相手に損害賠償を求める「第三次訴訟」を提訴。その後東京・京都・福岡でも提訴。八四年には全国連を結成して、原告患者合計二〇〇〇人のマンモス訴訟に。

**一九八二（昭五七）年**　一〇月二八日、関西地方在住の未認定患者、国・県・チッソに損害賠償を求め、大阪地裁に提訴。いわゆる「関西訴訟」。

**一九八三（昭五八）年**　四月二四日、川本輝夫、患者初で市会議員に当選。七月二〇日、熊本地裁、「待たせ賃訴訟」で患者勝訴の判決（八五年一一月二九日福岡高裁でも勝訴）。

**一九八五（昭六〇）年**　〈四月、著者・塩田、妻子と熊本市に移住〉

**一九八七（昭六二）年**　三月三〇日、熊本地裁、「第三次訴訟」で水俣病に対する国・県の責任を初めて認め、未認定患者勝訴。

**一九八八（昭六三）年**　二月二九日、最高裁、「チッソ刑事事件」で判決、一・二審同様に元チッソ社長、元工場長の有罪確定。九月四日、申請協、「認定制度は機能せず」と直接チッソに補償を要求して水俣工場前で座り込み開始。

**一九八九（平一）年**　三月二六日、申請協ら未認定患者、代議士の仲介により座り込みを解除。

**一九九〇（平二）年**　三月三一日、熊本県、水俣湾へドロ処理工事を終了。九月二八日、東京地裁、患者原告側の求めにより、全当事者に和解勧告。以後、各裁判所で同様の勧告。いずれも県とチッソは応じる姿勢、国は拒否。

**一九九四（平六）年**　一月三一日、水俣市長に吉井正澄当選。以後、水俣病事件につき積極的に発言、市民間の和解策を推進。

**一九九五（平七）年**　七月一六日、村山首相、陳謝。九月二八日、政府与党、最終解決案提示。これにより全国連・患者連合（旧申請協）などの**未認定患者、チッソと和解**。一人二六〇万円など。

**一九九六（平八）年**　九月二八日、東京・品川で「水俣・東京展」開催（～一〇月一三日）。その後、全国各地で水俣展が開催される。

**一九九七（平九）年**　一〇月一六日、熊本県、水俣湾内の汚染魚仕切網撤去。二三年ぶりに湾内漁獲が可能となる。

**一九九九（平一一）年**　六月九日、政府、一般会計からチッソ救済の資金投入を決定。

**二〇〇三（平一五）年**　県、水銀へドロしゅんせつ後の百間排水路で高濃度のダイオキシンを検出。汚染源はチッソ工場内の老朽化した農薬工場と判明。以後、問題化。

**二〇〇四（平一六）年**　三月、水俣市の水源地域における大規模産廃処分場建設計画が判明。市民・患者ら、反対運動を開始。一〇月一五日、最高裁、「関西訴訟」で判決。未認定患者への賠償を命じ**国と熊本県の加害責任を確定**。以後、新たな申請者激増。

**二〇〇五（平一七）年**　一〇月三日、不知火患者会の新たな申請者、国・県・チッソに対し、最高裁判決並み損害賠償を求めて提訴。

**二〇〇六（平一八）年**　水俣病五〇年を迎え、四月東京、五月水俣などで催し。九月一九日、環境大臣の水俣病問題に係る私的懇談会、現行患者救済システムの抜本的改革を求める提言発表。

**二〇〇七（平一九）年**　一〇月一一日、被害者互助会の新たな申請者、国・県・チッソに対し補償協定超の損害賠償を求めて提訴。

**二〇〇八（平二〇）年**　二月現在、未処分申請者一万五〇〇〇人に。

# あとがきにかえて――塩田武史と水俣

水俣フォーラム　実川悠太

一九九六年以来私たちが全国各地で開催している「水俣展」では、映像や実物資料などによって水俣病事件をたどるメイン展示に加え、写真家ごとのパネル展示があるが、入場者から必ずといっていいほど尋ねられることの一つが、「塩田武史さんの写真集はないか」である。だから新たな写真集の出版を塩田さんに勧めたのだが、それから早や四、五年になるだろうか。

しかし「水俣を離れて随分になる」「今の患者さんとズレやしないか」などと言ってすぐに腰を上げなかったのは、塩田さんらしくもあった。その彼を三十数年ぶりの写真集編纂に向かわせたのは間違いなく、フィルムに焼き込まれた今は亡き水俣の人々との再会だった。

塩田さんにとって水俣は宝だ。一方、水俣も彼の存在に恵まれたと言うべきである。水俣を撮ったカメラマンはあのユージン・スミス、桑原史成をはじめとして数え上げればきりがない。しかし、患者たちの隣人として暮らしながら、少なくとも集中的に五、六年にわたって、これだけの水準で水俣病を記録しつづけた人は無二である。

この「方法」の成果は、写真の中に写し込まれている。人々があれだけ水俣病を隠そうとした厳しい状況の中で、写真からは被写体との、まことに人間的な関係が読み取れるのである。だから、人は彼の作品に惹かれるのだと思えてならない。

本書の本文は彼の手になる書き下ろしだが、過去に発表したものをもとに執筆されたところを挙げておく。

「湯堂部落」は、「水俣病を告発する会」発行の『水俣』一九七三年一〇月発行の第五一号より。「智子ちゃんへ」は、『アサヒグラフ』一九七七年一二月三〇日号より。「半永君の帰宅」は、『不知火海――水俣・終わりなきたたかい』(創樹社、一九七三年)より。「もう〝半永さん〟と呼ぶべきか」は、『半永一光写真集　ふれあい・撮るぞ』(一九九七年、私家版)より。

写真に最大限語らせるために、水俣病についての基本的な事柄を編み込もうと欲張った私と岩波書店編集部の田中朋子さんの執拗な注文の数々に、塩田さんは根気づよく応えてくれた。水俣の言葉についてご教示下さった石牟礼道子さん、そして当時から彼を支えてこられた塩田さんの妻弘美さんにも心からお礼を申し上げたい。

その他にも多くの方々の手を借りて、ここに水俣の人々の世界がよみがえることを喜び、改めて塩田さんの仕事あることに感謝する次第である。

塩田武史

1945年香川県高松市に生まれる．法政大学社会学部卒．在学中はカメラ部に所属．新聞の報道にふれ，水俣を初めて訪れたのは在学中の1967年夏．翌年も同地に入り，写真を撮り始める．卒業後の70年に水俣に移住．『アサヒグラフ』を中心に写真を発表．71年銀座ニコンサロンで初の個展を行う．72年結婚．73年には『塩田武史写真報告 水俣'68-'72 深き淵より』(西日本新聞社)を出版．16年間の水俣住まいを経て，85年以降は熊本市で写真企画関連の会社を営む．2014年死去．本書で2009年に第30回熊日出版文化賞を受賞した．

僕が写した愛しい水俣

2008年2月27日 第1刷発行
2024年4月26日 第5刷発行

著 者 塩《しお》田《た》武《たけ》史《し》

発行者 坂本政謙

発行所 株式会社 岩波書店
〒101-8002 東京都千代田区一ツ橋2-5-5
電話案内 03-5210-4000
https://www.iwanami.co.jp/

印刷・三秀舎 製本・中永製本


ISBN978-4-00-024764-1 Printed in Japan